시크릿 쇼핑

Secret Shopping
시크릿 쇼핑

뷰티 큐레이터 **피현정** 지음

아우름

추천사

우리 시대 여성의 삶에 절대 빠트릴 수 없는 존재가 되어 버린 뷰티와 성형에 관해 조근조근 그러나 너무나 솔직하게 이웃집 언니 스타일로 이야기 하는 이 분야 절대 고수인 뷰티&스타일 큐레이터 피현정의 친절한 쇼핑 가이드. 역시 아는 게 힘이다!

– 장재영, 바비 브라운 아시아 태평양 지역 대표

내가 만난 지은이 피현정은 공중파, 케이블TV, 매거진을 넘나들며 뷰티&스타일 큐레이터라는 타이틀을 만들어 낸 유일한 여성이자 스페셜리스트이다. 최근 여성들의 최대 관심사인 아름다워지는 바람에 대한 그녀의 노하우는 뷰티 전문 기자로 각종 매체를 누볐던 그녀의 진솔한 체험과 날카로운 평가가 있어 더욱더 가치 있어 보인다. TV를 통해서 화제가 된 그녀의 '성형 쇼핑 가이드' 는 아름다움을 꿈꾸는 여성들의 리얼 가이드가 될 것이다.

– 곽재우, 헤럴드 동아TV 편성제작국장

넘쳐나는 트렌드와 정보의 홍수 속에서 진정한 자신감을 찾기 위해 이 시대 여자들이 쟁취하고자 하는 '시크릿 뷰티' 에 대해 당당하게 펼쳐놓는 그녀, 피현정. 이 시대 아름다운 여성의 기준은 무엇일까? 누구나 다루지 못하는 소재, 누구나 정의 내리기 어려운, 아름다워지기 위한 비밀스런 쇼핑 노하우를 최초로 공개한다.

– 김정주, 미스코리아 심사위원

스타일&뷰티 큐레이터로서 여성들의 감춰진 아름다움을 뽐낼 수 있도록 자신의 능력과 끼를 마음껏 발산하고 있는 피현정. 수많은 브랜드와 디자인을 꿰뚫고 있는 그녀와의 교감은 자신의 아름다움에 대한 새로운 가능성을 접할 수 있다는 점에서 언제나 설레고 즐거운 일이다.

이 책은 스타일로 자신의 품격을 표현하는 시대를 살아가고 있는 우리들에게 지은이 피현정이 가지고 있는 철학을 통해 진정한 멋과 아름다움을 조우할 수 있는 소중한 기회를 제공해 줄 것이다.

– 조성아, 메이크업 아티스트

무엇이든 그녀의 시각에 들어가면 스타일리시, 유니크, 챠밍, 엣지… 음… 또 뭐가 있을까? 아무튼 그녀만의 감각에 묻어가고 싶은 잇 걸들의 로망이 담겨있는 책.

뷰티 시크릿,
자신감의 시크릿,
스타일의 시크릿이
미스 파이의 빛나는 감각으로
펼쳐지는 스타일 잇 북!!!

– 윤영미, 아나운서

자신도 예쁘지만 남도 예쁘게 해 주려는 착한 욕심쟁이.
삶이 곧 스타일인 그녀가 전하는 겟 잇 뷰티… 놓칠 수 없다!
잇 백, 잇 스타일이 넘치는 이 시대에 진정한 잇 걸인 미스 파이의 잇 뷰티 컨설팅!!!

– 김지원 PD, 올리브 네트워크 〈겟 잇 뷰티〉 담당

목숨만큼 중요한 스타일,
갖고 싶은 나만의 엣지,
끝없이 생겨나는 이미지업 욕구,
갖고 싶은 것, 해야 할 것들이
이 한 권 안에 모두 들어 있다!!!

– 김유미, 마리끌레르 편집장

Prologue

행복한 성형 수술을 위하여

5년 전쯤인가, 어느 인기 여배우를 인터뷰한 적이 있다. 예쁘고 날씬하고 똑똑하기까지 했던 그녀. 다만 부자연스러워 보이는 쌍꺼풀 라인이 아쉬웠다. "고등학교 졸업하자마자 엄마가 해준 거예요." 하지만 멋모를 때 받았던 잘못된 성형 수술로 인해 그녀는 평생 어색한 눈을 갖게 되었다.

뷰티 에디터로 일하면서 내가 가장 많이 들었던 질문은 "어떤 화장품이 가장 좋아요?"였다. 여성들은 화장품 하나를 고르더라도 전문가의 의견, 사용자들의 평가, 브랜드 신뢰도, 기사나 광고를 하나하나 꼼꼼하게 비교하고 살핀다.

하지만 성형 수술의 경우에는 얘기가 좀 달라진다. 내로라하는 톱 여배우도 엄마가 시키는 대로 한 잘못된 성형 수술 때문에 평생 콤플렉스를 안고 살아가는 마당에 일반인들은 오죽할까? 시골의 촌부는 물론 주위에서 흔히 마주치는 아주머니들 중에도 한때 유행했던 눈썹 문신을 잘못해 흉한 모습으로 살아가는 경우가 흔한 것처럼 말이다. 트렌드를 몰라서도, 돈이 없어서도, 무심해서도 아니다.

성형이 크게 대중화된 시대임에도 불구하고 성형에 가장 큰 영향을 미치는 요인은 놀랍게도 여전히 친한 언니, 동생들로부터 듣게 되는 '말, 말, 말' 이다. "친구 A가폴라리스를 했는데 정말 5살은 어려 보이더라." "탤런트 C가 성형한 곳이 D라는데 너도 거기서 수술해 봐."

인터넷 서핑을 하다 보면 가끔 성형 프로츄어(프로에 가까운 전문가)를 발견하고 깜짝 놀라게 된다. 성형 카페 회원들 중에는 20개가 넘는 필러의 종류를 척척 댈 수 있을 정도로 박식한 20, 30대 여성들이 상당히 많다. 폴라리스니 레스틸렌이니 아테콜이니 하는 용어는 이제 더 이상 전문가들의 전유물이 아니다.

수도 없이 쏟아지는 온오프 라인 정보들로 인해 성형 수술에 대한 정보가 보편화되었다고 하지만, 부의 양극화마냥 성형 정보 역시 양극화 현상을 보이고 있다. 성형 전문의를 능가하는 수준의 지식을 가진 사람들이 있는가 하면, 무허가 시술로 눈썹 문신을 하거나 보톡스를 맞는 사람들도 여전히 존재한다.

선풍기 아줌마의 충격적인 사례가 있었음에도 불구하고, 수술 목적과 수술할 병원에 대한 충분한 사전 조사 없이 수술대에 오르는 사람도 적지 않다. 방송에서는 수술 부작용이나 사고에 대한 소식들이 끊임없이 흘러나온다. 수술 부작용을 겪은 여성들의 얘기를 들어 보면 잘못된 정보만 믿고 아무런 의심 없이 수술대에 올랐다 봉변을 당한 경우가 대부분이다.

뷰티 에디터와 칼럼니스트, 뷰티 프로그램 기획자로 꾸준히 활동해 온 나 역시 고백하건대, 제대로 된 성형 지식을 갖고 있지 못했다. 적어도 이 책을 쓰기 전까지는 말이다. 성형 트렌드와 최신 유행 시술법에 대해서는 누구에게도 뒤지지 않을 만큼 노력하다 자부했지만, 성공적인 성형 수술에는 그보다 더 중요한 요인이 필요함을 알지 못했기 때문이다.

그것은 바로 성형 수술을 왜 해야만 하는지, 해야만 한다면 나에게 정말 필요한 성형 수술은 무엇인지에 대한 정확한 인식이다. 그리고 그런 나에게 적합한 수술을 해줄 수 있는 의사를 찾는 일이다. 그래야만 콤플렉스를 극복하고 진정한 나의 아름다음을 완성할 수 있는 '행복한 성형 수술' 이 가능해지기 때문이다.

하지만 이 3가지에 대한 답은 잡지나 신문 기사, 병원 홈페이지에서 찾아볼 수 없다. 성형 전문가들의 자료에서도 찾아보기 힘들다. 정보는 과잉으로 넘쳐 나지만 나에게 정말 필요한 성형 정보를 가려내고 찾아낼 수 있는 능력은 나 아닌 다른 누군가가 선뜻 내어 줄 수 있는 게 아니기 때문이다.

후회 없는 성형 쇼핑을 하자!

나에게 맞는 성형 수술을 찾기 위해 우선 전제되어야 할 것은, 바로 객관적이고 심층적인 성형 정보이다. 성형에 관한 취재를 하면서 내가 절실히 느낀 점은 이러한 객관적이고 심층적인 성형 정보를 얻기가 쉽지 않다는 것이었다. 만나는 의사들마다 시술에 대한 선호도가 달랐고 수술 효과에 대해 전혀 상반된 의견을 주장하기까지 하는 등 무척 혼란스럽기 그지없었다.

그러니 주변 사람들이 건네는 몇 마디 이야기와 결과적으로는 선전과 포장에 그치는 병원 홈페이지의 안내, 한두 명의 의사 말만 듣고 수술대에 오르는 일반인들의 심정은 어떨까? 운이 좋아 만족스러운 결과를 얻으면 다행이지만 어떻게 보면 굉장히 무모한 모험인 것이다.

이 책을 쓰면서 내가 전달하고자 했던 것은 성형 수술을 계획하기 위해 알아야 할 기본적인 원칙과 잘못된 성형 수술을 피하기 위해 명심해야 할 지침들, 그리고 최소한 이 정도는 알고 있어야 할 성형 수술의 방법과 수술 후 관리, 부작용에 대한 정보였다.

Part 1, 2에서는 현재 우리가 처한 성형 공화국의 현실, 성형에 대한 최근의 트렌드, 성형으로 인해 무엇을 얻고 잃을 수 있는지에 대해 여러 가지 사례를 통해 전달하고자 했다. 그리고 Part 3에서는 그간의 취재를 토대로 성공적인 성형을 위한 성형

테크 9가지를 제시했다. Part 4와 5에서는 성형 수술의 종류와 방법, 수술 후 관리와 주의사항, 최근 유행하고 있는 쁘띠 성형에 대해 소개해 놓았다. 마지막으로 99가지 성형 Q&A를 통해 성형에 대한 궁금증을 풀어 볼 수 있게 했다.

특히 Part 3 '성형테크로 외모의 자산 가치를 높여라!' 는 뷰티 에디터와 큐레이터로서의 15년간의 경험과 성형외과, 성형 전문의 취재를 통해 얻었던 성형 정보, 동아TV 〈피현정의 시크릿 쇼핑 파일〉을 제작하면서 눈으로 확인한 체험자들의 성공과 실패담을 통해 정리된 내용으로, 지금 당장 성형을 계획하고 있거나 성형에 관심 있는 이들에게 많은 도움이 될 것이다.

따라하기식 성형 수술이 만연해 있는 지금, 무엇보다 이 책을 통해 나에게 맞는 진정한 아름다움이란 무엇인가에 대해 생각해 보는 계기가 되길 바란다. 우리는 화장품이나 옷을 쇼핑하듯 성형도 쉽고 자연스럽게 쇼핑하는 시대에 살고 있다. 소비자로서 후회 없는 쇼핑을 하려면 알아 둬야 할 것이 많다. 성형이 다른 쇼핑과 다른 점은 한 번 수술하면 다시 되돌리기가 어렵다는 것이다. 그렇다면 정확하고 신중한 판단 또한 중요하다. 성형을 하면 좋다, 나쁘다 식의 구태의연한 논쟁보다는 나 자신이 진정으로 아름다워질 수 있는 성형 수술의 물리적, 심리적 방법을 찾기를 바라는 마음뿐이다.

피현정

Contents

Part 4 성형, 아는 만큼 성공한다! 내게 맞는 수술은?

Part 5 수술 없이 간단하게, 쁘띠 성형의 모든 것!

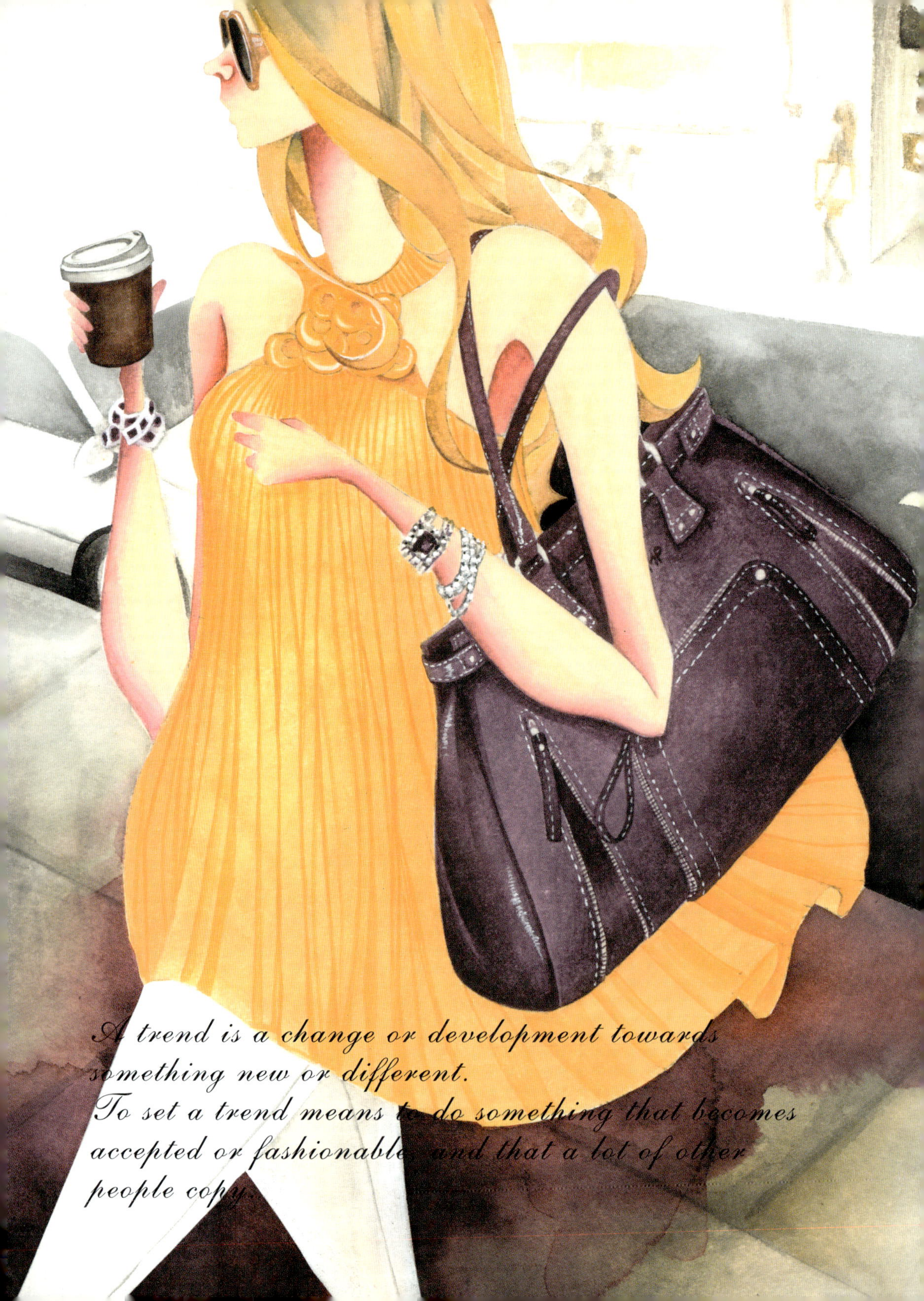

A trend is a change or development towards something new or different.
To set a trend means to do something that becomes accepted or fashionable, and that a lot of other people copy.

"당신의 외모에 만족하세요?" 라는 질문에 "네" 라고 대답할 수 있는 축복받은 여성이 과연 얼마나 될까? 김태희, 전지현 같은 공인된 미인조차 외모에 불만이 있기 마련이라는데 말이다. 아무리 외모에 관심이 없는 사람이라고 해도 거울을 보며 '이 부분만 좀 보완하면 훨씬 예뻐 보일 텐데' 나 '○○처럼 생겼으면 얼마나 좋을까?' 라는 생각, 더 나아가 아름다워진 외모로 자신의 인생이 바뀌는 상상을 한 번쯤 해 보았을 것이다.

Part 1
성형, 트렌드는 변한다!

Trend - 1

한국 남성 40% 이상, "성형 수술한 여자친구 상관없다"

방학이 끝나고 나면 몰라보게 달라진 사람들이 너무 많다는 대학생들의 말은 과장만이 아니다. 직장인들 사이에서도 여름 휴가나 명절 연휴를 이용해 성형을 하는 것이 유행을 지나 일상이 된 지 오래다. 우리는 이제 일상생활에서 자연스럽게 성형 수술에 대한 이야기를 주고받는 시대에 살고 있다.

"당신의 외모에 만족하세요?"라는 질문에 "네"라고 대답할 수 있는 축복받은 여성이 과연 얼마나 될까? 김태희, 전지현 같은 공인된 미인조차 외모에 불만이 있기 마련이라는데 말이다. 아무리 외모에 관심이 없는 사람이라고 해도 거울을 보며 '이 부분만 좀 보완하면 훨씬 예뻐 보일 텐데' 나 '○○처럼 생겼으면 얼마나 좋을까?' 라는 생각, 더 나아가 아름다워진 외모로 자신의 인생이 바뀌는 상상을 한 번쯤 해보았을 것이다.

세상의 여자를 '예쁜 여자' 와 '그렇지 않은 여자' 로 양분하는 일부(?) 남자들 때문에도 그렇겠지만, 외모에 대한 자기만족을 위해서라도 여자들은 끊임없이 더 아름다워지고 싶은 열망에 사로잡히곤 한다.

2008년 O월 압구정동 O카페.

오랜만에 만난 후배 M군과 나는 이런저런 대화를 나누고 있었다.

"누나, 나 생일 선물로 여친한테 코 수술 해주려 하는데, 어때? 좋아하겠지?"

"정말? 요즘에는 수술하려고 성형 계를 드는 사람도 있다던데……. 네 여친 정말 부럽다."

"그 애가 늘 코만 조금 손보면 좋겠다고 노래를 불렀거든."

"근데 여자친구가 성형하는 거 괜찮겠어?"

"수술하고 속이는 것보단 낫지. 예뻐지면 그 애도 좋고, 나도 행복하고. 좋잖아~."

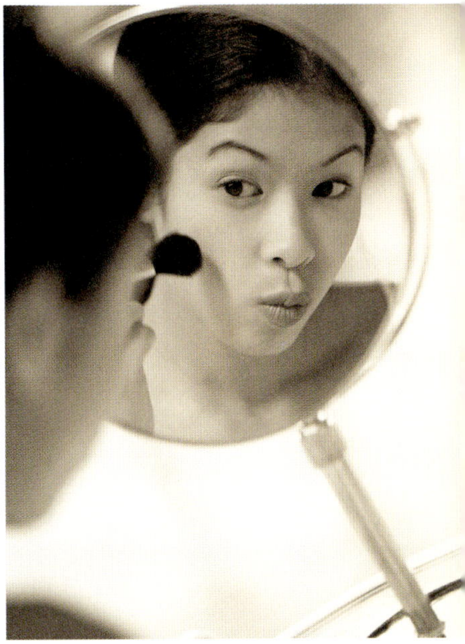

M군의 미소를 보면서 성형에 대한 남자들의 생각이 정말 많이 변했다는 것을 느낄 수 있었다. 몇 년 사이 여성뿐만 아니라 남성들도 성형 수술 대열에 합류하고 있고, 연인에게 선물로 성형 수술을 해주는 경우도 많아졌다. 실로 '성형 권하는 사회' 라는 말을 실감한다.

한 논문의 조사에 따르면 20대 중후반 여성 10명 중 7명이 외모 스트레스를 경험했다고 한다. 조사 내용을 자세히 살펴보면 서울과 경기 지역의 18세 이상 여성 810명을 대상으로 설문한 결과, 77.5%의 여성이 미용을 위한 성형 수술의 필요성을 느낀다고 답했다. 이미 1번 이상 성형 수술을 한 적이 있다는 응답자도 47.3%나 되었고, 69.9%의 여성이 외모로 인한 스트레스를 경험했다고 한다. 또한 이는 외모에 가장 민감한 시기인 10대 후반에서 20대 초반에 가장 높게 나타났다.

외모 스트레스에 시달리지 않는다고 답한 나머지 여성들은 초특급 미인인 건지 외모에 크게 신경 쓰지 않아서인지 알 수 없다. 하지만 어쨌든 스트레스를 경험했거나 경험하고 있다면 그 대안이 성형이 되었건 치장이나 다른 무엇이 되었건 자신만의 해소법 하나쯤은 가지고 있어야 하지 않을까? 그렇지 않아도 스트레스 받을 일 많은 이 세상에서 매일 보는 자신의 외모에서까지 스트레스를 받는 건 너무 피곤하고 가혹한 일이니까.

예뻐지기 위해, 외모 경쟁력을 높이기 위해 성형 수술을 택한 이들에게는 또 다른 선택이 남는다.

이걸 비밀로 해? 말아?

숨길 것인가, 솔직하게 드러낼 것인가

몇 년 전만 하더라도 작은 성형 의혹 하나에도 연예인들이 하나같이 정색을 하며 "자연산이다" "원래 내 꺼"라고 말하던 때가 있었다. 성형에 대한 그런 부정과 숨김이 오히려 안티 팬을 만드는 원인이 되기도 했다. 이러한 경향은 지금도 사라지지 않고 남아 있기는 하지만, 최근 들어서는 성형 사실을 당당하게 밝히거나 적어도 부끄러워하지 않는 게 대세가 되고 있다. 본인조차 찍은 줄 몰랐던 사진도 귀신같이 찾아내는 네티즌 수사대(?)가 무서워서 어쩔 수 없기 때문만은 아닐 것이다. 일반인들의 경우는 어떨까?

한 오픈 마켓 사이트에서 방문자를 대상으로 성형에 대한 인식을 물은 설문조사에서도 '성형을 부끄럽게 여겨 숨긴다'는 응답은 12.7%에 지나지 않았고, 성형 여부를 물었을 때 '사실을 밝히거나'(39.0%) '솔직히 털어 놓는다'(26.8%)는 답변이 65.8%를 차지했다.

성형에 대한 이러한 사회적 인식의 변화는 당연하게도 성형 수술의 양적 증가와 대중화에 기인한다. 또한 이러한 성형 수술의 증가는 우리나라에만 국한되는 이야기가 아니다. 아시아에 못지않게 미국인들도 성형 수술을 많이 하고 있으며 성형 수술의 확산은 세계적으로도 보편화된 현상이다. 많은 사람들이 아름다워지기 위해 자신에게 투자하고 있고 자신감을 갖기 위해 성형을 선택한 것을 더 이상 숨기지 않는 시대가 된 것이다.

당신의 여자친구가 성형을 했다면?

결혼 정보 회사 '해피'(www.hpseoul.com)는 미혼 남성 351명을 대상으로 결혼을 전제로 사귄 여성이 성형 미인임을 알았다면 어떻게 대응할지에 대해 설문조사를 한 결과 응답자 중 143명(41%)이 "상관없다"고 답했다고 밝혔다.

미혼 남성 10명 중 4명은 교제 중인 여성이 성형했다는 사실을 알게 되더라도 개의치 않겠다는 뜻으로 풀이된다. 시대의 흐름 때문일까? 아니면 이왕이면 다홍치마라는 심리 때문일까? 이유가 뭐가 됐든 간에 여자친구의 성형에 대한 한국 남성들의 시선은 그리 나쁜 것 같지만은 않다.

"성형 사실을 끝까지 속인다면 헤어지겠다"고 답한 남성도 있었으나(33명, 약 9%) 이들 역시 성형을 '한 것' 보다는 그 사실을 '숨긴 것' 에 초점을 두고 있다.

정말 대부분의 남성들이 성형에 관대해진 걸까 하고 주위 사람들에게 확인해 보았다. 대학생 L은 "여자친구가 예뻐지면 나도 좋고 본인도 달라진 외모를 통해 자신감을 얻었다면 그것으로 좋은 것 아니냐"고 답했고, 직장인 K 역시 "모르고 만났기 때문에 상관없다. 하지만 알고 만났다 해도 상관없었을 것"이라 답했다.

다른 남성들도 크게 의견이 다르지 않아 남녀를 불문하고 성형에 관해 그리 심각하게 생각하지 않는 경향을 읽을 수 있었다. 무분별한 남용만 아니라면 이제 성형도 패션과 스타일을 위한 하나의 쇼핑 아이템으로 여겨지는 시대가 도래한 것일까?

성형으로 취업난을 뚫는다?

요즘 성형을 하게 되는 이유 중 하나는 아마 취업에 끼치는 외모의 영향 때문도 있을 것 같다. 바늘구멍 통과하기보다 어렵다는 취업난 속에서 비슷한 실력을 가진 구직자가 있을 때 더 나은 외모를 가진 사람이 유리하다는 생각은 어찌 보면 당연한 게 사회적 분위기. 최근의 취업 성형 열풍이 이를 뒷받침한다. 한 대기업 인사 담당자도 "같은 조건이면 외모에 먼저 눈이 간다"고 귀띔했다.

친한 동생인 K양은 대학을 졸업하고 1년 동안 무려 30번 가까이 면접에서 떨어졌다. 연이은 낙방으로 괴로워하던 그녀는 오랜 고민 끝에 성형을 결심했다.

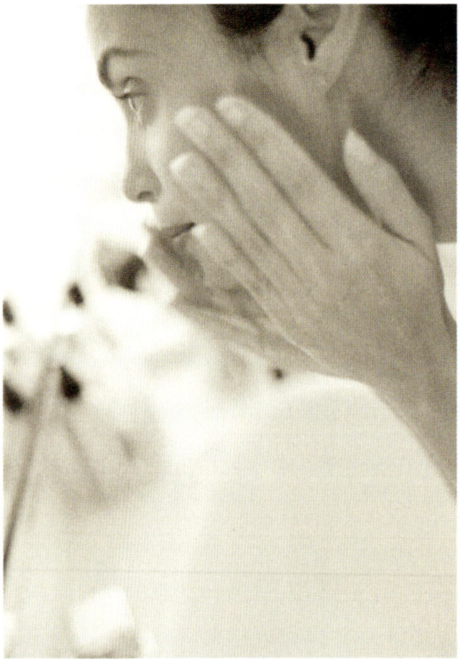

"난 이번에 면접을 보면서 내 얼굴에 대해 다시 생각하게 됐어. 계속 떨어지기만 하니까 주변 사람들에게 말은 못하겠지만 학벌이나 업무 능력보다는 외모 때문이라는 생각이 들어……."

사실 그녀는 특별히 어필할 만한 이력이나 학력, 탁월한 능력을 가진 것은 아니지만 그렇다고 프로필이 남보다 떨어지는 것도 아니었다. 다만 작고 뚱뚱한 체형, 꾸미지 않는 털털한 스타일 때문에 강한 인상을 주거나 프로페셔널해 보이지 않는다는 게 단점이었다. 그녀는 우선 지방 흡입과 식이요법으로 살을 쫙 빼고 보톡스로 도드라진 턱선을 수정한 후, 스타일 또한 정장으로 바꾸었다. 그렇게 친근감 있으면서도 똑똑해 보이는 부드러운 인상으로 변신한 그녀는 얼마 후 취업에 성공했다는 소식을 전해 왔다.

취업의 당락 요소는 본인의 업무 능력이 첫째가 되어야 함은 물론이다. 하지만 여러 사람을 대하고 끊임없이 커뮤니케이션 해야 하는 직장인의 조건상 호감가는 첫인상 역시 하나의 조건이 될 수 있다는 것도 부정할 수 없는 사실이다.

실제 취업 준비생들의 취업 성형에 대한 생각은 어떨까? 구인구직 포털 사이트 '아르바이트 천국'(www.alba.co.kr)에서는 회원 1,023명을 대상으로 취업 성형에 대한 설문조사를 실시했고, 대부분의 사람들이 이제는 외모도 다른 사람과의 경쟁력을 높일 수 있는 수단이라고 생각하는 것으로 나타났다.

필요하다면 해야 한다는 의견이 61%로 가장 많았고, 필요 없다는 의견이 31%, 필수라는 의견이 8%를 차지했다. '만약 취업 성형을 하게 된다면 가장 하고 싶은 부위는?' 이라는 질문에는 눈 – 체형 – 코 – 주름 –입 순으로 나타났다. 구직 항목별로 응답자 분포가 달랐는데, 자신이 지망하는 분야에 따라 성형을 하고 싶은 부위가 다른 것으로 나타났다.

성형을 하고 취업에 성공한 이들의 당락 이유가 단지 성형 때문이라고 단정하기는 어려울 것이다. 하지만 수백 대 일의 경쟁률, 비슷한 수준의 경쟁자들이 종이 한 장 차이로 당락이 결정되는 상황에서 취업 준비생들은 1점의 가산점이라도 더 받을 수 있다면 그 어떤 것이라도 붙잡고 싶은 심정일 것이다.

그들이 지푸라기라도 잡는 심정으로 성형 수술을 택하는 것을 보면 사회현상이 어떻고 외모 지상주의가 어떻고 하는 이야기는 제쳐 두고 '오죽 답답하면 성형 수술을 선택할까?' 라는 생각이 든다. 우리는 이렇게 성형에 관한 새로운 패러다임 속에서 아직까지 혼란을 겪고 있다. 수술로 인한 고통은 참을 수 있어도 외모로 인한 불공평은 참기 힘든 시대에 살고 있기 때문인지도 모른다.

Trend - 2

수술해서 예쁘면 티 나도 괜찮아

얼마 전 나는 모 화장품 브랜드의 전속모델 K의 광고 사진을 보고 '그 사이 모델이 김아중으로 바뀌었나?' 할 정도로 눈을 의심했다. 45도 각도의 옆얼굴 실루엣으로 사진을 찍은 그녀는 볼록해진 이마와 코선, 더욱 그윽해진 눈매가 김아중과 꼭 닮아 있었다. 연예인 가운데 사실 자연 미인을 찾기란 쉬운 일이 아니다. 사실 정확하게 조사하여 밝혀낼 수 있는 일도 아니기 때문이다. 하지만 성형 미인의 성공과 실패 사례를 찾는 일은 어렵지 않다.

얼마 전 활동을 다시 시작한 가수 이정현과 전 SES 멤버였던 슈의 얼굴을 보고 많은 사람들이 안타까워했다. 마치 10여 년 전 최고의 미인으로 꼽히던 옥소리의 실패한 쌍꺼풀 수술을 보는 듯한 느낌이랄까. 눈, 코, 입, 피부…… 어느 하나 자연스럽지 못한 그녀들의 수술 결과에 대한 사람들의 반응 또한 흥미로웠다. 인터넷 게시판에는 악성 댓글이 넘쳐났는데 이와 같은 반응은 옥주현이나 현영, 한예슬과 같이 성공한 성형 연예인에 대한 반응과는 많이 달랐던 것.

화장품 브랜드 '더 페이스 샵'이 '내추럴 뷰티 선발대회 2007' 공식 홈페이지(www.naturalbeauty2007.co.kr)를 통해 설문조사를 실시한 적이 있다. 여성 3,500

명을 대상으로 2주 동안 '당신이 생각하는 내추럴 뷰티(자연 미인)는?' 이라는 주제로 온라인 설문조사를 진행했는데, '자연 미인이 되기 위한 첫 번째 외적 조건은?' 이라는 질문에 대해 54%(1,895명)가 '피부' 라고 대답했고, 이어 표정이 22%(771명)로 2위를, 전체적인 스타일과 이목구비가 각각 3, 4위에 올랐다. 반면 몸매에 표를 던진 응답자는 1%에 그쳤다.

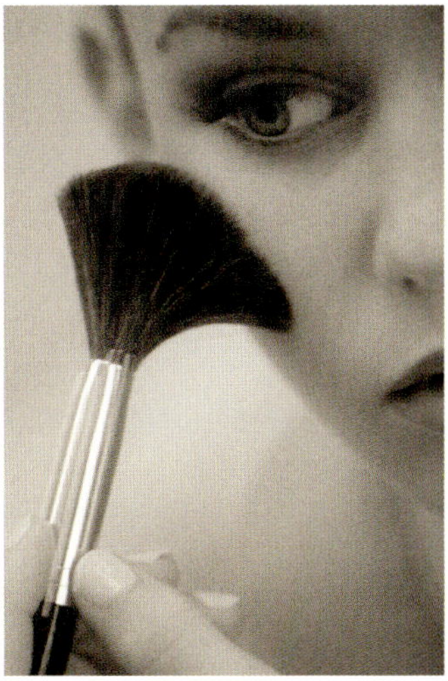

특히 이 설문에서 주목할 점은 성형 미인에 대한 여성의 의식이 긍정적으로 변하고 있다는 것. '내추럴 뷰티와 성형 수술의 관계는?' 이라는 질문에 대해 응답자 중 57%(1,999명)가 성형 여부는 크게 문제 삼지 않는다고 대답했다. 성형 수술과 내추럴 뷰티는 아무런 상관이 없다는 답변이 20%(706명), 성형 수술을 했어도 자연스럽다면 자연 미인이라는 답변은 무려 37%(1,293명)에 달했을 정도.

성형에 대한 인식의 변화

사실 성형을 했어도 보기에 자연스럽다면 괜찮다는 설문 결과는 참 놀라웠다. 내추럴 뷰티라고 하면 보통 인위적인 후처리를 가하지 않은, 즉 성형의 흔적이 전혀 없는 자연 미인을 생각하기 마련인데 조사 결과를 보면 이런 고정관념을 완전히 깨고 있다. 성형을 했어도 보기에 자연스러우면 내추럴 미인이고 보기에 티가 많이 나면 성형 미인이 된다는 말인데…….

그렇다면 성형을 했느냐 안했느냐는 미의 기준을 정하는데 있어 문제가 되지 않는다는 얘기인 셈이다.

이제는 '성형의 유무' 가 아니라 '어떻게 했느냐' 가 더욱 중요한 시대가 되었다. 그렇기 때문에 인터넷에 중구난방으로 떠도는, 혹은 여기저기 흘러 다니는 정보나 입소문으로 성형 지식을 얻기보다는 자신에게 맞는 성형 정보를 찾아 결과를 100%에 가깝게 낼 수 있도록 성형 수술을 '잘' 하는 게 중요해진 것이다.

물론 성형에 대한 부정적인 시각이나 성형 미인은 진짜 미인이 아니라는 생각을 가진 사람도 아직 많다. 하지만 분명한 건 정확한 목적을 가지고 무분별하지 않게 현명하게 하는 성형 쇼핑은 사람들을 웃게 만드는 힘이 있다는 것이다.

많은 사람들이 이에 공감하고 있다는 건 나에겐 책을 쓰는 일 또는 방송 프로그램을 제작하는 일에 정말 큰 힘이 되었다. 작년 말 동아TV에서 〈피현정의 시크릿 쇼핑 파일〉 방송으로 나가자마자 많은 시청자들이 프로그램 시청 소감을 홈페이지 게시판에 올려 주었다.

방송 전에는 성형 프로그램에 진저리가 난 사람들의 악평 내지는 '성형도 쇼핑이다' 라는 명제에 대한 안티 글이 올라올 거라 예상했었다. 하지만 맞춤 컨설

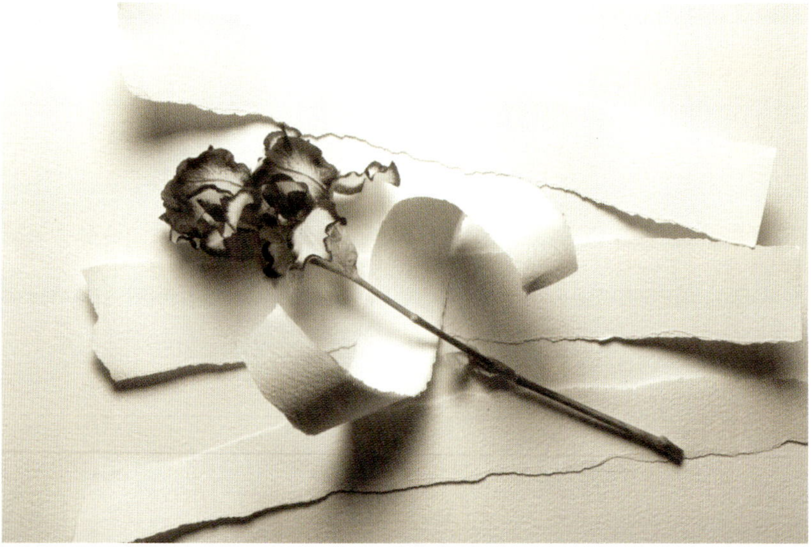

팅 성형에 대한 공감과 격려의 글이 대부분이어서 깜짝 놀랐다. 또한 많은 시청자들이 '성형도 쇼핑이다' 라는 명제에 대해 크게 공감하고 있었다. 성형 조장이 아니라 무분별한 성형을 막기 위해 현명한 성형 쇼핑 정보를 제공한다는 방송 콘셉트에 대해 신선하다는 평도 많았다. 다음은 동아TV 게시판에 올라온 시청자들의 글로 요즘 여성들의 성형에 대한 생각을 잘 알 수 있었다.

쇼핑도 무턱대고 하면 정말 후회 많이 하잖아요. 하물며 평생 함께해야 하는 얼굴인데…… 더욱 꼼꼼하게 따지고 해야겠죠. 성형도 쇼핑이라는 표현이 왠지 처음엔 낯설게만 느껴졌는데요. 방송을 보고 난 후엔 트렌디한 맞춤형 성형 컨설팅 프로그램이 꼭 필요하다는 생각을 하게 되었어요. 성형하면 괜히 숨기던 시대는 이제 끝난 것 같아요. 당당하게 따질 건 따지고 알아볼 건 알아보고 신중하게 선택해야 하잖아요. – need1004

성형이 무조건 나쁘다고 볼 수는 없는 것 같아요! 점점 늘어나는 여성들의 사회생활은 경제에 큰 도움을 주고 있는데 그런 여성들이 얼굴 때문에 한 걸음씩 물러난다면 안타깝죠. 성형으로 인해 자신감도 키우고 당당한 여성으로 변신할 수 있는 계기가 되는 사람도 있을 것 같아요! 그러므로 성형은 세상에 진실하고 솔직하게 다가설 수 있는 밑거름이 될 수 있다고 봅니다. 지나친 성형은 큰 문제지만 그것으로 피해를 보는 사람이라면 성형을 시도하는 것도 하나의 방법이라고 생각합니다!!! – rosename21

20대 여성 10명 중 6명이 "성형 수술 해봤다"는 말을 들을 수 있을 정도로 성형이 비일비재~! 하지만 자신에게 맞는 성형보다 연예인만 따라하려는 경향이 있어요. 그런 여성에게 자신에게 맞는 맞춤형 성형 컨설팅을 배워 볼 수 있는 방송인 것 같아요. 의뢰인이 필러 시술 후 자신감을 찾은 모습을 보고 저도 자신감이 생겼습니다. 볼살이 없어서 고민이거든요~. ㅠㅠ 과하지 않은 성형은 자신감 회복과 미를 위해 좋다고 생각합니다. – fruit02

성형은 자신감이라고 생각합니다. 내가 부족한 부분을 메워 주는 것이죠. 항상 부족한 부분으로 인해 자신감을 잃고 살아가기보다는 그 부분을 보완하면 좀더 나은 삶을 향유할 수 있다고 생각합니다. 아직 대한민국 언론이 성형에 대해 안 좋은 인식을 부추기는 것 같은데요, 그러한 인식을 깨면 좀더 발전적인 방향으로 갈 수 있을 거라 생각합니다. – jekwon98

성형이 대세라고는 하지만 솔직히 대놓고 이렇게 소개해 주는 프로그램이 없어서 불편했습니다. 인터넷에 난무하는 광고성 정보가 아닌, 실제 간접 체험해 볼 수 있는 프로그램인 것 같아요. 솔직히 성형을 고려해 본 적은 없지만 프로그램 보면서 간접적으로 미의 기준과 예쁜 얼굴 갖는 연습 등에 대해 배울 수 있어서 즐겨 보게 된답니다. – eieio

[*Trend - 3*]

자연 미인 vs 성형 미인

초등학교 동창 중에 한 친구가 있다. 잡지 기자, 브랜드 마케팅 매니저로 활발히 활동하던 그녀는 불현듯 런던으로 유학을 떠났다 몇 년 후 결혼 소식과 함께 멋지게 컴백했다. "괜찮은 남자는 왜 유부남 아니면 게이일까?"라거나 "한국에는 Mr. Right이 없어" 등의 푸념을 늘어놓던 30대 초중반의 지인들은 그녀의 결혼 소식에 무척 놀라워하는 눈치였다. 왜냐하면 그녀는 딱히 예쁘다고 할 수 없는 외모로, 한국에 있었을 때에는 그다지 인기도 없고 늘 혼자였기 때문이다.

"나 런던에서 지루할 날이 없었어. 남자친구들이 얼마나 많았는데……."

행복한 표정으로 런던 체류기를 풀어 놓는 그녀를 우리 모두 얼마나 부러워하며 바라보았던가. 그녀에 따르면 런더너들은 쌍꺼풀 없이 가는 그녀의 눈과 작고 복스러운 코, 각진 얼굴형을 좋아했다고 한다.

비단 그녀에게만 국한되는 얘기가 아니다. 우리가 흔히 '못생겼다' 라고 여기는 찢어진 눈에 각진 얼굴, 큼직한 이목구비를 가진 여자들이 유럽과 미국 등지에서는 "코리안 뷰티풀!" "한국 여자 예뻐!"와 같은 소리를 듣는다고 한다.

자랑스러운 대한민국 톱 모델들은 어떤가? 유럽과 미국의 패션쇼 무대에서 각광받고 있는 한혜진, 혜박, 송경아, 장윤주 등 톱 모델들의 얼굴을 보면 몇 가지 공통점을 발견할 수 있다. 우선 각진 얼굴형. 광대뼈와 사각턱이 도드라진 전형적인 동양의 얼굴이다. 그리고 가로로 긴 작고 가는 눈과 높지 않은 코. 일반적인 성형 미인과는 상반되는 이런 개성 넘치는 자연 미인의 얼굴을 가져야 세계무대에서 인정받을 수 있는 것이다.

이러한 시각 차이는 바로 미인의 기준을 어디에 두고 있느냐에 기인한다. 『미인』(해냄, 2007)이라는 저서를 펴낸 바 있는 얼굴학자 조용진 교수의 연구 결과를 살펴보면 이와 관련된 재미있는 사례들을 찾아볼 수 있다. 고등학교 1학년 여학생들을 대상으로 미인의 기준에 대해 설문한 결과, 여학생들이 꼽은 미인의 얼굴은 전형적인 한국인의 얼굴과는 많이 달랐다고 한다. 눈이 크고 코가 높으며 얼굴에 각진 부분이 없어야 미인이라고 답했는데 이는 전형적인 한국인의 특징과 전혀 다르다.

또 조교수는 한국인의 얼굴을 호감형, 평범형, 비호감형으로 분류했는데 각각의 이목구비에 차이가 있음을 발견했다. 호감형은 이마가 좌우로 넓고 눈은 크고 동그란데다 눈동자 역시 크고 입도 약간 큰 편이다. 코는 좁고 광대뼈는 작으며 턱도 좁다. 반대로 비호감형은 이마가 좁고 중안이 짧고 오목하다. 그리고 눈과 입이 작고 코는 넓으며 턱은 크다.

결국 현대 사회에서 외적인 미인의 기준은 작은 얼굴에 턱이 짧고 이에 비해 이목구비는 큰 서구적인 얼굴임을 알 수 있다. 물론 미인의 기준은 시대와 문화적 배경에 따라 달라진다. 언제 다시 신윤복의 그림에 등장하는 전통적인 한국형 '미인' 이 컴백할지 모른다. 미인의 기준을 만드는 것은 바로 미인을 바라보는 우리의 눈이기 때문이다.

변화하는 한국인의 얼굴

앞서 언급한 조용진 교수의 저서에 따르면 1970년대 이후 출생자들은 이전의 출생자들보다 턱이 급격히 작아졌다고 한다. 턱 면적이 15%나 줄어들었다고 하는데 이렇게 된 가장 큰 원인은 식생활의 변화 때문이다. 채소류의 품종 개량으로 섬유질이 적어졌고 조직이 물러졌으며 식단 변화와 패스트푸드의 증가로 인해 씹는 기능이 약해졌기 때문이다. 현대인은 조선시대 사람들의 3분의 1 정도에 불과한 압력으로 음식을 씹고 있다고 한다. 이와 함께 턱뼈의 응력이 전달되는 광대뼈와 눈 주위의 뼈 조직도 얇아지고 두개골조차도 두께가 현저히 줄어들고 있다는 설명이다. 1990년대 출생자들의 경우에는 턱의 가로, 세로, 깊이 면에서 최소 7% 가량 줄어들었다고 한다.

그럼에도 불구하고 성형 상담 중 가장 많은 부분을 차지하는 것이 턱과 광대뼈 축소를 위한 안면 윤곽 수술이라는 점은 참으로 아이러니하다. 전반적으로 얼굴이 작아지고 있음에도 '더 작은 얼굴'을 원하는 것이다. 가로와 세로 폭은 줄고 이마와 앞턱, 코와 입술이 앞쪽으로 두드러진 입체적인 얼굴형을 미인의 기준으로 보는 이상, 밋밋한 얼굴형을 타고난 한국인들의 안면 윤곽 성형에 대한 욕망은 결코 줄어들지 않을 것이다.

이렇게 미인에 대한 인식의 차이와 식생활, 생활습관, 환경 등으로 변해 가는 신체 조건으로 인해 우리가 기준으로 삼는 미인형은 점점 그 기대치가 높아져 가고 있다. 얼굴만 예뻐도 안 되고 몸매만 늘씬해도 안 된다. 예쁘장한 얼굴은 이제 너무 흔하고 키가 큰 사람도 수두룩하다. 그만큼 '완벽한 바비 인형'을 닮으려는 성형 수술 희망자들도 많아질 것이다.

그런데 서구적 미의식이 미인의 기준이 되면서 한국 여성들이 원하는 성형 미인의 얼굴이 엇비슷해지고 있는 문제가 생겼다. 청담동이나 압구정동에서 자주 열리는 파티나 행사를 가 보면 "누가 누군지 구별이 안 간다"는 게 주위의 평이다. 성형 수술 때문인지 스타일링이 천편일률적이어서인지 모르겠지만 정말 비슷한 느낌의 똑같은 얼굴들이 모여 하하 호호 즐기고 있다.

성형외과에서 만드는 '성형 미인'의 요소들은 다음과 같다. 좋은 인상을 주기 위해서는 눈, 코, 입 등 각 부위별 모양이나 각도도 중요하지만 얼굴 전체의 크기와 비율, 그 안에서의 조화가 무엇보다 중요하다.

아름다운 얼굴의 가로 비율

만약 얼굴 성형을 마음먹고 있다면 먼저 자신에게 맞는 이상적인 가로 비율을 알아야 한다. 일단, 왼쪽 귀 끝에서 오른쪽 귀 끝까지를 얼굴의 가로 길이로 보자. 눈의 가로 길이로 얼굴을 똑같이 5등분해서 비율이 맞으면 미인형이다. 이때 눈의 가로 길이는 미간 크기와 같아야 하고 눈의 길이가 짧거나 미간이 넓은 경우, 미련한 이미지를 주고 상대방에게 임팩트를 줄 수 없는 매우 평범한 인상이 되기 쉽다.

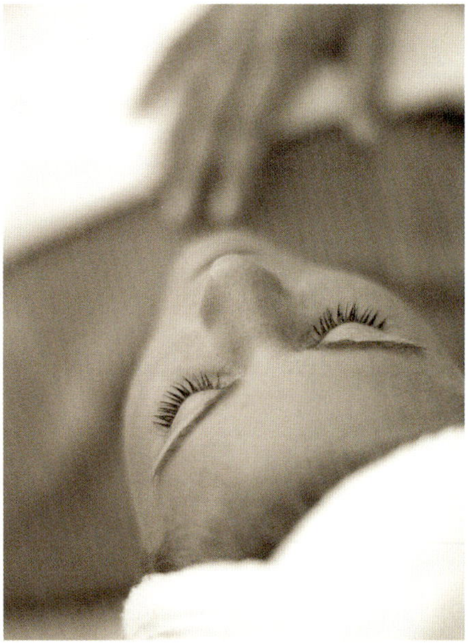

얼굴에서 차지하는 적절한 입의 크기는 콧볼의 1.5배 정도. 이보다 작으면 답답해 보이고 더 크면 만만해 보이는 이미지를 만든다. 입술의 두께는 윗입술의 경우 6~9mm, 아랫입술은 8~12mm가 적당하다. 이보다 얇은 입술은 얌체 같은 인상을 주고 두꺼운 입술은 미련한 인상을 줄 수 있다. 코에서 입술까지의 인중이 길면 미련해 보인다. 또 치아의 노출 정도는 편안한 자세에서 1~5mm가 적당한데 웃을 때 전체 치아의 4분의 3정도의 노출과 2mm 정도의 잇몸 노출이 가장 아름답다. 치아나 잇몸이 많이 노출되는 경우, 나이가 들어 보이거나 빈곤한 인상, 소위 '팔자가 세 보이는 인상' 을 줄 수 있기 때문이다.

아름다운 얼굴의 세로 비율

그렇다면 세로 비율은 어느 정도일 때 이상적인 라인이 될까? 이마에서 눈썹 머리까지, 눈썹 머리에서 코끝까지, 코끝에서 턱선까지의 비율이 1 : 1 : 1이면 미인형이다.

코끝에서 턱끝까지 길이를 1로 본다면, 가장 넓은 광대뼈 부위의 길이는 1.2배 정도가 적당하다. 더 길면 억척스럽고 강한 이미지를, 더 작으면 얼굴이 길어 보이고 실제 나이보다 더 들어 보일 수 있다. 이에 비해 아래턱 비율은 코끝에서 턱끝까지 길이의 1배 정도가 적당하며 이보다 더 크면 사각턱이 된다.

최근에는 아래 턱 비율이 1보다 조금 짧은 0.9배로 바뀌었다. 짧은 턱이 동안을 만들어 주기 때문인데 아래턱이 길수록 나이 들어 보이고 우둔한 이미지를 만든다. 아래턱을 정면에서 봤을 경우, 양 옆의 턱이 두드러져 보이면 계란형 얼굴을 만들 수 없다. 측면에서 봤을 경우, 귀 아래 쪽 각진 부분이 도드라지지 않아야 하며 코끝과 입, 턱끝을 연결했을 때 일직선이 되어야 미인형으로 볼 수 있다.

그러나 성형 미인의 단점은 타고난 개성 있는 외모를 한 가지 기준에 맞춰 수술함으로써 본래의 '매력' 이 사라진다는 것이다. 송경아의 각진 턱과 광대뼈를 제거한다면 과연 패셔너블하고 독특한 매력의 그녀로 국내와 해외 무대에서 활동할 수 있을까? 박경림의 목소리가 특이하고 듣기 싫다고 이영애처럼 나긋나긋하고 듣기 좋은 음색으로 바꾼다면 과연 대한민국 대표 여자 MC 박경림이 될 수 있었을까?

최근 연예계에서는 성형 미인은 식상하다며 결점은 있지만 자연스러운 천연미를 가진 자연 미인을 선호하는 추세에 있다고 한다. 보톡스와 턱 수술로 발음이 새고 표정이 사라진데다 성형 흔적으로 극중 배역에 몰입되기 어려운 연기자가 많은 요즘, 자연이 빚은 순수한 얼굴은 오히려 희소성과 고유성으로 빛난다. 때문에 미용 성형을 하더라도 지나치게 서구적이지 않은 동양적인 섬세한 선을 살리는 '자연 성형' 이 인기를 끌고 있는 것이다.

그렇다고 성형 자체를 부정하는 건 아니다. 자신이 가진 아이덴티티는 그대로 살리면서 꼭 필요한 부분만 성형하는 것이 좋다는 뜻이다. 미인에 대한 기준이 나와 있다고 해서 지금 가지고 있는 얼굴을 그 기준에 맞게 모두 잘라 내거나 집어넣을 수는 없는 일이다. 내 얼굴, 내 몸에서 나의 개성과 매력을 살리지 못하는 문제점을 파악하는 것이 먼저다. 그리고 그 문제점을 성형 전문가를 통해, 또는 자신의 노력을 통해 극복하여 충만한 자신감을 얻어야 한다. 나를 행복하게 하는 것이 세상을 행복하게 하는 일이니까.

얼굴에서 몸매로, 청순미에서 섹시미로

시대를 풍미했던 스타들의 외모 또는 캐릭터를 보면 당시 사람들의 가치관이나 사회적 흐름까지 이해할 수 있다. 한국 사람이 선호하는 외모의 변천사 역시 어느 정도의 큰 흐름이 있다. 남자의 경우 남자다운 남자, 일명 '마초' 스타일에서 키 크고 예쁜 '꽃미남' 스타일로, 동양적인 외모에서 서양적인 외모로 선호도가 옮겨 가고 있다.

좀더 자세히 살펴보면, 1960년대에는 부잣집 아들 스타일을 선호했는데 대표적인 예가 바로 신성일이다. 먹고 살기가 어려웠기에 동경의 대상, 대리 만족의 이상형쯤으로 이런 캐릭터에 대한 지지를 보내지 않았을까?

1970년대에는 모범생이자 이상주의자 스타일을 선호했다. 1980년대 초반에는 군부독재와 억압이라는 시대적 상황 속에서 이상을 추구하는 착하고, 평범해 보이는 '평범한 스타' 들이 대활약했다. 대표적인 예가 안성기. 어디서나 흔하게 볼 수 있는 편안한 외모, 반듯하고 성실한 이미지가 특유의 매력으로 다가왔던 시절이다.

1980년대와 1990년대 초반까지는 새로운 터프가이 스타일이 두각을 나타냈다. 강하고 힘 있는 남자, 반항적인 가죽점퍼에 오토바이를 탄 남자의 자유로운 모습이 여성들에게 크게 어필했다. 최민수는 이 시대의 전형적인 터프가이의 모델. 지금은 중년의 평범한 남자로 변한 최재성 역시 표정 없는 얼굴과 듬직한 어깨로 여성들과 남성들의 사랑을 한 몸에 받았던 스타다. 지금까지 건재하고 있는 이병헌 역시 남자답게 터프하고 자기 여자를 위해 희생할 줄 아는 캐릭터로 사랑받아 왔다.

1990년대 초반 이후에는 남녀를 불문하고 긴 다리와 작은 얼굴이 미의 기준이 되었다. 서구적인 외모에 잘 다져진 몸매를 가진 이정재, 정우성, 장동건이 인기를 끌면서 남자들 사이에서 '몸짱' 바람이 서서히 불기 시작했다.

한편, 2000년대 이후부터 현재까지는 꽃미남 스타일이 대세다. 키 크고 근육이 잘 잡힌 다부진 몸매, 그러나 얼굴은 작고 귀여운 동안이어야 한다. 강동원, 조인성, 비, 공유 등의 공통점을 조합해 보면 답이 나온다.

여자의 경우 1960년대와 1970년대에는 한국적인 미인형이 강세를 이루었다. 순종적이고 전형적인 미인형인 정윤희, 세련된 도시 여성의 외모를 가진 유지인, 그리고 당시로서는 꽤나 개성 있는 외모로 분류된 장미희까지 모두 한국적 미인형을 크게 벗어나지 않는다.

1980년대에 등장한 황신혜는 완벽하기 이를 데 없는 조각 같은 얼굴로 뭇 여성들의 부러움을 한 몸에 받았는데, 그녀의 얼굴은 서구적인 미인형이다. 이때까지만 해도 짙은 화장, 가는 허리, 부풀린 헤어스타일, 마른 몸매로 화려한 멋을 낸 미인이 인기를 끌었다.

그러나 여성들 역시 1990년대에 들어서면서부터 판도가 바뀌었다. 조각 같은 얼굴보다는 화장기 없고 청순하며 청바지에 티셔츠 하나 걸쳐도 왠지 멋이 나고 꾸미지 않은 듯한 자연 미인들이 미의 기준을 바꿔 놓은 것. 대표적인 스타가 고현정과 심은하다. 이때부터 '피부 미인'이라는 단어가 생기면서 화장을 하지 않은 듯한 청순미가 가장 여성스럽고 아름다운 것으로 여겨졌다.

2000년대에는 청순미에서 섹시미로 미의 기준이 또 다시 180도 바뀌었다. 그러면서 다양한 이미지와 매력을 가진 스타들이 미의 기준으로 떠올랐다. 이영애, 송혜교, 한가인, 김태희 등 작은 얼굴과 크고 또렷한 눈, 부드러운 콧대, 흰 피부 등 미인의 요건을 갖춘 스타들은 여전히 사랑받고 있다.

그러나 그리 높지 않은 코, 상대적으로 평평한 얼굴을 가진 전지현의 청순함과 섹시함이 조화된 묘한 매력이라든가 효리의 카리스마 있는 스타일리시한 매력, 동안의 얼굴과 S라인의 몸매를 지닌 한예슬, 보이시한 건강 미인 윤은혜 등도 다양한 아름다움을 표출하고 있다. 특히 섹시미의 가장 중요한 조건인 몸매는 2000년대 이전에 비해 더욱 중요한 미의 기준이 되었다. 얼굴은 평범해도 키가 크고 팔다리가 늘씬한 8등신 미인은 얼굴만 예쁜 일명 '숏다리' 미인보다 환영받고 있다.

S라인에서 V라인까지, 스타들의 부위별 베스트

1950년대 마릴린 먼로의 키는 155cm, 1970년대 정윤희의 키는 152cm. 작은 키에도 불구하고 관능적이고 매력적인 이목구비로 사랑받았던 그녀들. 하지만 이제는 얼굴만 예뻐서는 진짜 미인으로 인정받기 힘들다. 2000년대 송혜교의 키는 160cm 정도. 임수정, 김태희의 키도 그리 큰 편이 아니다. 이렇게 몇몇 손가락으로 꼽을 만한 스타들을 제외하고는 김혜수, 이효리, 김아중, 현영 등 대부분 170cm에 가까운 글래머 스타들이 여자들의 로망이 되고 있다.

몸매가 키워드인 시대가 온 것이다. S라인이니 V라인이니 하는 것도 이 같은 세태의 반영으로 볼 수 있다. 특히 요즘 여성들은 조막만 한 얼굴, 늘씬한 팔다리로 이루어진 8등신 체형에 열광한다. 브라운관과 스크린도 온통 '완소 몸매' 연예인들로 꽉꽉 채워져 있다. "얼굴 못생긴 건 봐줄 수 있지만 몸매가 못생긴 건 용서가 안 된다"고 말하는 남자들. 20대건 40대건 남자들이 여자의 몸매에 집착하는 건 변함이 없다. 그렇다면 신체 부위별 베스트 & 워스트 스타는 과연 누구일까? 그리고 그들처럼 '완소 몸매'를 만들기 위한 비결은 무엇인지, 타고

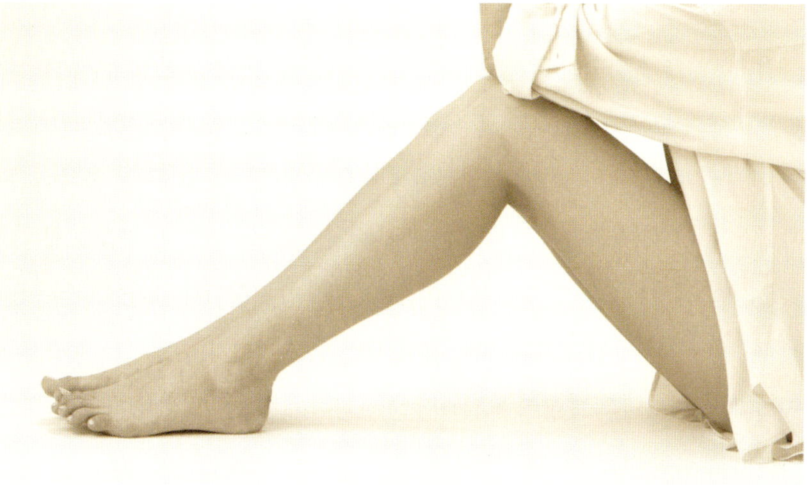

난 몸매가 아니더라도 성형의 힘을 빌려 완벽한 몸매를 만들 수 있는 비밀은 없는지 살펴보았다.

1. 이효리 같은 허리

전형적인 컴퓨터 미인도 아니고 8등신 몸매도 아닌 이효리가 대한민국 최고의 워너비로 등극한 건 순전히 그녀의 멋진 허리 라인 때문이라고 할 수 있다. 작은 얼굴만 한 크기의 풍성한 가슴과 그 아래로 흐르는 부드러운 S라인 커브가 풍만한 힙과 절묘하게 어우러져 있다. 롱다리도 아니고 최고의 힙을 가진 것도 아니지만 허리 곡선으로 인해 그 모든 신체적 단점들이 커버될 정도다.

게다가 날씬한 복부 근육을 돋보이게 해주는 건 바로 '이효리표' 세로 배꼽. 세로 배꼽이 운동으로 다져진 탄탄한 복부를 더욱 더 섹시해 보이게 만들어 준다. 둥근 배꼽이나 튀어나온 배꼽보다는 세로로 된 배꼽이 훨씬 섹시해 보이기 때문이다.

2. 김혜수의 자연산 가슴

김혜수의 명품 가슴이 되기 위해서는 섹시함과 당당함은 기본이다. 거기에 풍만하고 탄력 있는 가슴이라면 금상첨화. 김혜수 가슴의 포인트는 자연스럽게 살짝 아래로 처진 가슴 라인이다. 오뚝하게 서있는 수술한 가슴에서는 볼 수 없는 자연스러운 U자형 굴곡이 오히려 더 섹시하다. 그녀처럼 풍만한 가슴을 원하는 경우라면 우선 유방 확대 수술을 해야 한다. 가슴의 모양이나 크기에 따라 어떤 보형물을 넣을 것인지 그리고 어디를 통해서 넣을 것인지 수술 방법을 충분히 상의해야 한다. 마른 체형의 경우에는 근육 밑에 보형물을 넣어야 하고 좀더 촉감이 좋게 하려면 실리콘 젤 보형물이 필요하다.

가슴은 나이가 들수록 처지게 마련이다. 탄력 있는 가슴을 원하는 경우라면 고주파를 이용해 강력한 열을 피부 깊숙이 진피와 피하지방층까지 전달, 새로운 콜라겐의 생성을 유도해 탄력을 주는 다이내믹 복합 레이저 치료를 권한다.

3. 쇄골 여왕 윤은혜 같은 목선

살짝 도드라진 쇄골은 섹시미와 함께 목선을 더욱 도드라지게 한다. 윤은혜는 여자 연예인 중 최고의 매력적인 쇄골 미녀. 철저한 몸매 관리 프로그램을 통해 통통녀에서 S라인 섹시 미녀 탈바꿈한 그녀가 쇄골 미인으로 당당히 선발되었다. 뚜렷하게 보이는 쇄골은 섹시미의 정점이다. 성형 수술로 만들고 싶다면 필러를 이용한 쇄골 융기 시술로 가능하다.

4. 채연의 섹시한 골반

서인영, 이효리, 아이비 등 섹시 가수들의 골반 노출이 잦은 요즘, 모 방송 프로그램에서 '진정한 골반 패션의 원조는 채연' 이라고 강조했다. 1집에서 보여 준 그녀의 노출 패션은 당시 파란을 일으킬 만큼 파격적인 것이었다. 남자들이 가장 섹시하게 여긴다는 골반뼈 옆부분까지 슬릿(트임)이 들어간 롱스커트가 채연이 선보인 의상이었다. 실제로 다른 가수들의 앙상한 골반보다 건강한 그녀의 골반이 더 매력적인 것이 사실이다.

반면 같은 프로그램에서 김희선과 그룹 쥬얼리의 이지현은 "진단조차 할 수 없는 밋밋한 몸매"라는 평가와 함께 워스트로 뽑혔다.

5. 김아중의 각선미

그녀의 길쭉한 다리는 대한민국 여성들의 이상적인 로망에 가깝다. 이상적인 다리란 발뒤꿈치를 붙이고 섰을 때 허벅지, 무릎, 종아리, 복사뼈가 있는 4군데가 서로 붙어 있고, 허벅지 안쪽의 3각 부분, 무릎의 위아래, 발목 사이에 틈이 생기는 각선미를 말한다. 뒷모습은 볼록하게 힙 업이 되어 있고, 허벅지 뒤쪽에 근육과 지방질이 골고루 발달해 히프와 허벅지 라인이 자연스러운 S라인을 이루어야 한다.

6. 공현주의 종아리

최근에는 하나의 트렌드나 한 가지의 스타일이 아닌 다면적인 분위기의 아름다움을 추구한다. 그중 여성들의 가장 큰 워너비는 바로 청순한 얼굴에 글래머러스한 몸매, 쭉 뻗은 종아리 라인이 아닐까? 슈퍼모델 출신답게 긴 다리를 가진 공현주는 청순한 긴 생머리에 늘씬한 라인이 섹시하기도 하면서 매우 여성스럽다. 자칫 청순함만으로 밋밋할 수 있었던 그녀가 섹시하게 돋보이는 이유는 무엇보다도 미끈한 종아리 라인.

워스트로는 마르기만 하고 볼륨감이 느껴지지 않는 밋밋한 장나라와 박정아의 종아리를 꼽을 수 있다. 때문에 매끈한 뒤태를 위해 종아리 퇴축술 등 다양한 수술법이 인기를 모으고 있다.

7. 전지현의 엉덩이

전지현이 얼굴보다 예쁜 보디라인으로 각광을 받고 있다는 것은 모두가 아는 사실. 그 중에서도 그녀가 사랑받는 이유는 풍성한 가슴과 잘록한 허리 라인보다는 적당히 볼륨업된 엉덩이 때문이다. 엉덩이 라인이 보기 좋게 올라가 있으면 다리가 길어 보이는 효과까지 얻을 수 있다. 엉덩이가 펑퍼짐하고 처져 보이는 건 엉덩이 위쪽과 가운데 지방이 많아져 아래쪽으로 밀린 탓이므로 수술로 엉덩이 지방을 재배치하면 된다. 납작한 엉덩이에 볼륨업 효과를 주기를 원하면 엉덩이 내부에 보형물을 삽입하는 시술 방법이 있다.

8. 한가인 코 vs 민효린 코

언제부터인가 우리는 이상적인 코에 대한 로망을 꿈꾸기 시작했다. 방송을 진행하면서 성형 전문 카페나 동아TV 홈페이지 등에 성형 수술 체험자를 모집하거나 주위의 후배들에게 성형 의사를 질문할 때면 가장 많이 듣는 얘기가 바로 이 코 부분이다.

"다른 데는 괜찮은데 코가 너무 뭉뚝하다' '돼지코 같다' '매부리코라서 인상이 사나워 보인다' 등등. 코가 사람의 인상과 아름다운 얼굴형을 결정하는 중요한 포인트가 되고 있는 것이다. 또한 디지털 카메라 없이는 못사는 '셀카족' 들이나 얼짱 신드롬, 연예인들에 대한 동경이 커지면서 사진이나 화면에 비친 완벽한 비율에 대한 열망도 나날이 커지고 있다.

인터넷 얼짱 미인 출신으로 '명품 코' 로 유명한 민효린은 실물도 물론 예쁘지만 사진이나 화면에서 더욱 예뻐 보이는 코를 가졌다. 어느 일간지에 소개된 칼럼에 의하면 민효린의 코가 성형외과 교과서에 나와 있는 이상적인 코의 대표적 표본이라고 한다. 오뚝한 콧대는 물론, 코끝 모양이 예술이며 코와 코소엽의 이상적인 각도와 코와 입술각(비순각)의 각도가 100~105도 사이에 딱 들어맞는다는 것. 하지만 한국인의 코의 특성상 이런 코는 단순히 콧대를 세운다든가 연골이식을 하는 기존 수술법으로는 불가능하다고 말해 '명품 코' 민효린의 가치는 더욱 높아졌다.

한가인의 코는 민효린의 코에 비해 약간 더 날렵하고 뾰족한 편이다. 민효린은 전체적으로 약간 두툼하면서 코끝이 둥근 '예쁜 돼지코' 모양을 하고 있는

데 비해 한가인의 코는 좀더 얇은 콧대와 코끝이 살짝 올라간 '버선코' 모양을 하고 있기 때문. 뾰족한 버선코와 도톰한 돼지코라고 할 수 있는데 공통점은 둘 다 코끝이 살짝 들려 올라갔다는 것이다. 이렇게 코끝의 모양과 각도가 전체적인 얼굴과 조화를 이루는 코 모양이 최근 인기를 끌고 있는 핫 트렌드. 이로 인해 민효린은 좀더 어려 보이지만 선이 굵은 느낌을, 한가인의 코는 짧은 하안(코 아랫부분 얼굴)과 매치되어 귀엽고 발랄하며 여성스러운 느낌을 준다.

9. 김태희 같은 눈

깜빡~ 깜빡~. 앙증맞게 눈을 놀리는 귀여운 모습의 김태희가 CF에서 우리를 향해 윙크한다. 눈이 어찌나 큰지 얼굴의 3분의 1은 차지하는 것 같고 그 나머지 작은 공간에 높은 코와 도톰한 입술이 보기 좋게 자리 잡고 있다. 김태희의 매력은 역시 바비 인형 같은 상하로 크고 둥근 눈이라고 할 수 있다. 부자연스럽게 쌍꺼풀이 크게 진 눈도 아니고 앞트임이나 뒤트임이 눈에 거슬리지도 않는다. 무엇보다 검고 큰 눈동자가 그녀의 눈을 더 크고 아름답게 만드는 요소. 눈 화장을 했을 때 가장 드라마틱하게 연출될 수 있는 부위이기도 하다.

가끔 영화나 드라마에서 연기할 때 놀란 느낌이나 두려운 표정을 짓기 위해 그 큰 눈을 더 크게 뜨곤 해서 부담스러운 적도 몇 번 있긴 하다. 하지만 평상시 그녀의 눈은 부드럽고 여성스러우면서 글래머러스한 느낌을 주기 때문에 사람들의 시선을 사로잡는 포인트로 작용한다.

10. 송혜교의 입술

송혜교는 얼굴형과 눈, 코, 입술 모두 자연스럽고 조화가 잘 이루어진 얼굴을 가지고 있는 보기 드문 스타다. 과거에는 앵두 같은 입술이라고 하여 입술이 작고 얇은 것이 아름다운 입술로 여겨졌다. 하지만 최근에는 여성들이 아름답다는 말보다는 섹시하다는 말을 칭찬으로 여길 정도. 그래서 입술도 안젤리나 졸리와 같이 도톰하고 관능적인 입술을 원한다.

TV를 보면서 송혜교의 얼굴을 보고 있노라면 여자든 남자든 묘한 매력에 빠지게 되는데 우수에 찬 듯한 맑은 눈과 말할 때 눈을 떼지 못하게 만드는 도톰하고 섹시한 입술 때문이다.

11. 김희선의 얼굴형

결혼 전 네티즌을 대상으로 진행한 설문조사 '한국을 대표하는 미인 스타는?' 에서 김희선이 1위를 차지했다는 기사를 읽은 적이 있다. 모 방송에서 최진실은 본인이 생각하는 "지금까지 본 가장 예쁜 여자 연예인은 김희선이다"라고 밝히기도 했다.

일반인과 연예인들에게까지 워너비가 되고 있는 김희선의 매력은 역시 손바닥으로 가려질 만큼 작은 얼굴형이다. 한국인의 큰 특징인 굴곡이 전혀 없고 군더더기가 붙지 않은 깔끔한 페이스 라인은 최근 유행하는 V라인 얼굴에 부합되는 요소. V라인이란 정면에서 보았을 때 얼굴 아래쪽 부위가 알파벳 V의 모양으로 매끈하고 슬림하게 떨어지는 것을 부르는 말이다.

바비 인형을 닮은 굴곡 없는 얼굴의 뼈와 근육의 조화로 인해 얼굴은 탄력 있고 처짐이 없다. 그 작은 얼굴 안에 큰 눈과 오목조목한 코, 입이 균형을 이루고 있는데 덕분에 목도 길어 보이고 키도 커 보이는 효과가 있어 전체적인 몸매 라인도 예뻐 보이는 것.

12. 전도연의 이마

앞서 말한 것처럼 미인은 턱이 약간 작고 이마가 넓다. 볼록한 이마는 어려 보이는 동안을 만드는 포인트. 사실 전도연은 전체적으로 이목구비가 완벽하게 조화를 이룬 미인은 아니다. 눈, 코, 입 부위별로 따로 떼어 놓고 보면 딱히 베스트에 들기 어렵다. 그럼에도 불구하고 그녀가 빛이 나고 아름다워 보이는 이유는 볼록하고 넓은 이마 때문이다.

이마에 비해 볼과 턱은 상대적으로 가늘고 짧아서 30대 중반의 나이에도 불구하고 10대 소녀 역할을 하기에 어색함이 없는 젊음을 유지할 수 있는 것. 게다가 수술한 부위가 거의 없는 듯 자연스러운 코와 눈의 조화가 내추럴한 아름다움을 느끼게 한다. 웃을 때 살짝 퍼지는 눈가의 잔주름과 옆으로 긴 눈도 볼록한 이마와 잘 어우러지는 부분.

Trend - 4

스타들의 성형 쇼핑

"견적이 너무 많이 나오겠는데요."

"좀 깎아 주시면 안돼요?"

"그럼, 가슴은 포기하세요. 얼굴부터 이미지 잡아 가는 게 중요하니까."

"……네."

강남의 유명 성형외과 상담실에서는 이런 대화가 자주 흘러나온다. 연예 기획사 매니저와 신인 연기자인 듯한 앳된 소녀들은 흰 가운을 입은 성형 컨설턴트의 말에 희망의 빛을 발견한 듯 온 신경을 집중하고 있다.

평소 과로와 노화로 심란한 나의 피부를 케어해 주는 드림클리닉 한미정 원장은 수많은 연예인 기획사 신인들의 이미지 컨설팅 전문가다. 그녀의 손을 거쳐 간 연예인만도 수십 명. 그러나 무조건 어디어디를 고쳐야 한다는 단순한 지적에만 그치지 않는다.

"성형 수술 하지 않아도 성형한 효과를 줄 수 있다니까요. 헤어스타일이나 메이크업만 바꿔도 인상이 달라 보이고 눈 모양이나 얼굴 라인이 변하는데 뭐."

"메이크업이나 헤어스타일도 인스턴트 성형이라고 볼 수 있죠?"

"단지 예쁘게만 바꾸면 안 돼요. 가지고 있는 개성까지 없애 버리면 진정한 미인이 아니라니까. 각자 가지고 있는 바탕에서 좋은 인상, 밝고 기분 좋은 이미지, 그리고 균형에 맞는 이목구비를 고려해야죠."

"그런 성형 컨설팅 철학이 없으니까 요즘 연예인들 얼굴이 죄다 똑같아지나 봐요. 어떤 사진들은 누가 누군지 모를 정도로 헷갈린다니까요."

얼마 전 동남아로 휴가를 다녀온 후 한층 올라온 기미와 트러블로 고생했던 나는 케어를 받는 동안 한미정 원장과 이런 저런 이야기를 나누었다.

비단 이곳에만 해당되는 얘기는 아니다. 피부 관리실을 겸하는 성형외과나 피부과에서 케어를 받다 보면 병원을 다녀간 스타들의 비하인드 스토리가 흥미롭게 펼쳐진다. 어두운 조명 속에 정적이 흐르는 마사지 룸 안은 약간은 비밀스럽고 은밀한 대화가 오가기에 아주 적당한 장소.

"연예인 A씨는 가슴 마사지를 받으러 정기적으로 와요. 수술 받고 나서 마사지가 정말 중요하거든요. 그래야 모양도 예쁘게 자리 잡고 통증도 빨리 사라지니까요."

"여기 B도 오던데, 그녀는 전혀 손댄 얼굴 같지 않던데요?"

"그녀는 아예 대놓고 코는 건드리지 말라고 해요. 얼마 전 수술을 했는데 잘못 건드리면 아프다고……. 얼굴 윤곽도 여러 번 해서 마사지할 때 특히 더 조심스럽답니다."

확실히 이제는 성형 사실을 부끄러워하는 시대는 지난 것 같다. 보톡스를 맞는다는 얘기는 방송에서 쉽게 들을 수 있고 과거의 성형 사실을 고백하는, 이른바 시청자들에게 '성형 고해성사'를 하는 것이 트렌드가 될 정도다.

옥주현이나 현영 등의 잔 다르크(?)들이 나서 준 덕분에 이제 더 예뻐진 모습으로 나타나는 스타들은 수줍지만 당당하게 성형 사실을 밝힐 수 있게 되었다. 전신 성형을 한 후 화보를 촬영한 양미라, 점점 더 커지고 있는 가슴과 눈의 엄정화, 여러 번의 수술을 거친 후 드디어 브라운관에 컴백한 탤런트 오현경 등 성형은 그녀들에게 연예활동을 위한 일종의 수단인 것이다.

게다가 수십 번 성형해도 이제 티 나지 않게 수술이 가능할 정도로 발달한 우리나라의 성형 기술로 인해 신인부터 중견 연예인까지 성형은 가장 기본적인 뷰티 케어의 하나가 되었다. 이러한 스타들이 바로 성형 트렌드의 리더들. 많이 받아본 사람이 많이 알 듯, 지금 현재 가장 예뻐 보이는 얼굴로 스타일링할 줄 아는 것이다.

그렇다면 스타들이 최근 많이 하고 있는 시술은 어떤 것들이 있을까? 엔비클리닉의 권한진 원장이 YTN STAR 인터뷰에서 순위를 정한 내용을 옮겨 보면 다음과 같다.

7위는 눈 성형

연예인들의 필수 성형 코드, 동안. 이 동안을 유지하기 위한 성형 부위가 바로 눈이다. 이미 쌍꺼풀 수술은 성형 범주에 넣지 않을 정도로 일반화되었는데, 최근에는 쌍꺼풀을 만들어 주는 수술보다 디자인하는 수술이 더 각광받고 있다. 쌍꺼풀의 모양을 디자인하기 위해서는 앞트임, 뒤트임, 지방 제거 등 추가 옵션이 들어가는 경우가 많다고 한다.

6위는 코 성형

〈커피프린스 1호점〉의 스타 윤은혜의 보이시한 매력을 돋보이게 한 코. 한가인의 버선코, 민효린의 명품 코에 이어 세련되고 트렌디한 윤은혜 코까지……

스타들의 잘빠진 얼굴 옆선에 대한 로망은 끝이 없다. 스타들이 코 수술을 많이 하는 이유는 평소 높은 코를 가졌다 할지라도 화면에서는 다소 평면적으로 보이기 때문으로, 그래서 점점 더 높은 코를 원하게 된다고 한다.

5위는 주름 제거

HD TV시대가 되면서 스타들 사이에서 가장 큰 관심사로 떠오른 것이 바로 얼굴의 잡티와 주름, 모공을 어떻게 감추느냐 하는 것. 나이가 들면 자연스럽게 생길 수밖에 없는 현상이지만 화면 가득 잡히는 자신의 얼굴을 접하게 되는 연예인들에게 주름은 '공포' 그 자체다.

4위는 가슴 성형

'섹시하다' 는 말이 최고의 찬사가 되면서 스타들이 가슴골, 클레비지(Cleavage) 라인을 드러내는 일은 이제 더 이상 논란거리가 아니다. 영화제 등 각종 시상식에서는 노브라에 깊게 파인 V라인 드레스를 입어야 '트렌드 세터' 소리를 듣기 때문에 가슴 작은 연예인들에게는 여간 콤플렉스가 아닐 수 없다.

게다가 가슴이 작으면 이른바 옷발이 잘 나지 않기 때문에 보통 사이즈 B컵 정도의 수술은 기본이다. 특히 S라인이라는 트렌드가 생겨나면서 가슴은 더욱 키우고 허리나 다리는 지방 흡입을 하는 등 대공사가 이루어지고 있는 실정이라 현대 의학이 만들어 낸 '마론 인형 스타들' 이 점점 늘어 가고 있는 추세.

3위는 지방 흡입

논란을 불러 일으켰던 개그우먼 이영자와 김미려로 인해 유명해진 지방 흡입 수술. 남녀 불문하고 몸짱 스타, S라인 스타들이 대거 등장하면서 이제 평범한 몸매로는 경쟁하기 어려워진 스타들은 의학의 힘을 빌릴 수밖에 없다.

운동을 통해 몸매를 다듬는 스타들도 많지만 운동으로 빼기 어려운 부분은 지방 흡입이나 지방 이식 시술을 받아 더욱 조각 같은 몸매를 만들 수 있는 것. TV뿐 아니라 잡지, 스타 화보집 등에서 완벽한 몸매를 보여 주기 위해 스타들은 병원에서 몸매를 디자인할 수밖에 없다.

2위는 안면 윤곽

40대 김희애, 30대 후반의 고현정, 고소영, 장진영 등 나이를 알 수 없는 동안 스타들. 나이를 불문하고 어려 보이는 동안을 만들기 위해 얼굴을 본래 가진 얼굴형보다 더 달걀형으로, 이목구비는 입체감 있게 수술하는 것이 트렌드다.

길고 굵은 얼굴형보다는 짧고 둥근 얼굴형을 선호한다. 각자의 얼굴형에 맞게 여러 곳을 디자인하여 수술해 주는 맞춤 안면 윤곽술로 자연스러운 동안을 만들 수 있다.

1위는 보톡스

젊음의 묘약이라 불리는 보톡스. 얼굴의 형태를 화장한다고도 표현하는데 보통 3개월에 한 번씩 보톡스를 맞아야 늘 비슷한 상태를 유지할 수 있다. '쌩얼'을 '직찍' 해서 올리거나 TV 화면에서도 거의 맨 얼굴로 등장하는 등 과감한 노출을 하기 위해 스타들은 주기적으로 성형외과나 피부과를 찾아 주름을 제거하고 얼굴선을 교정한다고 한다.

전혀 티가 나지 않고 바늘 자국은 2~3일 후면 없어지기 때문에 쉽게 시도하고 만족할 수 있는 성형 수술.

그렇다면, 연예인들의 수술 견적 비용은 얼마나 될까?

"한 원장님, 한번 수술하는데 평균 몇 군데 정도나 하나요?"

"음, 보통 3~4 군데는 해야 아, 뭐 좀 해서 예뻐졌다 싶어져요. 얼굴이 어느 정도 디자인되는 거죠."

"가격은요?"

"2,000만 원 정도?"

내가 알고 있던 병원 몇 군데는 홍보를 위해 연예인들에 한해서 무료 시술을 해주는 경우도 있었다. 하지만 대부분의 연예인들은 적절한 비용을 병원에 지불하며 홍보를 위해 사진을 찍는 등 특별한 경우에 한해 20~30%가량 할인을 받는다고 한다. 모 병원에서는 "한 번 병원에서 시술을 받은 연예인이 다시 찾을 경우가 100%에 가까우며 70% 이상이 3번 이상 병원을 찾는다"고 말한다.

처음 시도가 어렵지 2번, 3번, 4번의 재시도는 그만큼 쉽다는 얘기. 그래서 성형 중독에 시달리는 스타들도 많아지나 보다.

사실 매일 화면에서 자신의 얼굴을 모니터링하며 비춰지는 외모에 의해 인생이 달라지는 스타들의 입장에서는 부족한 부분을 보완하고 싶어지는 게 당연지사일지도 모른다. 나 역시 잡지 인터뷰를 위해 사진 촬영을 하거나 TV에 출연이 잦아지면서 너무나 여실히 드러나는 얼굴과 몸의 단점들로 인해 쥐구멍에라도 숨고 싶을 정도로 창피함을 느낀 적이 있었다. 그리고 물론 성형의 유혹을 느꼈다. 하지만 단지 예뻐지기 위해서라기보다 '나만이 가지고 있는 단점'을 보완하여 자신감을 잃지 않기 위해서다. 남에게는 대수로운 일이 아닐지라도 자신에게는 가장 큰 고민거리가 될 수 있는 게 바로 외모 콤플렉스이기 때문.

하지만 이런 콤플렉스가 강해지다 보면 지나치다 싶을 만큼 성형에 집착하는 스타들이 생겨난다. 전신 성형으로 개성 있는 '버거 소녀' 이미지를 버리고 평범한 여자가 되어 버린 양미라, 부담스러운 쌍꺼풀을 만든 SES 전 멤버 슈, 50

살이 되어도 지금 그대로일 것 같은 엄정화 등 조금만 자신의 모습을 바로 바라 본다면 훨씬 더 아름다운 모습을 갖고 있을 그녀들에게 필요한 건 올바른 성형 쇼핑법이 아닐까? 만인에게 알려질 수밖에 없는 스타이기에 더욱 더 자기 자신에 대한 관리가 중요할 것이다.

《 Trend - 5 》

빠르고 자연스럽게, 스마트 성형

보톡스나 쌍꺼풀 수술은 이제 명함도 못 내밀 만큼 성형 수술이 대중화되었지만 아이러니하게도 아름다움의 기준은 '쌩얼' 열풍이 주도한다. 과정이 중요한 게 아니라 미인이 된 결과를 중요시해서, 성형이든 화장이든 한 듯 안 한 듯 알 수 없을 정도로 자연스러워야 진짜 미인이라고 인정하기에 이른 것이다.

이에 발맞추어 성형 트렌드는 더욱 치밀한 테크닉으로 무장하고 나섰다. 바로 티 안 나게 예뻐질 수 있는 다양한 방법들을 앞 다투어 내놓고 있는 것. 부르는 명칭도 다양하다. '살짝 성형' '누구세요 성형' '복합 성형' '퀵 성형' '쁘띠 성형' 등등. 이 명칭들의 공통점은 수술한 흔적 없이 작은 변화로 한 번에 예뻐진다는 것을 의미하는데, 이런 똑똑한 성형 방법들을 가리켜 '스마트 성형'이라고 부른다.

컴퓨터형 조각 미인보다 자연스럽고 조화로운 얼굴이 아름다움의 기준이 되면서 자연히 화장을 하지 않아도 주름이나 잡티 없이 깨끗한 피부, 크고 또렷하지만 인위적이지 않은 이목구비, 부드럽고 자연스러운 얼굴 옆 라인을 가진 여성이 부러움의 대상이 되었다. 따라서 티가 나지 않기 위한 수술 방법은 간단해졌지만 횟수나 부위는 더욱 늘어났다.

스마트 성형의 대표적인 특징은 '쁘띠(petit, 프랑스어로 작다는 의미) 성형'이라는 점이다. 쉽고 간단한 수술을 뜻하는 쁘띠 성형은 칼로 째거나 뼈를 깎지 않고도 주름을 없애거나 원하는 부위의 모양을 가다듬을 수 있어 최근 젊은 층에서 각광받고 있는 수술법이다.

보톡스나 필러, 미세 자가지방 이식 등 대부분 주사를 사용하는 시술이라 30분 안에 수술이 가능하고 회복이 빠르며 수술한 티가 나지 않는 것이 장점이다. 게다가 마음에 들지 않으면 원상태로 되돌리는 것도 간단해 '한 번 건너면 되돌아오지 못하는 다리'와 같았던 성형 수술의 개념을 완전히 바꾸어 놓은 주인공이기도 하다. 지속 기간이 짧아 반복 시술을 받아야 하는 단점이 있지만 그것 역시 아무도 모르게 원하는 부위를 바꾸어 본다는 '입체 시뮬레이션'으로 생각한다면 오히려 장점이 될 수도 있다.

간단한 주사 요법이다 보니 한 번에 2~3 군데씩 시술을 받는 경우가 많다. 인체와 비슷한 성분을 주사하는 필러나 자기 몸의 지방을 이용해 주입하는 미세 자가지방 이식의 경우 사람에 따라 코와 볼, 가슴이나 힙 등을 한 번에 해결할 수도 있다. 그러니 주말을 이용해 얼굴과 몸에 쁘띠 성형을 받더라도 아무도 예뻐진 이유를 모를 수밖에.

스마트 성형의 두 번째 특징은 복합 성형. 성형외과의들의 말에 따르면 한 번에 2~3 군데를 동시에 고치는 환자가 전체의 30~40%에 이른다고 한다. 복합 성형은 고도의 기술이 필요하고 위험성이 따르기 때문에 대수술일 경우 피하는 것이 좋다. 하지만 간단한 수술일 경우 한 번의 수술만으로 몰라보게 달라지는 드라마틱한 효과를 볼 수 있고, 부위에 따라 잘 적용하면 단계적인 수술보다 효과적일 수 있다고 한다. 복합 성형은 단계별 성형에 비해 시술 과정이 효율적일 경우에 주로 적용한다.

먼저 시술 과정에서 조화와 균형을 한 번에 잡을 수 있는가 하는 점이 고려의 대상이 된다. 쌍꺼풀 매몰법과 코 수술을 함께 하면 눈의 크기와 앞트임, 뒤트임의 정도와 콧대의 높이를 균형 있게 맞출 수 있다. 돌출입이나 무턱의 경우에도 그 정도나 상태에 따라 굳이 과한 수술을 받기보다 필러나 자가지방 이식을 통해 코끝이나 팔자 주름, 턱을 볼록하게 만들어 상대적으로 튀어나온 입을 들어가 보이게 만들 수도 있는 것이다.

수술은 더 많이, 하지만 안 한 것처럼

한편, 스마트 성형은 '귀족 성형'이라고도 불린다. 간단한 수술로 나이 들고 빈티 나는 외모를 젊고 고급스럽게 바꿔 줄 수 있기 때문이다. 이제는 누구나 10년 전 얼굴을 되찾을 수 있다. 나이가 들면서 중력과 시간에 의해 얼굴 라인이 처지는 건 30대 중후반 여성들이라면 누구나 하는 고민일 것이다. 일반적으로

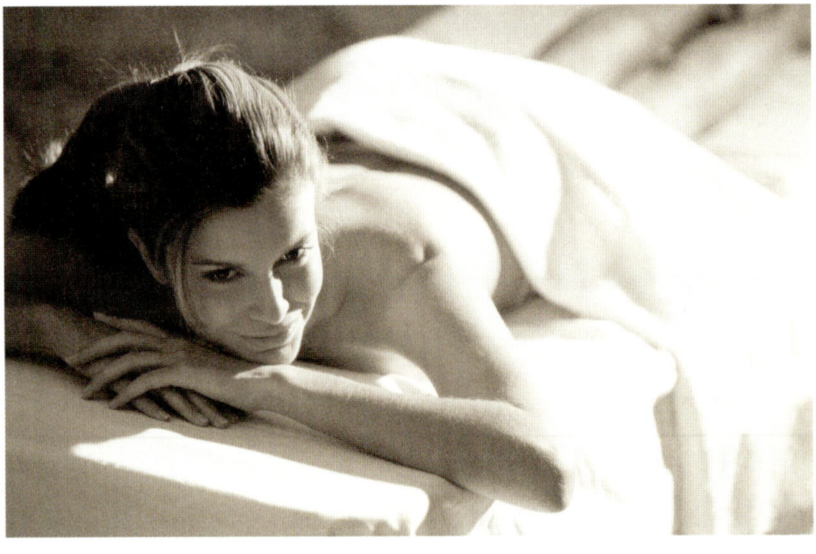

보톡스나 필러 요법으로 얼굴 라인을 교정하거나 헤어 라인을 따라 절개하고 피부를 끌어당기는 방법이 많이 시행되고 있다.

하지만 성형 트렌드의 중심지, 서울의 강남에서는 매직 리프트, 이지 리프트 등이 새로운 대안으로 떠올랐다. 매직 리프트는 돌기가 있는 실을 얼굴에 삽입하여 처진 근육을 당기고, 돌기가 콜라겐 샘을 자극해 주름이 자연적으로 팽팽해지는 원리를 이용한 수술법이다. 보통 2~3년 정도 유지된다.

고열로 지방을 파괴하고 레이저로 늘어진 살에 탄력을 주는 수술도 있다. 특히 유난히 지방이 많은데다 운동으로도 잘 빠지지 않는 부분을 날렵하게 만들어 주는 다이내믹 지방 파괴술은 한 번의 시술로 허리둘레를 2~5cm가량 줄일 수 있고 통증이 적으며 1시간 안에 수술이 가능하고 회복이 빠른 편이다. 게다가 피하지방뿐 아니라 내장지방까지 치유할 수 있어 건강에도 도움이 된다고 한다.

한편, 손과 목은 나이를 드러내는 척도다. 얼굴과 몸은 수술과 운동으로 팽팽하게 만들 수 있어도 손과 목은 타고난 피부와 나이를 원망하며 방법을 찾지 않는 경우가 많다. 뼈가 앙상히 드러난 손등은 필러 주사로 주름을 펴고 도톰한 손으로 만들어 주기도 하지만 일시적이라 6개월마다 재시술이 필요하다.

이런 점을 보완하기 위해 최근 아토스 레이저 시술법이 각광받고 있다. 진피의 콜라겐을 생성해 피부의 처짐, 모공 확장, 탄력 저하에 탁월하다고 의사들은 입을 모아 말한다. 멜라닌 색소층을 건드리지 않아 얼굴보다 얇은 피부인 손등이나 목 주변의 주름 개선에 효과적이다. 얼굴에서 목으로 이어지는 부분을 탄력 있고 깨끗하게 만들 수 있다는 것.

하지만 태어날 때부터 있는 목의 굵은 수평 주름은 불가능하며 이럴 경우 아토스 레이저 시술로 탄력을 높인 후 필러의 일종인 레스틸렌 주사를 사용하면 어느 정도 목선을 매끈하게 만들 수 있다.

티 안 나게 예뻐지는 스마트 성형은 20대에서 60대까지, 그리고 얼굴에서 발끝까지 모든 부위에 가능한 정말 똑똑한 녀석이다. 스마트 성형의 효과를 정리해 보면 다음과 같다.

⊕ 스마트 성형의 효과

1. **리프팅 효과** 얼굴선, 이마와 미간의 표정 주름, 눈가, 목, 손등의 주름과 처짐을 탄력 있고 팽팽하게 개선.
2. **V라인과 S라인의 볼륨 효과** 턱선은 V라인으로, 꺼진 볼과 팔자 주름은 통통하게, 이마의 볼륨 살리기, 가슴과 힙, 허벅지 안쪽의 볼륨 라인 만들기 등.
3. **슬리밍 효과** 뱃살, 허벅지살, 팔뚝, 속옷 라인을 따라 비어져 나온 등살, 엉덩이 아랫살 등 운동으로 잘 안 빠지는 보기 싫은 부위를 날씬하게 빼 주고 튀어나온 종아리 매끈하게 만들기 등.

【Trend - 6】

비율과 조화, 지금은 페이스 & 보디 리모델링 시대

인테리어 리모델링

건물 리모델링

부부관계 리모델링

한 포털사이트에서 '리모델링' 이란 단어를 검색해 보면 인테리어에 관한 내용이 대부분을 차지한다. 부부관계도 막힌 하수구를 뚫어서 쌓인 문제를 해결하듯 리모델링 작업이 필요하다고 말하는 책도 있다. 사전적 의미로는 '기존의 낡고 불편한 건축물을 증축, 개축, 대수선 등을 통하여 건축물의 기능 향상 및 수명 연장으로 부동산의 경제 효과를 높이는 것' 을 말한다.

최근 유행처럼 번지고 있는 성형 리모델링이라는 단어는 '기존의 얼굴 형태에서 조화롭지 않아 보였던 부분을 전체적으로 균형에 맞는 얼굴 형태로 만들어 주는 디자인 개념의 수술' 이라고 할 수 있다. 얼굴의 구조와 윤곽을 바꾼다는 점에서, 그리고 어느 특정 부위가 아니라 전체적인 생김새와 조화를 이루도록 개선을 한다는 점에서 인테리어 리모델링의 개념과 비슷하다고 할 수 있다.

그렇다면, 인테리어 리모델링이 기능 향상으로 부동산의 경제 효과를 높이는 거라면 성형 리모델링은 외모의 향상으로 자신의 경제 가치를 높이는 효과로 비유될 수 있지 않을까?

터치 성형

이렇게 '리모델링'은 최근 유행하는 성형의 트렌드를 한 마디로 설명하기에 가장 적합한 용어이기도 하다. 성형 분야에서 리모델링(Remodeling), 리디자인(Redesign), 리메이크업(Remake-up)과 같은 디자인적인 단어가 많이 사용되고 있는 건 아름다움의 기준이 조화와 균형을 통한 미적 감각을 중요시한다는 것을 입증하는 예다.

'얼굴을 리디자인한다'거나 '페이스 리메이크업'과 같은 단어는 얼굴에 칼을 대고 뼈를 깎고 보형물을 삽입하던 대공사, 대보수 개념의 성형 수술에서 보톡스, 필러, 지방 이식 등 '약간의 터치'만으로도 얼굴을 아름답게 만들어 주는 간단한 '터치(Touch) 성형'으로 트렌드가 바뀌었음을 의미한다. 마치 아이라이너 하나로 가느다란 실눈이 크고 또렷한 눈매가 된다든가, 허리선에 다트 처리를 한 원피스를 입으면 몸매에 S라인이 만들어지는 것처럼 성형에서도 간단한 방법으로 얼굴의 윤곽을 바꿀 수 있다는 말이다.

이렇게 페이스 리모델링 수술이 유행하게 된 이유는 얼굴 부위별 성형에서 이미지 성형으로 아름다움의 관심사가 옮겨졌기 때문이다. 예를 들면 작은 얼굴을 원한다고 해서 무조건 광대뼈와 턱을 깎아 내고 축소시키는 게 아니라, 코를 높이거나 눈을 크게 해서 얼굴을 입체적으로 만들면 얼굴이 작아 보이는 효과를 동시에 얻을 수 있다. 돌출된 입을 안으로 넣고 싶다고 해서 무조건 잇몸 뼈를 깎아 내는 것이 아니라, 얼굴의 구조에 따라 무턱을 도톰하게 하고 팔자 주름 부위를 볼록하게 만들어 입이 들어가 보이도록 한다는 것이다. 결국 본인에게 가장 필요한 수술만으로 성형 수술의 효과를 극대화시키기 위한 방법이다.

실제로 성형 카페 회원들이나 네티즌들, 그리고 성형외과 전문의들은 "눈, 코 성형을 한 사람들 중에서도 예쁘지 못한 경우가 많다"고 지적한다. 얼굴형 자체가 매력적이고 스타일리시하지 못하다면 눈, 코, 입을 전부 성형한다 하더라도 얼굴형과 이목구비의 부조화로 밑 빠진 독에 물 붓기 격이 될 수 있다.

리모델링의 원리

다음은 취재차 만난 어느 성형외과 전문의와의 대화다.

"성형 전문의가 시술하는 페이스 리모델링의 기준이나 원리가 있나요?"
"보편적인 아름다움의 기준 하에 도면을 그리고 그 위에 수술을 하는 것이 페이스 리모델링이지요. 그 기준이란 절대적인 면에서 보는 균형과 조화가 있고 두 번째로 시각적인 착각에 의한 상대적인 교정, 그리고 전체적인 입체감과 볼륨감에 맞춰 교정하는 것이 있습니다."
"그래서 요즘 성형 전문의들이 성형 트렌드, 아름다운 얼굴의 조건 등을 말할 때 비율이나 균형에 대한 이야기를 많이 하나 봐요."
"네, 페이스 리모델링 같은 경우 기술적인 면과 경험에서 오는 미적 감각이 의사에게 필요하죠. 그래서 안면 윤곽을 많이 수술한 경험 많은 병원을 찾는 게 좋아요."

페이스 리모델링 성형의 기본은 안면 윤곽에서 시작한다. 대표적인 안면 윤곽 시술에는 사각턱, 광대뼈 축소술, 무턱과 주걱턱 교정술, 이마 성형, 돌출입 교

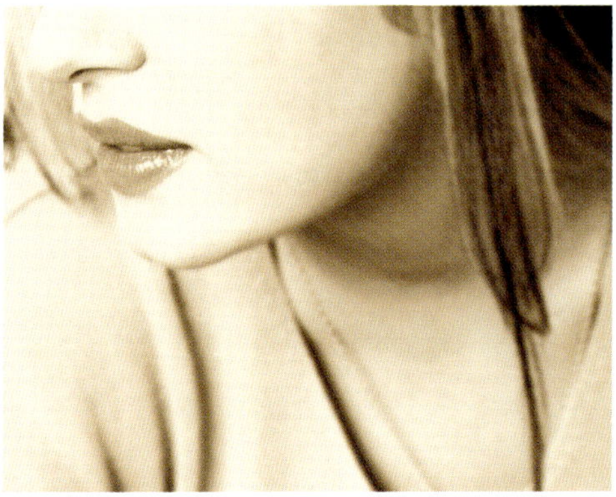

정 등이 있다. 이런 안면 윤곽 수술은 얼굴 전체의 부조화를 일으키는 부분을 줄이거나 넣어 줌으로써 자연스러운 인상과 함께 얼굴이 작고 갸름해지는 부가적인 효과까지 얻는 방법이다.

그 중 광대뼈 성형과 턱 교정은 페이스 리모델링에서 가장 큰 역할을 한다. 단지 광대뼈를 깎거나 조직을 잘라 내는 수술로는 만족스러운 결과를 얻기 어렵다. 게다가 절골한 얼굴뼈의 불완전한 고정으로 인해 부적응, 비대칭, 통증, 볼처짐 등의 부작용이 생길 수 있어 쉽게 결정하기 어려운 수술이기도 하다.

이런 후유증을 최소화하기 위해 많이 시술하는 방법이 두피 절개 광대뼈 성형이다. 광대뼈 라인을 재디자인할 뿐 아니라 안면 거상술과 미간 주름 제거를 함께 시술하여 어려 보이는 효과를 줄 수 있고, 여기에 이마 성형도 동시에 시술할 수 있다는 장점이 있다. 하지만 안면 윤곽 수술로 얼굴 전체의 부조화를 교정했다면 눈이나 코 등의 부위별 수술은 2~3개월 정도 시간을 두고 하는 게 좋다고 한다.

리모델링 수술은 단지 얼굴에만 해당되는 얘기는 아니다. 이제 얼굴보다 몸매가 예뻐야 미인으로 각광받는 시대다. 보디 리모델링 역시 몸짱, S라인 열풍이 불기 시작한 몇 년 전부터 인기를 끌어 왔다. 원리는 페이스 리모델링 수술과 같다. 전체적으로 균형과 조화가 맞도록 입체적인 S라인에 가깝게 몸매를 디자인하는 수술을 말한다. S라인의 영향으로 가슴의 크기는 더욱 커지고 허리와 배는 잘록하며 힙은 둥글고 풍성해진 것이 최근의 트렌드.

특히 힙에 대한 관심이 높아지면서 다리가 길어 보이는 힙 업 수술에 대한 요구가 늘어나고 있다고 한다. 얼굴과 마찬가지로 보디 리모델링 역시 보형물을 삽입하여 크고 풍성하게 만들거나 지방 흡입을 통해 가늘고 잘록하게 만든다.

최근에는 '쓸모없는 뱃살을 재활용' 하는 미세 지방 이식 시술을 통해 엉덩이 위를 볼록하게 만들거나 가슴을 부풀리고 빈티 나는 볼에 주입하여 어려 보이는 동안 효과까지 보는 똑똑한 일석이조의 방법들이 인기를 끌고 있다.

프로필 성형

작년부터 방영된 동아TV의 〈피현정의 시크릿 쇼핑 파일〉 프로그램 제작과 이 책의 준비를 위해 인터뷰를 하면서 나는 페이스 리모델링에 관한 새로운 용어를 발견했다. 프로필(Profile) 성형이 바로 그것. 말 그대로 45도 정도 얼굴을 돌렸을 때 혹은 완전한 옆 라인을 완벽한 실루엣으로 만들어 주는 수술이다. 이마에서부터 턱끝까지 떨어지는 선이 완벽한 S라인(이마에서 코끝 라인, 코끝에서 턱 라인)을 이루어야 프로필 미인이 될 수 있다.

방송 프로그램 촬영을 위해 성형외과를 찾은 K양.
"사진을 찍을 때는 항상 앞쪽 얼굴만 보이게 해서 찍어요."
스무 살의 예쁜 눈과 작은 입술, 작은 얼굴을 가진 앳된 소녀에게 수술 지원 동기를 물었더니 이렇게 대답했다.
"코가 너무 낮아서 친구들에게 놀림을 받거든요. 그래서 눈 화장을 진하게 하고 다니죠."

할로윈 데이 파티에 하는 화장처럼 평소에도 눈 위, 아래 속눈썹을 따라 블랙 아이라이너를 진하게 그리고 다닌다는 그녀는 흐릿한 인상이 싫어서 코 수술하기를 간절히 원하고 있었다. 그녀가 보내온 사진이나 실물을 봐도 정면에서 보면 누구나 예쁘다고 할 만한 얼굴이지만 고개를 돌려 옆 라인을 보면 볼록한 이마와 S라인을 그리는 턱선을 무색하게 만들 정도로 콧대가 심하게 낮았다.

성형외과에서는 그녀의 콧대를 오뚝하게 세워 주고 코끝은 자연스러워 보이게끔 약간 뭉뚝하게 수술해 주었다. K양의 경우, 얼굴이 동그스름하고 눈과 입술도 부드러운 곡선을 이루고 있기 때문에 전체적인 조화를 위해 코끝을 약간 더 둥근 느낌으로 수술했다고 한다. 수술 후 그녀는 얼굴 정면뿐 아니라 옆 라인까지 누구에게나 인정받는 미인이 되었다. 그렇게 열심히 그리고 다녔던 진한 블랙 아이라이너는 이제 그녀에게 필요 없게 된 것이다.

물론 그녀의 얼굴이 완벽한 미인형으로 바뀐 건 아니다. 하지만 이렇게 한 곳만 수정을 해줘도 얼굴의 전체적인 비율과 조화가 잘 이루어진다면 페이스 리모델링 수술이 반드시 대공사가 될 필요는 없다.

리모델링은 완전한 새 것이 아닌, 더 좋아지는 것

리모델링 성형을 할 때 절대 놓쳐서는 안 될 점이 있다. 바로 본래 자신이 가진 아이덴티티는 유지해야 한다는 것. 원래 가지고 있는 개성은 남겨 둬야 한다는 뜻이다. 성형 전 얼굴과 성형 후 얼굴을 도저히 알아볼 수 없는 또 다른 얼굴(Another Face)로 만들어 영화 〈토탈 리콜〉이나 〈시간〉처럼 사랑하는 가족이나 애인조차 알아볼 수 없는 얼굴이 된다면 진정한 리모델링이라고 볼 수 없을 것이다. 리모델링은 '더 좋아지는 것' 이지 '완전히 새 것' 이 아니기 때문이다.

그런 점에서 나는 옥주현의 변신에 한 표를 던진다. 크고 각진 얼굴형과 낮고 뭉툭한 코, 전혀 매력적이지 않은 프로필 라인을 가졌던 그녀. 하지만 몇 년 사이 차곡차곡 성형 수술의 단계를 거쳐 지금은 원래 옥주현의 얼굴은 남겨 놓은 채 완전히 다른 이미지를 가진 여자로 변해 있다. 볼록한 이마를 따라 내려오는 날렵하고 가는 콧대, 그리고 프로필 라인을 완성하는 코끝에서 턱 라인으로의 부드러운 곡선. 눈, 코, 입은 잘 정리되었고 페이스 리모델링 역시 완벽하다. 게다가 그녀는 인위적인 성형 수술과는 상반되는 내추럴 뷰티 요법인 요가를 통해 가장 큰 장점이었던 몸매를 더욱 완벽하게 가다듬었다.

그뿐인가. 긴 하체와 늘씬한 다리 라인을 강조한 패션 스타일링은 얼굴을 작아 보이게 하고 8등신 미녀로 손색이 없게 한다. 메이크업과 헤어스타일도 자연스럽게 연출하여 가장 큰 단점이었던 '아줌마스러운' 이미지를 20대 중반의 동안으로 보이게 하는 요인으로 만들고 있다.

이런 것이 바로 이미지 성형의 대표적인 성공 케이스라고 할 수 있지 않을까? 동안과 함께 고급스럽고 세련된 이미지로의 변신. 단계별 성형 수술과 꾸준한 노력을 통해 페이스 & 보디 리모델링을 완벽하게 이룬 그녀를 통해 최신 뷰티에 대한 트렌드를 읽을 수 있다.

Trend - 7

남자가 성형하면 그렇게 싫은가요?

언젠가 '남자가 성형하면 그렇게 싫으신가요?' 라는 제목으로 인터넷에 올라온 이 글은 조회 수가 무려 10만이 넘었다. 성형에 대한 관심도가 여자들뿐 아니라 남자들 사이에서도 매우 높다는 뜻.

안녕하세요. 20세 대학 다니고 있는 남자입니다. 얼마 전에 아는 선배가 코를 성형했는데 콧대가 반듯하게 뻗어 나가는 게 정말 예술이었습니다. 저는 옛날에 코를 다쳐서 코가 휘었어요. 남자들 중에 이런 분 많으시더라고요. 운동이나 싸움을 자주 하다 보니……. 그래서 코 성형을 결심했습니다. 그런데 휜 콧대만 세우면 뭔가 좀 그렇더라고요. 그래서 하는 김에 확실히 하자 싶어서 콧방울도 축소했습니다. 수술은 성공적이었고 저 또한 코에 콤플렉스가 있었기 때문에 코를 보면서 항상 만족하며 살고 있습니다.

그러다가 여자친구가 생겼습니다. 그런데 이게 웬걸, 여자친구는 제 얼굴 중에 코가 가장 맘에 든다며 좋아하는 것이었습니다. 저는 당황스러웠습니다. 코를 성형했다고 하면 어떤 반응이 나올지 걱정스러웠습니다. 그래서 성형

했단 말은 아직 안 했습니다. 하지만 시간이 시날수록 어떻게 해야 할지 무척 고민되네요.

저는 여자분들 성형하는 거 긍정적입니다. 성형해도 진짜 사람이 확 변하지만 않는다면야 상관없다고 봅니다. 본판에서 약간만 손본 그런 얼굴……. 대학 오면 여자분들 성형 많이들 하시던데 남자가 성형하는 건 그렇게 고운 시선으로 안 보시는 것 같아요. 남자가 성형하면 그렇게 싫으신가요?

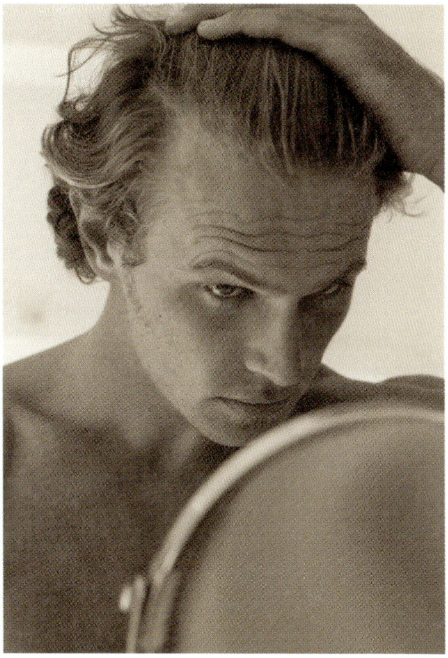

이 글을 읽은 후 느낌은 대학 다닐 때 주위 여자친구들이 남자친구에게 성형 사실을 고백해야 할지 숨겨야 할지 고민을 털어놓던 그때와 별 다를 바가 없다는 것이다. 이제 남자들도 여자친구의 눈치를 보며 남몰래 성형 수술을 받고 있다는 얘기인데……. 사실, 이런 남자들의 외모 고민 사례가 나에게 낯선 일은 아니다. 잡지 에디터를 하면서 내가 일하는 현장에서 만나게 되는 남자들은 헤어 디자이너, 모델, 사진기자, 그리고 게이 친구들인 경우가 많았다.

"어머, 이 남자 구두 정말 예쁘지 않아?"

"아침에 시간이 없어 머리를 못했잖아, 정말 짜증나."

"내 코 좀 봐 줘. 전에 눈 앞트임 한 거랑 연결된 콧날이 예술이지 않니?"

이런 식의 대화를 통해 그들의 섬세한 감각과 외모에 대한 집착을 늘 느껴 오던 나였다. 구찌 수트를 사기 위해 24개월 할부로 카드를 긁었다거나 방송 촬영 때 늦어 허겁지겁 달려오면서 머리에 일명 구리프를 말고 나타나는 깜찍한 남자 친구들…….

그러나 이제는 이야기가 다르다. 게이가 아닌 아주 평범한 남자들도 성형을 많이 하고 또 성형을 대해 심각하게 고민하고 있다. 나는 아름다워지기 위한 2가지 핵심 코드인 뷰티와 건강에 대해 늘 연구하고 글을 쓰며 방송 콘텐츠를 만들어 왔다. 그러다가 성형 수술이라는, 뷰티와 떼려야 뗄 수 없는 중요한 분야에 관심을 갖게 되었고 동아TV와 〈시크릿 쇼핑 파일〉이라는 프로그램을 제작하게 되었다.

워낙 타이트하게 진행되는 방송 촬영으로 나와 제작진들은 급하게 성형 수술을 체험할 일반인 모델을 구하는 모집 공고를 인터넷에 올렸었다. 작년에 프로그램을 시작하기 전 이를 통해 수많은 사람들이 지원을 했는데 놀랍게도 남자 지원자들의 문의가 빗발쳤다.

"죄송합니다. 방송 콘셉트가 여성에만 해당되는 것이라 안 되겠어요."

제작진들은 어쩔 수 없이 정중하게 거절을 해야 했다. 성형을 무료로 받을 수 있는 좋은 기회이기는 하지만 방송 출연을 해야 하므로 여자들에 비해 훨씬 부담을 가질 만한데도 이렇게 지원자가 많다는 건 그만큼 성형 수술이 남녀 불문, 긍정적이고 대중화된 뷰티 쇼핑 아이템이 되었다는 반증이 아닐까.

가까운 예도 있다. 나의 남편은 결혼 전부터 지금까지 입버릇처럼 "콧대를 높이는 수술을 하고 싶다"고 말하곤 한다. 그는 30대 후반의 아저씨에 그리 잘생긴 외모는 아니다. 그러면 나는 "나 수술할 돈도 없는데 무슨 남자가 성형 수술이냐?"며 농담으로 되받아 주지만, 남편이 정 하고 싶다면 반대할 생각은 없다. 오히려 '무조건 잘생기게 바꾸고 싶다'는 허황된 생각보다 '이미지가 좋아 보이고 싶다' 라는 이유라면 내가 데려가서 제내로 해줄 생각도 가지고 있다.

가장 콤플렉스를 가지고 있는 한 곳만 보완하여 얼굴에서 풍기는 이미지와 인상을 업그레이드시키고 자신감을 높일 수 있다면 옷과 화장품으로 스타일링하는 것과 크게 다를 바 없기 때문이다.

예뻐지고 싶은 남자들의 욕망

남자들의 예뻐지고 싶은 욕망은 비단 성형에만 해당되는 얘기가 아니다. 굳이 메트로섹슈얼, 크로스섹슈얼을 예로 들지 않더라도 지난 5년간 남성 화장품의 매출액이 5배가 늘었고, 남성용 비비크림이 시중에서 판매되고 있다. 유명 브랜드들은 기존 여성 화장품에 '옴므'(Homme, 불어로 남자)를 붙여 이런 남성들의 욕구를 충족시키려 하고 있다. 비오템 옴므, 크리니크 옴므, 디올 옴므를 비롯, 국내 브랜드인 라네즈도 최고의 스타일 가이 조인성을 모델로 라네즈 옴므를 출시하여 대한민국 꽃미남들의 피부를 책임지고 있는 것.

내가 헤어와 메이크업을 받으러 자주 찾는 미용실에는 하루에 2~3명씩 네일케어를 받는 남성 고객들이 있다고 한다. 나도 1년에 2~3번 받을까 말까 할 정도로 부지런을 떨어야 하는 네일 케어를 정기적으로 받는 남자들의 세심함에 감탄하는 순간, 메이크업실에서 눈썹과 아이라이너 문신을 받고 있는 30대 남자를 발견했다.

그는 문신을 그리는 기계가 주는 아픔을 꾹 참으며 남자답게 여유 있는 모습으로 앉아 있었다. 하지만 눈썹 주위는 벌겋게 달아올라 그가 받고 있는 고통을 짐작케 했다. 원장에게 슬쩍 물어보았더니 이런 시술을 원하는 남자들의 경우, 관상학적인 이유가 가장 많다고 한다.

"저 고객처럼 눈썹 숱이 없어 인상이 흐릿해 보이는 것을 바꾸고 싶어서 문신을 하거나 아니면 눈썹이 선명하고 잘 생겨야 재운이 좋아진다는 생각에 받으러 와요."

그래서 가수 환희도 성형 수술을 한 걸까? 환희는 한 TV 프로그램에 나와 "외모에 콤플렉스가 있었다"면서 눈과 코를 성형했다고 밝혔다. 그에 따르면 수술을 한 이유는 예전보다 또렷한 얼굴 윤곽을 드러내고 싶어서였다고 한다. 눈 위의 지방을 제거하고 코를 약간 높이는 수술을 했는데 얼굴의 젖살이 빠진데다 헤어스타일까지 짧게 커트해서 그가 원하던 샤프한 이미지를 갖게 된 것.

가수 박효신도 쌍꺼풀 수술 사실을 밝혔으며 그룹 신화 출신으로 연기자로도 활동 중인 김동완은 데뷔 전 성형한 사실을 뒤늦게 밝혔다. 김동완은 MC몽이 진행하는 라디오 프로그램에 출연해 "예전에 스피커가 떨어져 코가 다쳤던 게 아니라 사실은 데뷔를 앞두고 코 성형을 한 것이다"라고 고백했던 것.

40대 신해철도 성형 고백 대열에 합류했다. 신해철은 "얼굴에 있는 주름을 제거하기 위해 보톡스 주사를 받았다"고 고백했는데 "성형 수술을 포함한 외모의 변화가 이성에게 어필한다. 키가 작으면 키 높이 구두라도 신어야 한다"고 당당히 말해 눈길을 끌었다.

남자 연예인의 성형 이유는 2가지로 볼 수 있다. 주로 인상이 너무 강하거나 너무 마초적인 남성미를 가지고 있는 것을 싫어하는 남자들이 좀더 여성스럽고 부드러워 보이는 얼굴을 갖고 싶어 하는 심리. 그리고 키가 작거나 얼굴이 둥글고 이목구비가 뚜렷하지 않아서 존재감이 작고 흐릿한 이미지를 샤프하게 바꾸고 싶어 하는 심리. 물론 여자들처럼 끝없이 예뻐지고 싶은 욕망에 성형 수술을 하는 남자 스타들도 있겠지만 성형 중독을 보이는 경우는 지극히 드문 것 같다.

그렇다면 남자들의 성형 트렌드는 어떨까? 여자들의 성형 선호도에 비해 남자들의 경우 미용 성형보다는 보톡스나 지방 흡입으로 고민을 해결하는 경우가 더 많다. 나이가 들면서 생기는 주름을 제거하거나 '러브 핸들' 인 옆구리 살이 운동을 해도 빠지지 않아 수술을 받는 경우가 많다는 것. 남자들이 가장 많이 하는 성형 수술 베스트 5는 다음과 같다.

남자들의 성형 수술 베스트 5

1위 코 성형

2위 지방 흡입

3위 안면 윤곽

4위 주름 제거

5위 눈 성형

가슴 달린 남자들의 고민

최근 많은 남성들이 가슴 성형을 위해 병원을 찾고 있다. 일명 '가슴 달린 남자' 라고 불리는 이들의 고민은 여성형 유방. 남성의 유방이 여성처럼 불룩해지는 증상으로 남성의 가슴이 여성처럼 발달해 유방이 커지거나 멍울이 만져지는 이상을 보인다. 보통 신생아기, 사춘기, 노년기에 호르몬의 불균형으로 나타나는데, 단순히 호르몬 문제라면 곧 정상으로 돌아오는 것이 일반적.

그러나 성인이 되어도 증상이 남아 있다면 그 이유를 확인해 봐야 한다. 보통 청소년기 남성 중 70% 정도에서 여성형 유방이 나타나는데 2~3년이 지나면 사라지는 것이 보통이다. 그러나 이 중 7% 정도는 성인이 되어도 증상이 남아 있게 되는데, 이런 경우 반드시 병원을 찾아 적절한 검사를 받아야 한다. 여성형 유방은 고환이나 부신, 갑상선, 뇌하수체 등 내분비계 호르몬 계통의 문제 때문에 생길 수도 있기 때문이다. 또한 한쪽 유방에만 이런 증상이 나타난다면 다른 유방 질환이 의심될 수 있으니 주의해야 한다. 하지만 건강상 문제가 없고 단지 교정을 위해서라면 수술적 방법으로 치료해야 한다.

더 성형외과 김수철 원장은 "최근 병원에 방문하는 남성 중 약 30%는 여성형 유방 환자인데 이들 중 대부분이 과거에 비만을 겪었거나 현재 비만으로 고민하는 경우"라고 밝혔다. 한편 "비만이 직접적 원인이라는 것은 밝혀지지 않았으나 상관관계가 있을 것"이라고 말한다.

여성형 유방 환자의 증상은 그 형태가 다양하지만 위쪽 가슴보다는 아래쪽 가슴에 지방이 차 있는 형태로 완전히 발육하지 않은 소녀의 젖가슴과 같은 모양을 띈다. 유선 조직을 포함해 유방의 다른 조직, 즉 지방 조직이 많이 축적된 형태로 이런 경우 운동으로 근육을 키운다 해도 지방 조직은 두껍게 남기 때문에 개선하기 어려운 것이 현실이다.

유방은 유선 조직과 지방 조직으로 이루어져 있다. 따라서 지방만 제거하면 수술 후 유륜이 들어가지 않고 볼록 튀어나온 형태가 될 수 있다. 한편 유선 조직만 제거하면 가슴 모양이 충분히 납작해지지 않거나 부분적으로 움푹 패여 보일 수 있다.

김수철 원장은 "보통 유선 조직과 지방 조직의 한쪽만 발달하기보다는 두 부분이 함께 발달하는 것이 일반적이기 때문에 대부분 지방 흡입술과 유선 조직 절제술을 병행하게 된다"고 말한다. 지방과 유선을 함께 제거하는 방법으로 수술 시 겨드랑이를 최소 크기로 절개한 후 지방을 흡입하고 내시경을 이용해 유선 조직의 발달 정도를 확인한 후 제거할 필요가 있다고 판단되는 경우에 유륜 밑 5mm가량을 절개해 이를 제거한다. 따라서 흉터가 작고 숨겨지므로 수술한 흔적이 남을까 고민하는 환자들에게 더욱 유익한 수술법으로 꼽히고 있다.

김수철 원장은 "여성형 유방 수술 시 먼저 외부 초음파와 레이저를 이용해 가슴의 지방 세포를 녹여내 지방 흡입에 용이한 상태로 만든 후, 겨드랑이 부위를 3mm가량 절개해서 지방 조직을 제거한다"고 말한다. 또한 "겨드랑이는 흉터가 적게 생기는 신체 부위로 3개월 후면 흉터가 거의 남지 않아 환자들의 만족도가 더욱 높다"고 밝혔다.

남성의 경우 가슴의 근육이 발달되어 있어 교정 수술 후 가슴 근육의 윤곽이 살아나 남성적인 매력을 얻을 수 있는 효과가 있다. 하지만 인체에 침습을 가하는 모든 의학적 시술은 합병증이나 부작용이 발생할 수 있어 출혈이나 염증 등이 발생할 수 있으며, 과도한 지방 흡입이나 절제로 인해 피부가 울퉁불퉁하게 변하거나 원치 않는 결과를 얻을 수 있다. 수술 전에는 반드시 경험이 풍부한 전문의와 충분히 상의한 후 수술을 결정하는 것이 좋다.

아무튼 이런 추세로 간다면, 이제 곧 많은 남성들도 아이브로 펜슬로 눈썹을 손질하고 한 듯 안 한 듯한 피부 화장을 한 채 레스틸렌 주사로 살짝 높인 코끝을 자랑하며 다니게 되지 않을까? 남성들이여, 이제 마음껏 아름다워져라!

Beauty is the state or quality of being beautiful.
You can say that something is a beauty when you think it is very good.
The beauties of something are its attractive qualities or features.

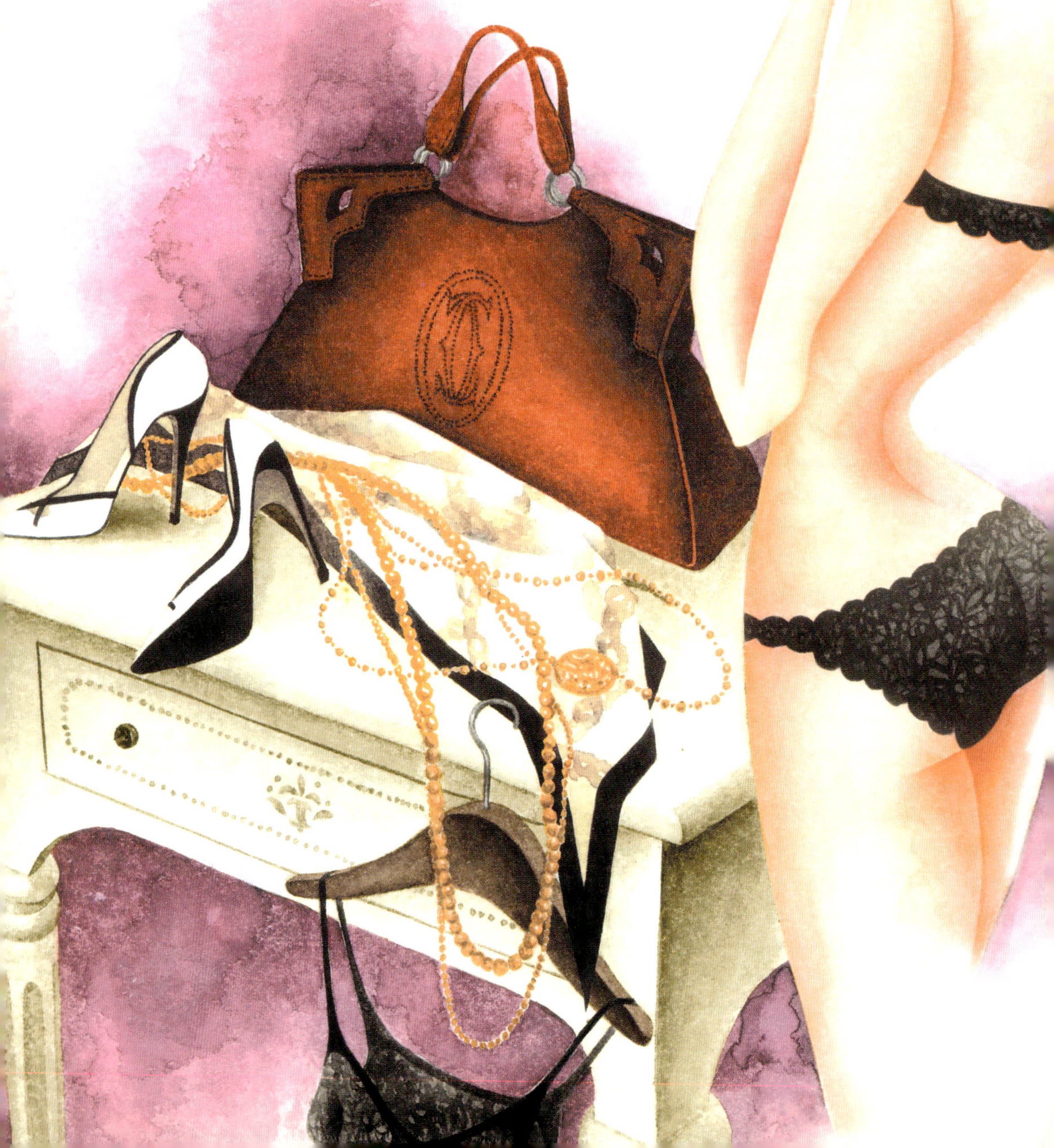

코스메틱 언더클래스란 성형이나 뷰티 케어를 할 여유가 없어서
실제 나이만큼의 외모로 살아가야 하는 하위 계층을 뜻한다.
아직은 낯설지만 어느 순간 보톡스가 그랬던 것처럼
가까운 미래에 우리의 일상어로 사용될지도 모른다.
어떤 옷을 입었느냐, 어느 브랜드의 백을 들었느냐가 '있어 보이는'
기준이 되는 시대는 지났다. 구두나 옷은 돈만 있으면
언제고 지를 수 있지만 '있어 보이는' 외모는 시간과 노력,
돈이 지속적으로 투자되어야 하는 일이기 때문이다.

Part 2
당신은 더 이상, 아름다울 수 없다!

『Beauty - 1』

성형에 대한 논란, 그녀들의 시기와 질투

으레 남자들은 미인에게 한 번 더 눈길이 가는 것은 본능이라며 어쩔 수 없다고 말한다. 그 말은 여자들에게도 똑같이 적용될까? 대부분의 여자들은 이성인 꽃미남보다 동성의 아름답고 스타일리시한 여성을 볼 때 더 눈을 떼지 못한다. 남자들이 미인을 보며 '예쁘다' '몸매 좋다' 등 단순한 감탄에 그치는 반면 여자들은 디테일한 면을 살피고 평가한다.

전문가의 안경을 끼고서 진행되는 이 평가는 다음과 같이 진행된다. 1단계 – 머리부터 발끝까지 한 번 쭉 훑어보기, 2단계 – 데이터 입력, 3단계 – 채점하기. 이 과정은 5~10초 정도의 짧은 시간 내에 이루어지며 마지막으로 전문가로서의 한 마디 역시 잊지 않는 것이 중요하다.

'얼굴은 예쁜데 패션 센스는 꽝이네' 라든지 '명품으로 치장했지만 별로 부티가 안 나는 걸' 이라든지. 듣는 사람 입장에서는 '너나 잘 하세요' 라고 하겠지만 이때 자기 자신의 모습에는 크게 연연해 하지 않는 것이 여자들의 심리다. '잘나 보이는 어떤 누군가' (여기서 누군가는 언제나 동성의 그녀)를 대상으로 이것저것 꼬집어 낼 수밖에 없는 것이 여자들의 독특한 본능이라고도 할 수 있겠다.

연예인 성형, 왜 그렇게 궁금할까?

'한국은 성형 공화국', '외모가 최고시되는 나라' 등 우리나라의 심한 루키즘(Lookism, 외모 지상주의) 현상을 꼬집는 말을 많이 들어 봤을 것이다. 이 작은 땅덩어리의 나라가 명품 소비에 있어서는 일본을 따라잡고 있고, 성형은 성형 선진국인 미국, 브라질과 어깨를 겨루고 있다.

그랜드 성형외과의 유상욱 원장은 "인구 대비 이렇게 성형 수요가 많은 나라는 드물 거예요"라며 외형적인 부분을 중요시하고 트렌드에 민감한 국민성으로 인해 성형의 인기가 점점 높아지고 있다고 말했다. 그런데 이렇게 성형이 일반화된 반면 성형에 대한 안티적인 시각과 논란은 사라지지 않고 있다. 왜 그럴까?

외모에 있어서만큼은 가차 없이 '비평가'가 되어 버리는 기질은 연예인을 대상으로 할 때 더욱 확연히 드러난다.

"○○의 예전 졸업앨범 사진 인터넷에 뜬 거 봤어? 완전히 용 됐더라."

"나 아는 사람이 고등학교 동창인데 그때는 전혀 저 얼굴 아니었대……."

이런 대화에 끼어 본 경험은 누구나 한 번쯤 있을 것이다. 연예인의 성형은 인터넷을 뜨겁게 달구며 초미의 관심사가 되고 과격한 댓글과 진실 공방으로 스타들은 괴롭기만 하다. 연예인 성형에 대한 관심은 때로 신인 연예인이나 프로그램을 띄우기 위한 마케팅 수단으로 이용될 정도다. 우리는 왜 이토록 연예인 성형에 관심이 많은 걸까?

인터넷의 발달은 연예인 성형에 대한 논란을 더욱 가속화시켰다. 인터넷 유저들은 사이버 공간이라는 매체 특성상 좀더 과격해진다. 또한 '이렇게 생각하는 사람은 나뿐만이 아니기 때문에 괜찮다'라는 군중 심리가 더해지면서 인터넷을 통한 비난이 점점 쉬워지고 책임감 없는 언행이 많아지는 것도 사실이다.

가장 뜨거운 감자는 아무래도 늘 사람들의 주목을 받는 연예인이다. 외모를 끊임없이 관리해야 하는 직업 특성상 성형 논란으로부터 자유로울 수가 없다. 연예인의 과거 사진이나 성형 전후 변신(?) 사진, 혹은 컴백한 연예인의 달라진 점 찾아내기는 이미 수 년 전부터 시작되어 왔고, 네티즌들은 이제 거의 전문가 수준이 되어 버린 상태.

아무리 사람들의 주목을 받는 공인이라고 해도 일반인들도 성형을 많이 하는 마당에 연예인이라고 해서 특별히 비난 받아야 할 이유가 뭘까? 보통 연예인들은 평범한 일반인들과는 차별되는 특별한 무언가(외모, 재능, 매력 등)를 가지고 있는 편이다. 그러나 과거 사진을 통해 그 특출한 무언가가 예전에는 없었으며 사실상 만들어진 것이라고 밝혀지면 '걔도 성형 전에는 다를 게 없었다' 라든지 '그래, 그 얼굴이 어디 타고 난 거였겠어?' 라는 비난을 받는 것이다. 초점은 항상 '걔는 어디까지나 성형 미인' 이라는 것에 있다. 나는 성형을 통해 네가 예뻐진 것을 알고 있다랄까.

이러한 네티즌들의 태도에 대해 정신과 전문의들은 자신보다 잘난 사람을 칭찬하기 힘든 심리와 나도 돈만 있다면 저렇게 될 수 있다는 욕망이 내재되어 있다고 말한다. 거기에 덧붙여 외모도 경쟁력이라고 말하는 시대인 만큼 많은 사람들이 외모에 민감해져 있기 때문일 수도 있다.

이러한 네티즌들의 심리는 악플(악성 댓글)로 번져 개인의 마음에 상처를 주거나 명예 훼손 소동으로까지 이어지는 등 심각한 문제를 야기하기도 한다. 한편으로는 연예인 성형에 대한 관심을 재치 있게 유머로 푸는 경우도 있다.

'성형 꼴불견 워스트 5' 를 뽑아, 1위 오리발형 '절대 안 고쳤다', 2위 부작용형 '우는 연기할 때 웃는다', 3위 능구렁이형 '교통사고 난 척하면서 성형하고 나온다', 4위 구차형 '성형 사실을 개인기의 미끼로 쓴다', 5위 호소형 '좀 순해 보이고 싶어서 어쩔 수 없이 했어요' 라는 식의 분석이다.

단순 비방과는 거리가 있어서인지 신선하고 재미있다. 이렇게 여러 사람들이 공감하고 재미있어 할 만한 내용이라면 무조건적인 악플보다는 나을 것이다. 연예인들 역시 악플에 대해 그만큼 자신에게 쏠린 전 국민의 관심과 애정 때문이라고 웃어넘기는 여유를 가지면 어떨까.

성형을 했는가 vs 어떻게 했는가

프라다를 입은 악마가 워너비가 되고 쇼퍼홀릭들의 쇼핑 잘 하는 노하우가 타의 모범이 되는 세상이다. 하지만 패션만이 트렌드 세터의 기준은 아니다.

"칙칙하고 주름이 자글자글한 얼굴에 명품 옷 걸치면 뭐해? 요즘엔 피부 좋고 몸매 착해야 진짜 명품족이라고."

어퍼클래스를 꿈꾸는 한 친구는 어느 날 이렇게 말했다. 나 역시 2000년대 초 보톡스 기사를 매달 업데이트했던 전직 뷰티 에디터로서 무엇보다 자신의 아름다움을 가꾸는 데 시간과 돈을 투자해야 한다고 주장해 왔다. 자신의 외모도 책임지지 못하면서 어떻게 자신의 현재와 미래를 책임지겠는가. 투자 없이 이자가 불어나지 않듯이 외모에 대한 투자 역시 미래의 정신적 혹은 물질적 성장을 낳는 또 다른 방법이 될 수 있는 것이다.

"너 안 되겠다. 입가에 팔자 주름이 생겼어. 필러로 좀 채워 봐."

"내 친구가 레스틸렌 했는데 얼굴이 완전 송혜교 같아졌지 뭐야?"

이런 식의 대화는 이제 여성들 사이에서 일상적인 것이 되었다. '피부 미인이 진짜 미인' 이라는 인식과 '쌩얼' 열풍이 강하게 부는 요즘에는 화장발을 최대한 줄여야 명품 피부를 만들 수 있다. 그러니 맨 얼굴의 퀄리티를 높이기 위해 비싼 스킨 케어를 받고 성형의 도움을 받을 수밖에. 시간과 돈을 얼마큼 적절히 피부에 투자하느냐에 따라 동갑이어도 10년 이상 차이 나게 보이기도 한다.

한편으로 '어려 보인다'가 최고의 칭찬이 된 요즘 '안티에이징'은 아름다움과 관련된 최고의 트렌드가 되고 있다. 미국의 트렌드 전문가 페이스 팝콘의 『미래생활사전』에는 이와 관련해 '코스메틱 언더클래스'(Cosmetic Underclass)라는 말이 등장한다. 코스메틱 언더클래스란 성형이나 뷰티 케어를 할 경제적 여유가 없어서 실제 나이만큼의 외모로 살아가야 하는 하위 계층을 뜻한다. 아직은 낯설지만 어느 순간 보톡스가 그랬던 것처럼 가까운 미래에 우리의 일상어로 사용될지도 모른다.

어떤 옷을 입었느냐, 어느 브랜드의 백을 들었느냐가 '있어 보이는' 기준이 되는 시대는 지났다. 구두나 옷은 돈만 있으면 언제고 지를 수 있지만 '있어 보이는' 외모는 시간과 노력, 돈이 지속적으로 투자되어야 하는 일이기 때문이다. 내가 인터뷰했던 어느 잘 나가는 슈즈 디자이너는 가장 즐겨 입는 옷이 몇 천 원짜리 평범한 티셔츠라고 했다. 하지만 주얼리와 피부 케어에는 백만 원을 써도 아깝지 않다고 했다. 옷은 동대문 표라도 어떻게 코디하느냐에 따라 스타일이 살 수 있지만 피부는 본바탕 자체가 퀄리티를 결정하기 때문이라는 것이다.

일에 쫓긴 나머지 1년 넘게 피부과, 피트니스 센터의 혜택을 받지 못한 나는 요즘 최악의 상태를 맞고 있다. 과연 내가 이 상태로 계속 일해서 돈만 많이 번다고 어퍼클래스에 속할 수 있을까? 코스메틱 언더클래스란 말에는 분명히 '계급적 차별화'의 의미가 담겨 있다. 중요한 건 어퍼클래스와 언더클래스를 나누는 기준이 단지 돈이 아니라는 것. 아무리 많은 돈을 쌓아 두고 있어도 어떻게 아름다움에 투자하느냐에 따라 인생 역전이 될 수도, 아니면 언더클래스로 머물 수도 있다. 돈이 많다고 해서 무조건 스타일리시한 트렌드 세터가 될 수 없듯, 이제 가진 돈으로 어떻게 있어 보이는 명품 얼굴을 만드냐가 바로 미래의 이슈다.

Beauty - 2

내 인생 돌려줘, 성형 수술의 추락은 어디까지?

할리우드에는 '스타로 성공시켜 주는 마이더스의 손' 들이 있다. 영화, 음반, 드라마 관련 제작자부터 패션 디자이너, 엔터테인먼트 관계자에 이르기까지 실로 다양하다. 하지만 이들 외에도 이른바 할리우드에서 먹히는 외모를 만들어 주는 진정한 마이더스의 손, 성형외과 의사들을 빼놓을 수 없다.

이들의 손을 거쳐 간 스타들은 헤아릴 수 없이 많은데, 대부분 성공적인 수술로 '늙지 않는 여배우' '20년이 흘러도 변함없는 외모' 라 칭송받기도 하지만 스스로 성형 과부하 상태를 만들어 자신을 망치는 스타들도 많다. 이들은 점점 괴물로 변해 가며 외모뿐 아니라 성격, 이미지, 운명까지도 바뀌는 상황에 처한다.

물론 이미지로 몸값이 정해지는 스타들이다보니 아름다움에 대한 압박에 시달리며 성형에 대한 욕망 또한 강할 수밖에 없다. '더 빨리 더 예쁘게' 를 원하는 스타들은 단 시일 내에 과도하게 여러 군데를 성형하기도 한다. 그러다 보니 이미지 변신을 위해 성형을 감행했지만 오히려 성형 전이 낫다는 따가운 질책을 받는 경우도 종종 있다.

팝 스타 마이클 잭슨과 영화배우 멜라니 그리피스, 맥 라이언은 대표적인 성형 실패 스타로 꼽힌다. 그들의 비포 & 애프터 사진을 보고 있노라면 끔찍하다는 말만 떠오른다. 가장 심각한 성형 부작용으로 꼽히는 것은 단연 팝의 제왕 마이클 잭슨이 아닐까.

보디 디스모르피즘의 대표 유형, 마이클 잭슨

팝계의 '최고, 최다, 최초' 의 기록을 세우며 팝의 황제로 불리던 마이클 잭슨. 너도 나도 그의 노래 〈빌리 진〉에 맞춰 문 워크를 따라하던 그 시절, 그는 전 세계 젊은이들의 우상이었고 발매하는 음반마다 팝계를 집어 삼킬 만한 역사적인 음반이 되었다. 절도 있으면서 파워풀한 그의 춤 동작은 세계 춤꾼들에게 얼마나 많은 영감을 주었는가? 그러나 변해 버린 그의 얼굴은 끔찍하다 못해 무서울 정도다.

90년대 이후 그는 각종 루머와 아동 성추행 사건에 휘말리는 등 비호감 연예인 1위에 선정되며 과거의 명성을 뒤로 한 채 추락을 거듭해 왔다. 성형으로 코가 날렵해진 이후에도 계속해서 수술을 하는 바람에 상을 휩쓸던 25살 무렵에는 아예 얼굴이 뒤바뀌었다는 우려를 사기 시작했다. 결국 30세가 되던 해에 피부색까지 바뀌면서 백인이 됐다는 비난을 사기도 했다. 그 후 몇 번의 수술을 더 거치면서 현재는 얼굴의 기본적인 골격까지 완전히 달라진 상태.

마이클 잭슨을 생각하면 비난하고 싶기보다 그저 안타까울 뿐이다. 흑인임을 거부하고 백인이 되고 싶었던 그는 온몸으로 자신의 몸을 혐오하는 보디 디스모르피즘(Body Dysmorphism)을 표현한 것이다. 피부색 자체를 바꾸는 대수술이었으니 대단히 복잡한 과정을 여러 번 거쳤을 것이며 또 얼마나 고통스러웠을까?

비록 성형이 외모로 인한 심리적인 콤플렉스를 없애 자신감을 되찾아 주기도 하지만, 그의 경우 심리적인 콤플렉스는 치유됐을지 몰라도 외형적인 콤플렉스는 오히려 더 심해진 케이스가 되었다.

천재를 둔재로 바꿔 버린 성형! 달라진 얼굴이 마이클 잭슨의 인생까지 바꿔 놓은 것이다. 천부적인 음악적 재능과 눈부신 업적에도 불구하고 대중은 갈수록 허물어져 가는 그의 코와 너무도 부자연스러운 얼굴을 먼저 떠올리게 된다. 마이클 잭슨은 현재 은둔에 가까운 생활을 하고 있다고 한다. 가끔씩 모습을 드러낼 때에도 선글라스와 마스크로 얼굴을 가리고 나타나는 초라한 신세가 되었다.

기형적인 얼굴 모습과 탈색된 피부에 대해 백반증을 앓고 있기 때문이라고 하지만 '마이클 잭슨 같아' 라는 말이 성형 실패를 의미하는 말처럼 쓰이게 된 지 오래다. 잭슨은 과연 실추된 명예를 회복할 수 있을까? 그의 집이며 꿈의 궁전인 '네버랜드' 는 이제 찾아주는 이 없는 '유령의 집' 이 되고 말았다.

황새가 뱁새 따라가려다 망친 멜라니 그리피스

보톡스와 주름 제거 수술의 부작용도 심각하다. 멜라니 그리피스는 노화의 시계를 되돌리려 처진 피부를 위로 당기는 수술을 받았지만, 그 결과는 오히려 실패였다. 주름뿐 아니라 눈, 코, 입까지 딸려 올라가는 비극적인 상황이 되어 버린 것.

그녀에 대해 얘기하다 보면 데미 무어를 떠올리지 않을 수 없다. 둘 다 한참 연하의 매력적인 섹시 가이를 만나 결혼에까지 골인했는데, 카메라 플래시도 신경 쓰이고 남편이 바람날까 전전긍긍하는 바람에 10살 더 어려지는 동안 수술을 감행하게 된 것이다. 그것도 아주 급격하게! 그런데 재미있는 것은 데미 무어는 성공했지만 멜라니 그리피스는 완전히 실패했다는 것이다.

멜라니 그리피스는 "연하의 남편(영화배우 안토니오 반데라스)과 살려니 신경 쓰이는 게 한두 가지가 아니다. 주기적으로 보톡스를 맞고 주름 제거술을 받으며 피부를 관리한다"고 밝힌 바 있다. 그러나 그녀의 지나친 보톡스 사랑은 피부 조직을 손상시켰고 인터넷에 올라온 그녀의 일그러진 얼굴 사진은 그녀의 실제 나이보다 10년은 더 들어 보이고 어색하기만 하다. 80년대 섹시 스타로 할리우드를 주름잡던 시절의 그 멜라니 그리피스의 얼굴이 그리울 뿐이다.

장점을 단점으로 바꿔 버린 멕 라이언

4년 전쯤인가 잡지사에서 근무할 때 LA로 출장갈 일이 있었다. 취재를 하고 남는 시간 동안 주위의 쇼핑몰들을 둘러보며 새로운 브랜드와 제품들에 대한 시장조사 겸 쇼핑을 즐기던 나는 눈에 익은 금발머리 여배우를 보게 되었다. 한때 뭇 남성들의 가슴을 설레게 했던 귀엽고 사랑스러운 그녀, 멕 라이언.

그러나 예전의 모습은 온데간데없이 사라져 찾아볼 길이 없었다. 손질하지 않은 헤어스타일에 멀리서 봐도 쭈글쭈글한 피부, 그리고 이상한 모양의 이목구비를 가진 그녀. 너무 실망스러운 나머지 차라리 변해 버린 그녀의 모습을 안 봤더라면… 하는 생각마저 들었다.

귀여운 표정이 매력적이었던 멕 라이언의 입술은 메기처럼 부풀어 지금은 예전의 흔적조차 남아 있지 않았다. 특히 그녀의 트레이드마크인 끝이 살짝 올라간 입술도 기형적으로 변해 버려 안타깝기 그지없었다. 만일 멕 라이언이 성형에 의존하지 않고 그대로 나이가 들어도 여전히 귀여웠을 것이고 잔주름마저 자연스러운 그녀의 미소와 어우러져 아름다운 모습의 중년을 보내고 있을 것이다.

꽃미남에서 느끼남으로 변한 미키 루크

남자 스타 역시 성형 수술의 폐해를 피해 갈 수 없다. 왕년의 꽃미남 스타 미키 루크의 최근 모습은 도저히 알아볼 수 없을 정도로 변해 있다. 잦은 성형과 알코올 중독으로 꽃미남 시절의 그는 이제 상상조차 안 된다. 미키 루크는 57세로 이미 중년을 훌쩍 넘긴 상태. 노화와 나잇살 때문에 과거의 꽃미남 자태를 그대로 유지하기는 어렵다고 해도 이웃집 아저씨보다도 더 초라하고 느끼하게 변해 버린 그의 모습은 그야말로 대실망이다.

영화 〈나인 하프 위크〉와 〈와일드 오키드〉 등으로 90년대 초반까지만 해도 꽃미남의 대명사로 여겨졌던 미키 루크가 이렇게까지 망가지다니……. 영화 속에서 내뱉는 한 마디 한 마디가 그렇게 느끼할 수가 없다. 살인을 일삼는 변태적인 갱, 마약과 섹스 중독자, 일탈되고 변형적인 인물에 어울리는 이미지로 전락해 버린 미키 루크. 비록 또다른 연기 변신으로 명성을 이어 가고 있기는 하지만, 예전처럼 보이는 이의 시선을 녹여 버리는 로맨틱한 남자 주인공이나 신비스럽고 젠틀한 신사 역할로 얼굴을 내밀기는 힘들어졌다.

성형으로 잃는 것과 얻는 것

가수 겸 배우인 돌리 파튼도 "내 몸에서 심장을 제외하고 진짜는 하나도 없다"고 말할 정도로 성형 중독으로 유명하다. 파튼은 주름진 얼굴을 펴고 처진 눈을 올리고 허벅지와 복부에 뭉친 지방을 제거하고 B컵 가슴을 D컵으로 만드는 대공사를 감행했지만 오히려 '괴물' 같다는 조롱을 받고 있다. 또한 부풀어 오른 입술 때문에 정상적인 생활이 불가능하다고 한다.

이혼 후 전신 성형을 하고 정신분열증을 앓고 있다는 소문이 돌고 있는 브리트니 스피어스. 그녀는 삭발 소동과 무면허 운전, 밤낮 없는 파티걸 생활 등으로 섹시한 팝 아이콘에서 할리우드 대표 사고뭉치로 전락해 버렸다. MTV 뮤직비디오 시상식에서 무대에 올라 재기를 노렸으나 무엇보다도 살찐 몸매 때문에 혹평을 받았던 브리트니 스피어스. 그녀는 현재 가수로서 생명이 끝난 것 아니냐는 우려까지 들고 있다.

성형은 이렇게 단순히 예뻐지기 위한 수술만은 아니다. 얼굴은 예뻐져도 자신만의 고유한 캐릭터를 잃을 수 있다. 또 외모는 완전해질지 몰라도 그로 인해 몸과 마음에 상처를 입을 수 있음을 알아야 한다. 성형 중독 스타들의 성형 실패는 바로 대중의 공격과 외면으로 이어지게 되고 예전의 명성과 인기도 빛을 잃게 된다. 변해 버린 그들의 모습을 보며 대중은 그가 얼마나 뛰어난 엔터테이너였는지 금방 잊게 되고 팬들은 스타의 예전 모습을 그리워하며 안타까워할 뿐이다.

무엇이든지 도를 넘으면 파멸이 찾아온다. 스타에게 어느 정도의 성형은 이제 필수사항이 되어 가고 있지만 잘못된 성형은 건강은 물론, 명예와 인생 전체까지 망쳐 버릴 수 있다. 더 아름다워지고 싶은 것은 지극히 인간적인 욕구지만 지나친 욕망의 노예가 되지 않는 지혜 또한 얼마나 소중한 것인가.

Beauty - 3

진짜 미인 캠페인

잡지나 TV 화면에 클로즈업된 연예인들의 앳되고 쌩쌩한 얼굴을 보며 나도 모르게 한숨을 쉴 때가 있다. '도대체 무슨 약이라도 먹는 건지……. 어떻게 관리하기에 10년 전이나 지금이나 변하지 않고 저렇게 여전히 아름다운 거야?' 서른을 넘기게 되면 나이가 드는 것에 대한 불안감과 누구나 시간이 더 지나면 젊고 예쁜 세대에 떠밀려 초라해질 것 같은 두려움마저 드는 게 솔직한 심정이다.

이런 즈음의 나에게 신선한 충격을 가져다 준 캠페인이 있었으니, 바로 도브의 자연산 미인 캠페인이다. 얼굴에 주름이 가득한 95세 할머니, 백발의 아시아 중년 여성, 그리고 뚱뚱해서 그리 예뻐 보이지 않는 여성까지……. 이들은 '글로벌 뷰티 브랜드'를 표방하는 도브가 '리얼 뷰티 캠페인'을 벌이기 시작한 2004년 이후부터 기용해 온 광고 모델들이다.

도브는 모델 선정에서부터 촬영, 광고, PR, 프로모션에 이르기까지 이야기가 있는 일반인 여성 모델을 찾았다. 이들은 모두 바비 인형이나 마네킹의 금발 미인과는 '거리가 먼' 진짜 여자들이었다. 그녀들의 외적인 조건을 설명하자면 95세의 노령 이레네, 뚱뚱한 몸매의 타바사, 회색머리의 메를린, 주근깨투성이 레아, 검은 머리에 빈약한 가슴의 에스더 등이다. 도대체 이런 모습으로 어떻게 모델이 될 수 있었을까? 하지만 다음 그녀들의 인터뷰 내용을 보면 기존의 미인에 대한 생각이 달라질지도 모른다.

"난 90대의 친구들이 꽤 있어요. 나이 들기 전까지는 그들보다 내 자신이 한 번도 예쁘다고 생각해 본 적이 없어요. 그런데 현재는 아름답다고 느껴요. 우아하게 나이 들어가는 방법을 알고 있기 때문이지요." – 이레네(95세)

"현재 제 가슴 크기는 36D이지만 원래부터 이렇지는 않았어요. 16살 때까지는 32AAA였거든요. 1년 만에 36C가 되더니 아들을 낳은 후에는 36D가 되었어요. 하지만 예나 지금이나 저는 행복했고 전 여전히 저의 몸매가 맘에 들어요." – 타바사(34세)

"17살 때부터 머리가 하얗게 되었어요. 임신했을 때는 머리 손질이 불편해서 머리를 모두 깎았지요. 나중에 다시 머리가 자랐을 때에는 머리가 완전히 하얗게 되었어요. 실버 헤어는 유전이에요. 하지만 저는 저의 실버 헤어를 사랑해요."

– 메를린(45세)

"사람들 속에 있으면 저의 반점들 때문에 눈에 띄죠. 하지만 전 제 자신을 사랑해요. 독특해지기에는 안성맞춤이니까요. 이제 사회는 모두 똑같은 모습을 하고 있는 모델들로부터 벗어날 준비가 되어 있죠." – 레아(22세)

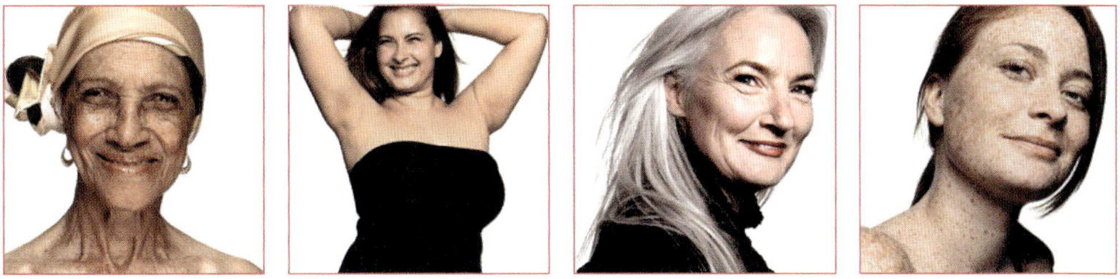

도브의 '리얼 뷰티 캠페인'의 일반인 모델들

전형적인 미인을 내세우지 않은 도브의 리얼 뷰티 캠페인은 사람들에게 신선한 자극을 주었다. 이들의 모습에서는 어떤 공통점을 찾을 수 있는가? '나는 소중하니까요'라는 유명 광고 카피에서도 보여지듯 자연스럽고 편안해 보이는 미소를 보면 아름다움의 첫째 조건이 '당당함'과 '자기애'라는 걸 새삼 깨닫게 된다. 우리는 그동안 아름다운 신체 조건을 타고난데다 매일 가꾸는 게 일(?)인 광고 속 그녀들과 자신을 비교하며 자신을 끊임없이 괴롭혀 왔는지도 모른다.

도브가 10개국 소비자 3,000여명을 대상으로 한 설문조사에 의하면, 10%의 여성들이 기존 광고에서 제시하는 미의 기준이 비현실적이라고 답했다. 또 56%의 여성들이 화장품 광고 모델로 그들 자신과 몸매가 비슷한 여성이 등장하는 경우 기분이 좋아진다고 답했으며, 단 2%의 여성들만이 자신이 아름답다고 대답했다. 그리고 8~13세 소녀들 가운데 97%가 "늙은 여자는 아름다울 수 없다"고 답했고, 73%는 "미인은 날씬해야 한다"는 견해를 보였다.

특히 지난해 한국 여성들을 대상으로 조사한 바에 따르면 우리나라 여성 가운데 1%만이 자신이 아름답다고 느끼고 있는 것으로 나타났다. 얼마나 많은 여성이 비현실적이고 획일화된 미적 잣대로 자신을 판단하고 있는지를 보여 주는 조금은 씁쓸한 결과였다.

도브와 비슷하게 나이키에서도 파격적인 여성 이미지를 내세운 캠페인을 전개해 눈길을 끌었다. 듬직한 어깨, 거대한 엉덩이, 상처투성이 무릎 등 여성의 6군데 신체 부위를 도발적으로 묘사한 캠페인을 펼쳐 동질감으로 고객에게 접근하는 마케팅을 펼친 것이다. 나를 만드는 것은 결국 나 자신이며 진짜 자신의 모습을 찾으라는 나이키의 정신을 잘 드러낸 캠페인이었다.

성형 미인을 반대하며 자연 미인을 지지하는 모임도 있다. 획일화된 미인관에서 벗어나 개성 있는 본연의 모습을 사랑하자는 뜻에서 만들어진 반(反) 성형 카페에서는 자연 미인임을 입증하는 연예인들의 어릴 적 사진이 게시되고 누가 최고의 자연 미인인지를 선정하는 투표가 진행되기도 한다.

최근 들어 왜곡된 미의식으로 인한 폐해를 바로잡으려는 움직임이 패션계에서도 조금씩 확산되고 있는 추세다. 세계 각국의 패션업계에서 이른바 말라깽이 모델들을 패션계에서 퇴출시키기로 결정한 것이 그 단적인 예다. 이탈리아 정부는 섭식 장애 등을 앓고 있지 않다는 증명서를 제시한 모델들만 패션쇼 무대에 오를 수 있도록 했으며, 16세 이하의 모델들이 패션쇼에 나오는 것 또한 금지했다. 샤넬의 크리에이티브 디렉터인 칼 라거펠트가 너무 말랐다는 이유로 모델 셋을 퇴짜 놓았다는 사실 또한 유명하다.

절대적이며 상대적인 미의 기준

성형이 대중화되면서 성형 결과에 대한 비교 대상이 많아진 것도 성형을 부추기는 원인 중 하나다. 좀더 날렵하게, 좀더 높게, 더 풍만하게 할 걸 그랬나 하는 생각과 함께 다른 이들의 보형물이 더 자연스러운 건 아닌지, 새로운 기술로 다시 시술 받으면 더 나아지는 건 아닌지 끊임없이 비교하게 되는 것이다. 자신의 개성을 망각한 채 누구누구처럼 수술되지 않았다고 실망하거나 수술로 해결될 수 없는 이상적인 목표에 매달려 수술을 하는 것은 위험한 발상이다. 성형은 아름다움에 대한 정형화된 틀을 깨고 스스로를 아름답다고 여기도록 돕는 도구로서의 역할을 다할 때 가치를 갖는 것이다.

성형이 자신감과 행복감을 주는 데 도움이 되는 것은 사실이지만 반대로 심리적인 불안감이나 지나친 비교 의식과 경쟁 심리에 얽매여 있는 경우라면 어떤 종류의 수술로도 만족감을 주기 어렵다고 성형외과 의사들은 말하고 있다. 성형에 앞서 가장 중요한 것은 자기애이다. 성형의 출발선 역시 비교 의식이 아닌, 자신을 진정으로 사랑하는 마음에서 시작되어야 함을 잊지 말자.

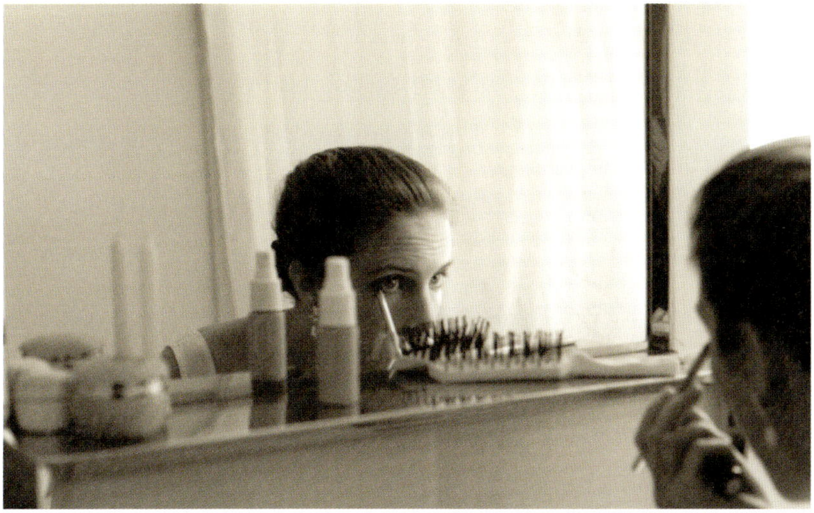

Beauty - 4

당신은 성형 중독? 성형 마니아?

이제 성형이 좋냐 나쁘냐 하는 도덕적인 문제를 논할 시기는 지났다. 이미 성형은 '일부층의 특권' 이 아닌 대다수 여성들이 경험하고 또 열망하는 분야가 된 지 오래다. '외모 지상주의' 니 '루키즘' '얼짱 신드롬' 과 같은 용어들로 아름다워지고 싶은 여성들의 욕구나 행위를 무조건적으로 비판하거나 심판할 수는 없는 것이다. 다만 성형도 쇼핑처럼 이왕 살아가기 위해 필요한 일부분이 되었으니 나에게 맞게, 필요한 만큼만 현명하게 실행해야 할 필요가 있다.

문제는 과유불급, 무엇이든 지나치면 득이 아닌 실이 되는 법이다. 성형 중독 역시 쇼핑 중독과 마찬가지로 '자신을 위하는 일' 이 아니라 '자신을 망치는 일' 이기에 짚고 넘어갈 필요가 있는 것이다. 성형 중독의 이해를 위해 먼저 쇼핑 중독에 대해 알아보자.

'필요하지도 않은 상품을 사들이고 쇼핑이 불가능해지면 심리적, 육체적 부작용이 일어나는 상태' 를 말하는 쇼핑 중독. 정신과 전문의들은 "쇼핑 중독은 일종의 조증으로, 들뜬 기분에 충동적으로 물건을 사들이는 것"이라고 말한다. "심리적 좌절과 공허감이 있으면 대개 우울해지지만, 그것조차 받아들일 수 없을 정도로 극심한 열등감에 빠지면 반대로 조증에 걸리며 이것이 쇼핑으로 이어질 경우 쇼핑 중독이 된다"는 설명이다.

쇼핑 중독에 걸린 사람은 물건을 산 뒤 쓰지 않고 창고에 쌓아 두거나 남에게 선물하며 심지어는 포장을 풀지도 않거나 무엇을 샀는지도 기억하지 못하는 경우도 있다고 한다. 많게는 월 100회(평균은 17회) 정도까지 그런 충동에 사로잡히며 그렇게 되면 5시간 이내에 물건을 사야 하고 사는 순간 쾌감과 함께 안도감을 느끼게 된다.

쇼핑 중독의 발생 빈도는 성인 인구의 1~5%이고 여자의 경우 남자보다 5배 더 많다. 평균 연령은 여자는 35세, 남자는 50세다. 구매 물품은 여자는 옷 – 신발 – 장신구 순이고, 남자는 옷 – 부피가 큰 물건(가구나 오디오) 순이라고 한다. 쇼핑 중독의 원인은 강박신경증의 특이 형태로 우울증이나 불안장애의 일종으로 추정하며 특별한 치료법은 없으나 근래 항우울제 투여가 효과적이라는 견해가 나오고 있다.

결국 쇼핑 중독은 병에 가깝다고 할 수 있는데 심리적 압박감을 풀기 위한 가벼운 쇼핑 중독에서부터 쇼핑이 불가능하게 되면 공포와 불안에 사로잡히는 중증 쇼핑 중독에 이르기까지 주변에서 쉽게 찾아볼 수 있다. 중독이 된다는 것은 뇌의 신경 전달 물질과 깊은 관계가 있다. 쇼핑을 함으로써 신경 전달 물질이 활성화되어 마약과 같은 쾌락을 느끼게 되는 것이다.

성형 중독 역시 쇼핑 중독, 도박 중독과 같은 '충동 조절 장애'의 일종이다. 충동 조절 장애의 특징은 자신이나 타인에게 해가 되는 행동을 하려는 충동이나 욕구를 억제할 수 없거나 이를 행동으로 옮기지 못하면 긴장이 고조되는 현상을 보이는 것이다. 그리고 이후 자신의 욕구를 실제 행동으로 옮겼을 때 급격한 긴장완화와 쾌감, 만족감 등을 느끼게 된다.

성형 중독의 대표적인 예로 TV 프로그램을 통해 알려진 '선풍기 아줌마' 를 들 수 있다. 점점 선풍기처럼 커지고 못생겨져 가는 자신의 얼굴을 보면서도 얼굴에 콩기름 주사 놓는 것을 멈추지 못했던 그녀는 주사를 놓는 그 순간만큼은 불안감을 해소할 수 있었을 것이다.

특히 여성의 경우 지적, 정신적 능력을 내보일 기회를 거의 차단당한 채 외모를 통해 존재를 인정받게 되어 있는 사회 구조에 의한 피해자들이 많다. 예쁘고 늙지 않는 외모로 다른 여자들에 비해 우월하고 이로 인해 착한 여자임을 확인받고 싶어 하는 심리가 성형 중독으로 이어지는 것이다.

성형 중독의 경우 가장 먼저, '왜 성형을 하는가' 에 대해 바로 아는 것이 가장 중요하며 성형 외의 다른 심리적 해결책을 찾아야 한다. 처음에는 대수롭지 않게 여겼던 쇼핑이나 성형 중독은 심심찮게 가정 파탄의 원인이 되며 자칫 자기 파멸의 지름길이 될 수도 있기 때문이다.

끝없는 자기혐오, 보디 디스모르피즘

2007년 10월 모 성형외과 상담실.

교복을 입은 풋풋한 얼굴의 여학생이 문을 열고 들어왔다. 그녀의 얼굴은 나이에 어울리지 않게 그늘져 있었고 뭔가 초조하고 긴장된 듯 눈망울이 흔들리고 있었다.

"저, 턱선을 다시 가다듬고 싶어요."

"지금 턱도 이미 수술한 것 같은데?"

"맞아요. 2번이나 했는데 마음에 안 들어요. 다시 해주세요."

"음…… 턱 말고 다른 부위까지 포함하면 지금까지 몇 번이나 했죠?"

"…… 한 10번 정도요?"

"지금도 눈에 띄게 예쁜데 꼭 수술을 해야겠어요?"

"제 얼굴이 너무 싫증나요. 거울 보기가 싫을 정도로요. 수술하면 나아질 수 있을 것 같아요."

결국 의사는 그녀를 몇 시간 동안 달랜 후에야 집으로 돌려보낼 수 있었다.

이런 사례가 아주 흔한 것은 아니다. 하지만 점점 늘어나고 있는 게 현실이다. 위드 성형외과 김지혁 원장은 이런 현상을 '보디 디스모르피즘'이라고 설명해 주었다. 즉, 아무 이유 없이 자신의 얼굴과 몸이 싫어지는 증세를 뜻한다. 다른 사람들에게 놀림이나 지적을 받은 적이 없고 객관적으로도 평균 이상의 외모를 갖고 있더라도 '예쁘다' '못생겼다'와 상관없이 자신의 외모 자체를 혐오하는 것이다.

이런 증세는 한창 외모에 민감하고 발육이 왕성해지면서 여자로서의 몸매가 갖춰지기 시작하는 청소년기에 생기기 쉽다. 신체는 급격한 변화를 겪고 있는데 아름다움에 대한 가치관은 아직 정립되지 않은 상태에서 대중매체와 인터넷을 통해 접하는 미인의 조건들은 너무나 피상적이기만 하여 혼란을 겪는 것이다. 작은 우물 안에서 세상 밖으로 나와 정신 못 차리는 개구리처럼 갈피를 잡지 못하고 세상이 정해 놓은 기준을 두서없이 좇게 되는 것.

고등학교 시절 나는 허벅지에 심한 콤플렉스를 가지고 있었다. 키는 더 이상 자라지 않는데 비좁은 책걸상에 앉아 17시간씩 공부를 하려니 허벅지가 유난히 두꺼워지는 건 당연한 일이었다. 어느 날인가부터 갑자기 허벅지 바깥쪽에 이유 없는 통증이 오기 시작했는데 책상에 2시간 이상 앉아 있기가 힘들 정도로 고통스러웠다. 기분 나쁘게 저려 오는 원인 모를 통증은 고등학교를 졸업하고 대학을 졸업해도 그칠 줄을 몰랐다. 종합병원부터 용하다는 침술원까지 찾아갔건만 전혀 소용이 없었다.

나는 지하철에서 언제나 서 있어야 했고 도서관에서 한여름에도 두꺼운 방석을 깔고 앉아야 했으며 1시간마다 비상계단에서 스트레칭을 해줘야 했다. 그런데 졸업 후 잡지사에 입사해 아침부터 새벽까지 정신없이 일하면서 이런 증세가 서서히 사라지기 시작했다. 스스로를 자책하는 대신 1주일에 3~4일씩 수영과 러닝머신 등의 유산소 운동과 웨이트 트레이닝 등으로 혈액순환을 원활하게 만들고 몸매를 가다듬으려고 노력했기 때문이다.

3년 후쯤 지나자 언제 그랬냐는 듯이 통증은 깨끗이 사라졌다. 지금에 와서 돌이켜 보면 신체적으로는 어떤 증상도 나타나지 않지만, 가슴이 저리고 아프다고 말하는 어머니들의 화병처럼 나의 허벅지 통증도 신체적 통증이 아닌 콤플렉스에 의한 심리적 통증이 아니었나 싶다. 유난히 두꺼운 허벅지에 대한 혐오감과 이에 대한 스스로의 강박이 심하다 보니 실제로 통증을 느끼게 된 것이 아닐까. 나의 보디 디스모르피즘 탈출기는 3년이라는 오랜 시간과 노력 끝에 가능했다. 하지만 이런 혐오증을 스스로 극복하기란 쉬운 일이 아니다. 다른 사람의 눈에는 별 거 아닌 일이라 여겨져도 당사자에게는 세상에서 가장 큰 관심사이자 인생이 걸린 최대의 고민이기 때문이다.

이런 보디 디스모르피즘 증상이 심화되면 노력 자체를 포기하고 가장 빠르고 손쉬운 방법, 즉 수술을 선택하게 된다. 이럴 경우 자신의 외모와 매력에 대해 객관적인 시각을 가지기 어려운 상황이기 때문에 따라서 현명한 성형 쇼핑 또한 불가능해진다.

"매일 똑같아서 미안해……." 수술 전 이 한 마디를 남기고 연인의 사랑을 되찾기 위해 '인조인간'으로 변신한 여자(김기덕 감독의 영화 〈시간〉)가 있다. 그녀는 사랑하던 남자가 다른 여자에게로 떠나 버린 이유를 자신의 외모 때문이라고 생각했다. 그래서 잡지에 나온 완벽한 미인들의 눈, 코, 입, 이마, 얼굴형까지 하나씩 오려 내어 만든 새로운 성형 미인의 시안을 가지고 성형외과를 찾는다. 고교 시절 담임의 폭언 때문에 거식증과 성형 중독에 빠진 스타 지망생을 그린 영화 〈스승의 은혜〉도 보디 디스모르피즘을 다루고 있다.

2007년 영화계를 강타한 히트작 〈미녀는 괴로워〉와 개그우먼 김미려의 실제 성형기를 다룬 리얼리티 프로그램 〈미려는 괴로워〉 역시 외모로 자신의 능력을 평가절하 받는 현실에서 탈출하고자 주인공들이 감행하는 성형 수술기를 대담하게 다루어 화제가 됐다. 이렇게 충무로뿐 아니라 대한민국이 '성형' 이란 화두를 심도 있고 다양한 시선으로 그리게 된 것은 그만큼 대중들에게 성형이란 문제가 실질적으로 가까이 다가와 있다는 뜻이기도 하다.

문제는 영화 속 이야기는 해피엔딩으로 끝나는 경우가 많지만 현실은 그렇지 않은 경우가 더 많다는 것이다. 보디 디스모르피즘은 소위 '못생긴 여자' 들에게만 나타나는 현상이 아니기 때문이다. 자신의 몸에 대한 혐오증은 주관적인 것이어서 실제로 완벽한 코를 가졌어도 자신의 판타지 속에 그려 놓은 이상적인 코를 갖기 위해 수술을 감행하게 된다. 게다가 자신만의 세계에 만들어 놓은 성형 미인의 모습은 계속 바뀐다. '자신의 얼굴에 싫증이 난다' 는 말은 자기 혐오증을 가진 사람들에게 흔히 들을 수 있는 이야기가 아닌가.

수술 후도 문제다. 수술만 하면 꼴 보기 싫은 나를 완전히 바꿀 수 있다는 성형에 대한 환상은 수술 후 극적인 효과를 기대하게 되고 이는 곧바로 수술 결과에 대한 불만족으로 이어지게 된다.

하지만 성형 중독과 성형 마니아의 구분은 필요하다. 미국의 TV 드라마 〈섹스 앤 더 시티〉의 주인공 캐리가 몇 천만 원 어치의 구두를 자신의 집에 모셔 두고 있다고 해서 그녀를 쇼핑 중독, 즉 정신병자 취급할 수는 없는 것이다. 사실 전세 얻을 돈도 없으면서 한 켤레에 500, 600달러짜리 구두를 사 모으는 캐리를 보면 약간 한심하다는 생각이 들기도 하지만, 누구나 각기 다른 행복의 조건이 있듯 멋진 하이힐로 인해 그녀의 인생이 장밋빛으로 채워진다면, 그리고 멋진 구두를 사 모을 능력을 본인 스스로 가지고 있다면 개인적으로 크게 문제될 게 없는 것이다.

내가 멋진 수트를 산 후 그에 맞는 구두와 백, 헤어스타일까지 바꾸고 싶어진다고 해서 이를 쇼핑 중독이라고 볼 수는 없지 않을까? 성형 역시 눈 수술을 한 번 했는데 그에 맞게 턱과 코 수술까지 한다고 단순히 성형 중독이라고 보기는 어렵다. 성형 마니아는 또 다른 만족을 찾아 자신을 꾸준히 개발해 나가는 사람을 말하고 성형 중독은 무엇을 해도 늘 자신에게 불만을 갖고 성형에만 매달리는 사람을 말한다.

그럼 성형 중독과 성형 마니아를 구별할 수 있는 간단한 자가 테스트 같은 게 혹시 없을까? 나는 철없던 고등학교 시절의 기억을 떠올리며 위드 성형외과 김지혁 원장에게 자문을 구했다. 다음에 위드 성형외과의 도움을 얻어 만든 간단한 자가 진단 체크 리스트를 소개한다. 각각의 질문에 자신이 해당되면 네모 안에 표시를 해보자. 작성이 끝난 후 6개 이상 체크 표시가 있다면 당신은 성형 중독에 가깝고 그 이하라면 성형 마니아 쪽에 가깝다고 판단하면 된다.

⊕ 자가 진단 리스트

1. 나는 외모 가운데 나만의 혐오 부위가 1군데 이상 있다. □
2. 남들은 나의 외모 혹은 나의 혐오 부위에 대해 예쁘다고 하지만 나는 싫다. □
3. 나의 혐오 부위를 극복하기 위해 수술 이외의 방법으로 노력해서 만족을 얻은 적이 있다. □
4. 성형 수술을 감행하기 위해 지금 나는 시기를 정해 놓고 돈을 모으는 중이다. □
5. 나는 더 예뻐지기만 하다면 부적절한 방법이라도 돈을 벌 생각이 있거나 현재 돈을 모으고 있다. □
6. 지금까지 신체 부위에 미용 성형을 5군데 이상 했다. □
7. 지금까지 신체 부위 중 한 곳을 2번 이상 미용 성형 수술을 한 적이 있다. □
8. 성형 수술을 하면 한 달 안에 원하는 외모가 나와야 직성이 풀린다. □
9. 성형 수술을 해서 나는 완전히 다른 사람이 되고 싶다. □
10. 나는 성형 수술을 한 후 주위의 평가에 상관없이 목적했던 결과와 다르면 견딜 수 없다. □
11. 수술 후 만족하지 못하면 반드시 재수술, 그 이상도 할 생각이다. □
12. 병원을 결정하기 위해 뚜렷한 목적 없이 5군데 이상 다니며 닥터 쇼핑을 한다. □

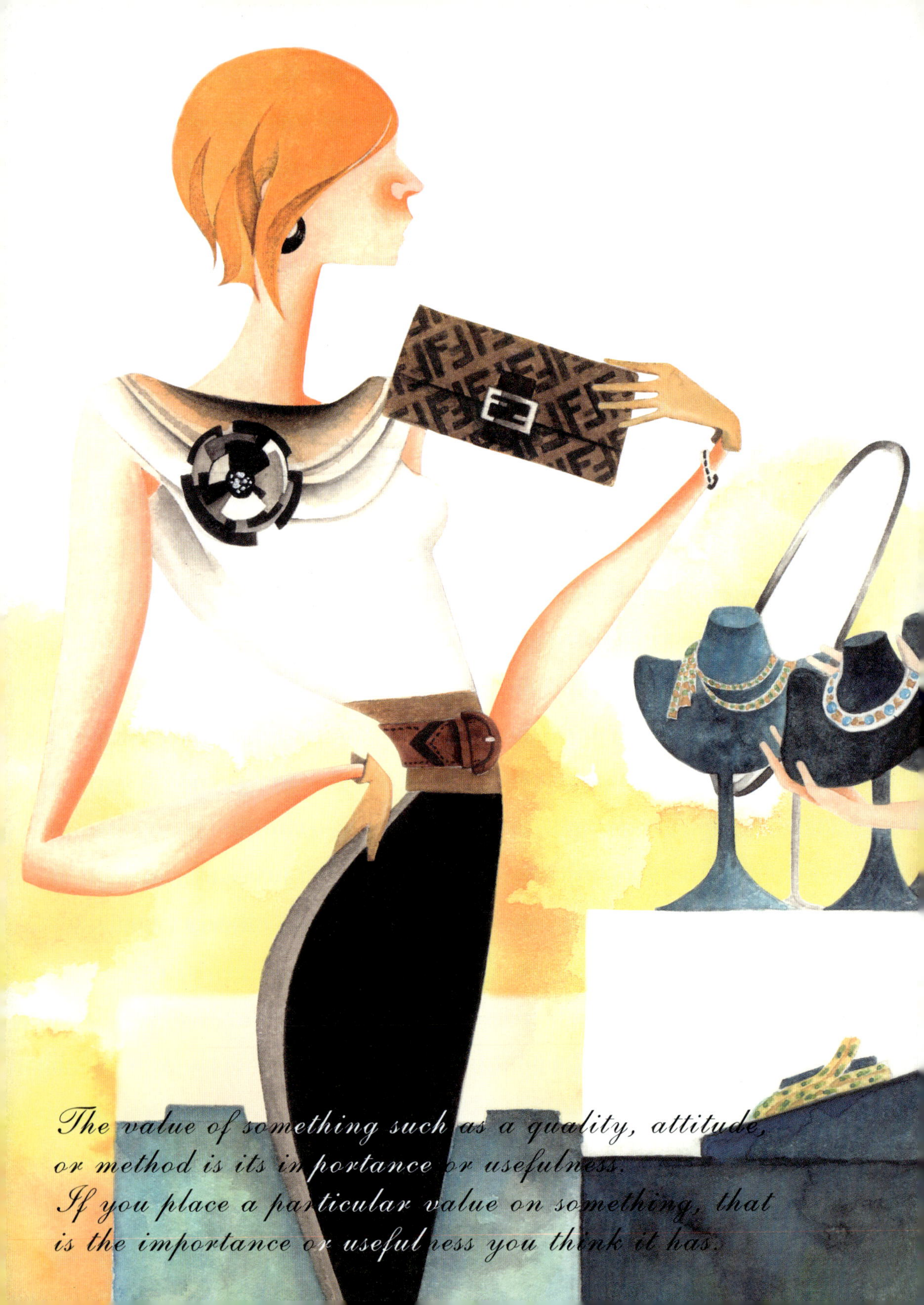

The value of something such as a quality, attitude, or method is its importance or usefulness. If you place a particular value on something, that is the importance or usefulness you think it has.

성형 수술을 수십 번 했는데도 전혀 안 한 사람보다 못한 사람,
성형 수술 한두 번만으로 수술한 티가 확 나는 사람,
고치기 전이 고친 후보다 더 나은 사람 등
비싼 값을 치루고 수백 번 고민한 끝에 감행한 성형 수술의 결과가
너무나 실망스러운 경우가 적지 않다.
그 이유는 무엇일까?

Part 3
성형테크로 외모의 자산 가치를 높여라!

Tech - 1

황금비율 공식으로 완벽한 얼굴 찾기

Part 1, 2에서는 성형 공화국 한국의 현실을 돌아보고 최근의 성형 트렌드에 대해 살펴보았다. 성형을 가장 빠르게 받아들이고 시도하는 스타들의 성공과 실패를 통해 배워야 할 부분, 배우지 말아야 할 부분도 알게 되었다. 그렇다면 이제는 나와 남을 웃게 만들 성공적인 성형테크에 대해 본격적으로 알아볼 차례다. 재테크, 의테크, 휴테크 등 더 나은 삶을 위해 우리는 보다 효과적인 방법들을 알기를 원한다. 마찬가지로 내 얼굴의 자산 가치를 높여 줄 성형테크를 제대로 알고 실천한다면 나의 웃음, 그리고 나를 바라보는 타인의 웃음까지 가져올 수 있지 않을까? 우선 미인을 만드는 황금비율에 대해 알아보고 나의 얼굴형을 바탕으로 나만의 황금비율을 완성하는 방법에 대해 배워 보자.

동안의 조건, 어려 보이는 황금비율

최진실이 인정한 최고 미인 김희선. 하지만 이제 트렌드는 완전무결한 김희선식 미인이 아니라 전지현, 한가인, 김태희의 젊고 깨끗하며 매력적인 얼굴이다. 모든 성형 수술의 귀결점은 동안 만들기에 있다고 해도 과언이 아닐 정도. 서너

살, 많게는 다섯 살 이상 어려 보이는 동안의 조건은 얼굴 부위별 특징에 따라 다르다.

⊕ 동안의 조건

1. 얼굴을 3등분했을 때 중안과 하안이 짧아야 한다.
2. 볼살이 통통해야 한다. 볼살은 얼굴의 가로와 세로 비율을 결정하는데 보통 여성의 경우 평균 1 : 1.30~1.32 정도. 가로 1 : 1.27 정도로 가로 길이가 길면 얼굴이 전체적으로 살짝 둥근 모양이 되어 어려 보인다. 반대로 볼살이 없으면 노숙해 보인다.
3. 이마는 볼록하고 통통하며 약간 넓은 편이 어려 보인다.
4. 광대가 옆으로 튀어나오지 않고 앞쪽으로 약간 도톰해야 한다.
5. 눈두덩이 꺼지지 않고 적당히 두꺼워야 한다. 퀭한 눈은 나이 들어 보인다.
6. 코는 짧고 코끝이 약간 들려 있는 것이 아래로 처져 있는 것보다 어려 보인다. 명품코가 유행인 이유.
7. 귀는 작고 귓불이 도톰해야 한다.
8. 눈은 크고 동그란 모양이 어려 보이며 눈 사이의 거리는 좁은 것보다 약간 먼 것이 낫다. 눈동자는 검고 커야 어려 보인다. 최근 검은 눈동자를 보다 많이 노출시키는 눈매 교정술이 유행인 이유다.
9. 입술은 크기가 작고 도톰한 편이 어려 보인다. 줄리아 로버츠는 반대의 예.
10. 태닝 피부보다 하얀 피부가 어려 보인다.

얼굴형에 따른 나만의 황금비율 만들기

자신의 얼굴형이 어떤 타입에 속하는지 정확히 알고 있는가? 이제 미인의 기준은 이목구비의 개별적인 모양새가 아닌 전체적으로 호감을 불러일으키는 얼굴형으로 옮겨 왔다. '셀카'가 유행이지만 자신의 얼굴형의 장단점을 파악하기 위해서는 '제대로 된 셀카' 사진이 필요하다. 정면, 측면, 45도 각도에서 정확하게 자신의 얼굴을 촬영한 후 객관적으로 분석할 필요가 있다. 성형외과 홈페이지에서 자주 보는 예와 같이 트릭이나 앵글 변화를 주지 않고 얼굴을 찍은 후 가로, 세로 비율과 코와 눈, 입의 크기 등을 비교해 보자. 얼굴형에 대한 분석이 끝나면 최대한 장점을 살리고 단점을 보완할 수 있는 성형의 기본 원리와 헤어스타일, 메이크업 방법에 대한 다음의 내용을 참고하자.

1. 긴 얼굴형

중안 즉, 눈썹과 입술 사이의 길이를 짧게 해야 한다. 코의 길이를 짧게, 볼을 통통하게 하여 옆으로 길어 보이는 효과를 주는 게 좋다. 눈과 입술을 둥글고 큰 모양으로 보이게 하면 긴 얼굴형의 단점을 커버할 수 있다.

헤어 & 메이크업 직선으로 커트된 뱅 헤어는 나머지 부분을 강조해 얼굴을 길어 보이게 하므로 역효과. 눈썹에서 이마쪽으로 1~2cm 올라간 정도에서 자연스럽게 앞머리를 내리도록. 화장을 할 때 눈썹은 약간 두껍게 그리고 콧방울 부위를 어둡게 쉐이딩 하면 코가 짧아 보인다. 입술은 아웃 라인으로 볼륨감 있게 그려 준다.

2. 둥근 얼굴형

어려 보이고 순해 보이지만 샤프한 인상을 주기 어렵다. 코끝을 약간 뾰족하고 길게 빼서 코는 길게, 눈은 약간 옆으로 길고 끝이 올라간 모양으로, 턱은 뾰족하고 볼륨감 있게 해주면 좋다.

헤어 & 메이크업 눈썹을 각지게 그리면 샤프해 보인다. 콧대를 따라 하이라이트를 주어 길어 보이게 연출하고 입술은 라인이 선명하게 보이도록 바른다. 앞머리는 뱅 헤어보다 옆으로 길게 내려오는 스타일이 좋다.

3. 역삼각형 얼굴형

강해 보이는 인상을 부드럽게 만드는 것이 포인트. 옆으로 퍼진 광대뼈를 줄이고 좁은 턱 부위를 통통하게 만들어 전체적으로 부드러운 얼굴형을 만드는 것이 중요하다. 코끝은 뭉뚝한 것이 좋고 눈은 둥글게, 입술도 도톰한 모양이 좋다.

헤어 & 메이크업 화장 시 눈썹은 라운드 형태로 자연스럽게 그리고 콧방울 아래를 진하게 쉐이딩 해 준다. 헤어스타일은 광대뼈를 강조하는 뱅 헤어나 이마를 완전히 드러내는 것보다 자연스럽게 광대뼈를 가려 주는 긴 앞머리의 웨이브 스타일로 부드러운 얼굴을 만든다.

4. 각진 얼굴형

얼굴형만 잘 다듬어도 인상이 완전히 바뀔 수 있다. 광대뼈와 턱뼈를 줄이고 볼을 통통하게 만든다. 코는 짧고 둥글게, 입술은 너무 두껍지 않은 것이 좋다.

헤어 & 메이크업 눈썹을 그릴 때 아치형으로 약간 복고적인 느낌으로 그리면 이지적인 느낌을 줄 수 있다. 헤어는 앞머리는 둥글게 양 옆으로 떨어지는 스타일, 생머리보다 굵은 웨이브가 각진 얼굴을 커버하는 데 효과적이다.

【Tech - 2】

실패한 수술 왜 생기는가?

성형 수술을 수십 번 했는데도 전혀 안 한 사람보다 못한 사람, 성형 수술 한두 번만으로 수술한 티가 확 나는 사람, 고치기 전이 고친 후보다 더 나은 사람 등 비싼 값을 치루고 수백 번 고민한 끝에 감행한 성형 수술의 결과가 너무나 실망스러운 경우가 적지 않다. 그 이유는 무엇일까?

성형 수술에 실패하는 이유는 다음과 같다. 첫 번째 이유는 성형 수술을 '지니의 요술램프'로 여기는 환자의 과도한 욕심과 기대 심리 때문이라고 볼 수 있다. 얼마 전 취재차 나갔던 성형외과에 사각턱을 축소해 갸름한 얼굴로 만들기를 원하는 여성이 찾아온 적이 있었다.

"성형 수술을 왜 하려고 하지요?"

"사각턱만 고치면 인생이 달라질 거 같아서요."

"이목구비가 예쁜 편이니 사각턱을 교정하면 지금보다 훨씬 부드러운 인상이 될 거예요."

"여기, 이렇게 달걀형이 되도록 잘라 주세요."

그녀는 그동안 많은 연구와 상담을 거쳤는지 익숙하게 얼굴 부위를 가리키며 직접 설명해 나갔다.

"하지만 그보다 먼저 사각턱의 원인과 얼굴 구조를 살펴봐야 해요. 누구나 다 그림을 그리듯 얼굴선을 마음대로 조정할 순 없어요."

"원하는 얼굴선을 갖지 못하면 뭐 하러 비싼 돈 주고 성형을 하겠어요?"

"그럼, 제가 가장 적합하다고 생각하는 부분까지 사각턱 라인을 교정하고 대신 시각적으로 더 갸름해 보이도록 다른 부위를 수술해 줄게요, 그럼 어때요?"

상담을 맡았던 위드 성형외과 유원일 원장은 무조건 완벽한 얼굴형을 원하는 그녀의 고집을 꺾기 위해 사각턱 이외의 부분에 대해 무료 시술을 제안하기까지 했다. 결국 그녀에게 유원장이 지적한 선에서 사각턱을 깎고 코와 무턱을 교정하는 가상 성형의 결과(시뮬레이션)를 보여 준 후에야 설득이 이루어졌다고 한다.

그녀는 자신의 신체적 한계 이상의 축소를 원했다고 한다. 그리고 사각턱이 된 복합적인 원인을 무시한 채 턱만을 과도하게 제거해 자신이 꿈속에 그리던 '이상적인 얼굴선' 만 고집했던 것. 하지만 안면 윤곽 수술처럼 대공사를 할 경우 여러 가지 원인을 분석하고 환자에게 맞는 수술을 하는 게 무엇보다 중요하다. 더구나 무리하게 수술할 경우 오히려 얼굴 모양이 더 나빠질 수도 있음을 알아야 한다.

"예뻐지는 것만 생각하고 콤플렉스에 대한 치료는 전혀 생각하지 않는 것이 문제죠."

누구나 깎아 내고 채워 넣는 과정을 통해 바비 인형 같은 외모를 만들 수는 없다. 따라서 가능한 부분과 가능하지 않은 부분을 확실하고 정확하게 알려줘야 하는 것도 의사의 몫이라 할 수 있다.

마찬가지로 가슴을 확대하려는 환자가 자신의 가슴 상태와 관계없이 일정 크기의 보형물 삽입을 원하고 의사가 환자의 상태를 고려하지 않고 요구한 대로 시술한다면 좋은 결과를 가져올 수 없다. 부적당한 수술을 했을 경우 본인이 생각하는 결과와 전혀 다른 모습이 될 수도 있는데, 이때 전문의와의 상담 과정에서 자신이 정말 원하는 것이 무엇이고 자신의 상태가 어떤지 스스로 파악할 줄 아는 판단력이 필요하다.

성형에 실패하는 두 번째 이유는 의사의 정확한 진단이 이루어지지 않았을 경우다. 실패를 줄이기 위해서는 무엇보다 경험이 충분한 의사에게 자신이 고민하고 있는 증상에 대해 이야기하고 정확한 검진을 통해 개선점을 찾아야 한다.

"무슨 일로 오셨어요?"

의사가 환자에게 던져야 할 가장 중요한 질문은 바로 무엇 때문에 성형을 하러 왔는지 그 목적을 묻는 것이라고 그랜드 성형외과의 유상욱 원장은 강조한다.

"수술을 하면 할수록 기술적인 면이 아닌 원론적인 부분, 즉 환자가 수술을 왜 하려는가에 대해 정확한 판단을 내리는 일이 가장 어렵더라고요."

이 병원을 찾아온 어느 여성은 이미 2번의 사각턱 축소술을 경험한 환자였다. 당시 그녀는 더 이상 같은 부위의 수술이 어려운 상황이었다. 그녀는 좌측 턱이 우측보다 크고 넓어 그로 인한 콤플렉스로 사각턱 축소를 결심했고 수술을 2번이나 했다고 한다. 좌측 턱을 우측과 비슷한 크기로 만들기 위해 뼈를 절제했지만 증상은 개선되지 않았으며 오히려 예전보다 얼굴 모양이 안 좋아졌다고 눈물로 호소했다. 처음 진단했을 때 그녀의 증상은 단순히 한쪽 턱이 큰 것이 아니라 안면 비대칭이 원인이었기 때문에 그에 맞는 수술을 통해 턱 부위 뼈 전체의 각도를 바로잡는 수술이 필요했음에도 불구하고 단순하게 턱을 깎는 수술을 고집해 돌이킬 수없는 결과를 떠안게 된 것이다.

"처음부터 의사가 수술 목적에 대해 잘못 파악하고 진단을 내리면 수술을 하더라도 더 나아지지 않는 경우가 많아요. 그래서 3번 정도 재수술을 받은 환자는 수술을 잘 시도하지 않죠. 수술을 거듭하는 동안 피부 속과 몸이 이미 많이 상했을 테니까요."

유원장의 말처럼 처음 잘못 진단이 내려진 성형 수술의 경우 다시 되돌리기 어렵고 재수술을 하더라도 좋은 결과를 내기 어려우며 그로 인한 정신적, 신체적, 경제적 고통 또한 감수해야 한다. 따라서 무엇보다 나에게 맞는 좋은 병원, 좋은 의사를 알아볼 줄 아는 판단력이 필요하다.

세 번째 이유는 의사와 환자 모두 부작용에 대해 둔감하다는 점이다. 성형 수술은 다른 수술처럼 불가피하게 수술한다기보다 환자가 자발적으로 찾아와 동의서에 도장을 찍고 수술을 하게 된다. 하지만 성형 수술 역시 외과 수술의 하나로 마취가 필요한 대수술이라는 것과 의사도 사람인지라 실패할 확률이나 부작용이 생길 수 있음을 간과하게 되는 것이다.

"성형외과 개업의는 의사인 동시에 비즈니스맨이기도 하죠. 일어나지도 않은 일로 환자에게 겁을 줄 필요도 없을 뿐더러 자신을 찾아온 고객에게 사각턱 수술을 하다가 잘못하면 얼굴을 더 망칠 수도 있다고 말할 바보가 있을까요?"

병원에서 한창 수련 중인 한 레지던트가 개원한 선배들의 모습을 보고 이렇게 말했다고 한다. 그렇기 때문에 환자 스스로 성형 수술의 원리나 부작용, 나에게 맞고 꼭 필요한 성형 수술이 무엇인지에 대해 충분한 사전 지식을 갖고 신중하게 결정하는 자세가 필요한 것이다.

얼마 전 턱관절 교정 수술을 받던 대학생이 전신마취 후 호흡 곤란 증세를 보여 생명이 위태로운 상태에 처했다는 뉴스를 본 적이 있다. 이에 앞서 안면 윤곽 수술을 위해 전신마취를 받은 한 여성이 심장마비 증세를 보여 인근 대형 병원으로 옮겨졌으나 3일 만에 목숨을 잃은 안타까운 사고 소식도 있었다. 당시 원고를 쓰고 있던 나는 적잖이 충격을 받았다.

국내에는 천 여 개의 성형외과가 존재하지만 이 중 실제로 마취과 의사가 상주하는 성형외과는 10곳 미만이라고 한다. 또 산소 소생기를 갖추고 있는 병원은 19곳, 심장 충격기를 보유한 병원은 거의 없다고 한다.

"모든 외과 수술에는 원칙적으로 마취과 전문의가 상주해야 해요. 성형 수술도 예외가 아니죠. 전신마취 수술인 경우 반드시 마취 전문가가 상주하고 있는지 확인할 필요가 있어요."

그랜드 성형외과 유상욱 원장과의 인터뷰 중 특히 주목했던 부분이다. 안면윤곽 수술은 성형외과 수술 중에서도 고도의 기술과 숙련된 경험을 가진 전문의만이 가능한 고난이도의 수술이다. 그러나 실제로는 이러한 고난이도의 수술을 거의 모든 성형외과에서 시행하고 있으므로 이들 중에 안전하게 수술을 받을 수 있는 병원을 선택하기란 사실상 쉬운 일이 아니다.

실제로 전신마취 중에는 환자의 자발적인 호흡이 이루어지지 않고 장비에 의존하여 환자의 심폐 상태를 유지하기 때문에 정확하고 정밀한 설비가 갖추어져 있는 상황이어야만 만에 하나 발생할 수 있는 사고에 대해 초기 대응이 가능하다고 한다.

따라서 마취과 의사가 상주하지 않더라도 최소한 마취과 의사가 출장을 오는 곳이거나 '어텐딩 시스템'을 도입한 병원을 선택하는 것이 좋다. '어텐딩 시스템'이란 전신마취가 필요할 정도의 대형 수술을 할 때 개원의가 미리 종합병원에 예약하여 그곳의 장비와 인력을 빌려 수술하는 시스템을 말한다. 미국, 일본 등지에서는 환자의 안전을 고려하여 전체 수술의 90% 이상에 이 시스템을 적용하고 있다고 한다.

마취과 전문의가 상주하는 문제 외에도 짚고 넘어가야 할 부분이 있다. 유상욱 원장은 전신마취 중에 발생 가능한 상황을 사전에 체크할 수 있는 최첨단 모니터 기계가 반드시 있어야 하며, 혹시라도 정전이 됐을 경우 이에 대비할 수 있는 UPS(Uninterruptible Power Supply, 자가 발전 시스템)까지 마련되어 있어야 한다고 말한다.

"전신마취 상태로 수술하고 있는데 갑자기 정전이 됐다고 생각해 봐요. 어떻게 될지……."

정말 생각만 해도 끔찍한 일이 아닐 수 없다. '재수가 없다' 고 하기에는 그야말로 황당한 일이 아닌가(하지만 실제로 우리 주위에서 일어나고 있다). 또한 같은 기계라 해도 5천만 원짜리냐 1억 원짜리냐에 따라 성능에 차이를 보이기도 한다. 병원 설비나 시설에 제대로 된 투자가 선행되어야 최소한의 안전이 확보될 수 있음에도 현실적인 문제로 인해 이러한 설비를 갖추고 있는 성형외과는 매우 드물다. 또 수술 전에 설비에 대해 확인하기도 쉽지 않다.

성형 수술의 부작용은 선풍기 아줌마나 마이클 잭슨, 멕 라이언 등 알려진 유명인들의 예를 들지 않더라도 언제든지 주위에서 생길 수 있는 문제다. 성형 수술을 생각하고 있는 나에게도 생기지 말란 법은 없다. 따라서 예방하고 대비하기 위한 기본적인 내용은 숙지해 놓도록 하자.

성형 수술 의료 사고는 다른 의료 사고에 비해 배상액이 매우 낮다고 한다. 성형 수술 부작용으로 인해 생긴 외모의 손상은 연예인처럼 특별한 경우를 제외하고는 노동력 상실로 인정되지 않기 때문에 배상금이 적게 책정될 수밖에 없다는 게 전문가의 설명이다.

성형 수술은 기능적 이상으로 인해 불가피하게 받는 수술이 아니고 부작용이 있다 하더라도 심리적인 경우에 해당하는지라 약간의 위자료 이상은 인정되지 않는다. 만약 형사 소송으로 갈 경우 집도의의 명백한 과실이 입증되어야 하기 때문에 더욱 쉽지 않다는 것.

최근에는 의료 사고가 발생한다 하더라도 의사가 적극적으로 과실이 없음을 증명하도록 하는 판례가 많아지고 있지만 피해를 당한 사람에게는 여전히 어려운 싸움인 게 사실이다. 따라서 아직까지는 합의로 끝내는 경우가 많다고. 물론 이렇게 극단적인 상황까지 가서는 안 되겠지만 전신마취가 필요한 큰 성형 수술을 결심했다면 여러 가지 상황을 꼼꼼하게 체크할 필요는 있다.

의료 사고라는 판단이 들 경우 3가지 단계를 통해 대처해야 한다. 먼저 기록을 확보하고 사실 관계를 잘 정리해 놓은 후 전문가와 반드시 상담할 것. 잘못된 수술 결과에 흥분한 나머지 병원에서 난동을 부리거나 하면 오히려 불리할 수 있으니 감정적인 자제가 필요하다. 또한 시간이 지나면 병원에서 과실을 은폐하거나 기록을 조작할 수도 있으니 되도록 빨리 기록을 확보하는 것이 좋다.

두 번째, 치료나 수술 받는 과정에서의 사실 관련 기록을 확보할 것. 병원에서 어떤 상담을 했으며 어떤 과정을 통해 치료를 받았는지, 그리고 병원측의 과실이 어떤 것이고 수술 후 대응이나 처리 과정이 어떠했는지 등을 문서로 혹은 녹음을 통해 남겨 놓아야 문제를 해결하기 쉬워진다.

세 번째, 의료 사고 전문 변호사나 시민단체를 찾아 상담을 하고 해결을 위해 어떤 방법이 좋은지 신중하게 판단하여 행동에 옮겨야 한다.

성형 후 부작용을 피하기 위한 7가지 절대수칙

1. 수술 전 지병이나 기타 다른 질환에 대한 사전 검진이 필요하다

뇌질환, 고혈압, 당뇨, 간질환, 면역체계 이상, 심장 질환 등이 있어 항응고제를 복용하는 경우 수술에 영향을 끼치게 되므로 병원에 알려야 한다. 안면 윤곽 수술 중 뇌에 종양이 발견된다면 수술을 제대로 마무리할 수 없으므로 큰 수술을 받기 전에는 사전 검진이 필수다. 또한 피임약, 비타민 E제제, 아스피린 등도 복용하면 좋지 않다.

2. 수술 전 과도한 흡연이나 알코올 섭취는 피하라

흡연에 의해 체내에 니코틴이 쌓이면 말초혈관을 수축시켜 수술 후 생기게 되는 상처의 치유를 지연시킨다. 또한 알코올은 상처 부위의 염증을 유발시킬 수 있으므로 많이 마시지 않도록 주의해야 한다.

3. 한 번에 여러 부위를 하는 원스톱 수술은 피하라

얼마 전 그룹 가수의 한 멤버가 성형 수술을 한꺼번에 몇 군데씩 받다가 병원 응급실에 실려 간 기사가 났었다. 이왕 시간 낸 거 한꺼번에 변신할 작정으로 안면, 가슴 등 여러 부위를 한꺼번에 손대다 보면 출혈이 심하거나 지혈이 잘 되지 않아 문제가 될 수 있으므로 의사의 권유가 있더라도 피하도록 한다.

4. 큰 수술의 경우 반드시 마취과가 있는 곳을 선택한다

안면 윤곽 수술은 뼈를 다루는 수술로 전신마취가 필수다. 따라서 불과 1%라 하더라도 위험 상황이 발생할 수 있다. 그러므로 안면 윤곽 수술을 결정하기 전에는 수술이 반드시 필요한 상황인지 신중히 검토해야 하고 과도한 욕심을 버려야 한다. 그리고 마취를 전문으로 시행하는 마취과 의사가 병원 내에 상주하고 있는지 여부를 반드시 체크해야 한다.

5. 최첨단 설비를 갖추고 있는 병원인지 사전에 체크한다

산소 내 이산화탄소 포화도 및 심혈관의 상황을 정확히 파악할 수 있는 최첨단 모니터 기계 등의 첨단 장비를 갖추고 있는지, 정전에 대비한 자가 발전 시스템이나 심혈관계 긴급 상황에 바로 대응할 수 있는 심장 제세동기 등이 구비되어 있는지, 수술 전 검사가 최대한 정확하고 광범위하게 이루어져 미처 파악하지 못한 중요 질병의 사전 필터링이 가능한지 등의 4가지 사항을 반드시 확인해야 한다.

6. 생리 중 수술은 피하는 게 좋다

생리 중에는 수술 부위에 출혈이 있을 수 있어 멍이나 부기가 생길 수 있다. 특히 가슴 성형시 크기와 모양의 변화도 있을 수 있으니 반드시 의사와 상담하여 결정하는 게 좋다.

7. 수술 후 과도한 다이어트나 급격한 체중 증가는 위험할 수 있다

수술 후 상처가 아무는 데 지장을 줄 수 있으므로 특히 안면 윤곽, 지방 흡입, 가슴 수술 등의 큰 수술인 경우 미리 전문의와 상담하는 게 좋다.

⸢Tech - 3⸥

비즈니스맨이 아닌 의사를 선택하라

개인적으로 난 의사를 그리 좋아하지 않는다. 차가운 메스와 마스크, 하얀 가운으로 무장한 그들은 왠지 피도 눈물도 없는 철저한 이성주의자 같은 느낌이 들어서다. 실제로 몸이 아프거나 교정을 위해 병원을 찾았을 때 내 얘기를 진심으로 들어 주고 그에 대해 상담해 주는 의사는 거의 없었다. 대부분 무표정한 얼굴로 판에 박힌, 치료나 수술에 불리하지 않은 이야기들만 골라 들려줄 뿐이었다. 질문을 많이 하면 살짝 귀찮아 하기도 했다. 물론 수십, 수백 명의 환자들을 상대하느라 지칠 대로 지쳤겠지만 간절한 마음으로 병원을 찾은 환자들에게는 마음에 상처가 될 수도 있다.

하지만 미용 성형이나 피부 치료를 하는 병원의 경우 환자에 대한 서비스가 남다른 게 사실이다. 실력이나 경력이 거기서 거기라면 멋진 인테리어에 내 담당의처럼 친절한 상담을 받고 좋은 시설에서 치료를 받고 싶은 건 누구나 마찬가지일 것이다. 그래서 병원들이 인테리어에 수억 원을 들이는 것이다.

그러나 그만큼 돈을 더 벌어들여야 하다 보니 한 명의 환자를 생각하기보다 더 많은 고객을 유치할 방법을 궁리하게 되고 결과적으로는 일반 병원과 마찬가지로 '소비자' 로서 환자를 대하게 되는 것이다. 드라마 〈하얀 거탑〉이나 〈뉴하트〉에서 보여지는 인간적인 의사의 모습은 현실이 아닌 드라마에서나 가능한 것일까? 최근 '최고의 주가' 를 올리고 있는 성형외과 의사는 의사일까? 비즈니스맨일까?

한 성형외과를 찾은 어느 지인의 동생 A에게 우연히 듣게 된 스토리다. 이목구비는 또렷하고 잘생긴 편인데 광대와 턱 부분의 라인이 튀어나와 20여 년 간 '사각 얼큰이' 콤플렉스를 느끼며 살아온 A는 언제나 자신의 얼굴형이 불만이었다.

"여기랑 여기를 집어넣고 이 부분만 가려도 얼굴이 완전 달라 보이지 않아? 자, 봐봐."

그녀는 만나서 조금 친해졌다 싶으면 사람들에게 이렇게 자신의 손으로 성형 시뮬레이션을 해 보이며 수술에 대한 의견을 묻는 게 버릇이 되었다. 그녀가 양쪽 광대뼈를 손으로 가리고 있으면 정말 얼굴이 갸름해 보였다. 그리고 살짝 비뚤어진 입과 턱 라인을 손가락으로 잡고 손바닥으로 가리면 이목구비까지 달라 보였다.

문제는 아직 학생인 그녀에겐 안면 윤곽이라는 대대적인 공사를 할 만큼의 돈이 없었다는 것. 오랫동안 아르바이트를 해서 돈을 모은 그녀는 벼르고 별렀던 상담을 받으러 성형외과를 찾았다고 한다.

"이 부분과 이 부분만 없어지면 제 꿈을 이룰 수 있을 것 같아요."

"하하…… 그렇게 다 없애면 얼굴엔 뭐가 남으라고요?"

의사는 가볍게 웃으며 그녀가 쉴 새 없이 풀어놓는 한풀이를 참을성 있게 들어 주었다. 그도 그럴 것이 성형 상담을 하러 오는 환자들은 보기에는 아주 크게 문제가 없어 보여도 자신들에게는 일생일대의 목표인 중요한 고민을 가지고 찾아오기 때문에 그동안 가슴에 남았던 말을 털어놓게 된다. 그러기에 흔히 성형외과 의사를 가리켜 메스를 든 정신과 의사라고 하지 않는가.

아나운서가 꿈인 A는 대학 재학 당시부터 졸업할 때까지 아나운서 양성 학원까지 다니며 열심히 준비했건만 언제나 합격의 관문은 멀고도 멀었다.

"1차까지는 붙어 봤어요. 그런데 카메라 테스트를 받으면 영락없이 떨어지는 거예요. 외모 때문인 게 분명해요."

"광대뼈와 턱, 돌출입을 한꺼번에 손대는 건 정말 큰 수술이에요. 수술하기 전 정말 다 해야 할 건지 고민해 볼 필요가 있어요. 시간도 오래 걸리고 비용도 만만치 않은데다 무엇보다 만에 하나 위험할 수도 있고요."

"비용은 어느 정도 들까요?"

"자, 그럼 한번 얼굴을 자세히 살펴보죠. 어디를 어떻게 하는 게 좋을지……."

그녀는 보기 싫게 튀어나온 광대뼈를 깎아 내고 목을 짧아 보이게 하는 사각턱도 깎고 앞으로 도드라진 돌출입도 교정하고 싶어 했다. 전체 예상 비용은 무려 2,500만원. 그동안 모은 돈을 훌쩍 넘는 액수였고 그녀는 낙담하여 어찌할 바를 몰라 했다. 그때 의사는 다음과 같은 제안을 했다.

"지금 얼굴에서 가장 큰 변화를 줄 수 있는 광대뼈만 수술하는 걸로 하지요. 그리고 사각턱은 뼈의 크기 문제 때문이기도 하지만 잘못된 식습관이 더 큰 원인이에요. 오른쪽 턱이 특히 발달되어 있는데 그 때문에 얼굴이 비대칭이 되고 더 커 보이는 거죠. 그렇게 크게 보기 싫은 건 아니니 턱은 그냥 두기로 해요."

"정말 그래도 예뻐질까요?"

"우선은 비용이 되는 데까지만 하세요. 그리고 나머지는 시간과 노력을 조금 더 기울이면 효과를 볼 수 있어요. 자, 내가 방법을 알려 줄게요."

의사는 A에게 근육이 뭉쳐 늘어지고 각져 보이는 턱살을 축소시켜 주는 마사지법을 본인이 운영하는 에스테틱 실장을 통해 배워 가게 했다. 그리고 한쪽으로만 씹고 딱딱한 음식을 좋아하는 식습관 교정법과 날렵한 턱선을 만들기 위한 바른 자세 등에 대한 코치도 받게 했다.

수술을 하고 몇 달 후 A는 몰라보게 갸름해진 V라인 얼굴이 되어 병원을 다시 찾아왔다. 수술 후 고통만큼 자세와 습관을 철저하게 바로잡고 마사지 또한 꾸준히 실천했다는 것.

"노력하면 된다는 교훈을 다시 한 번 깨달았어요. 수술에만 의지하려고 했던 제가 어리석었던 것 같아요. 정말 고맙습니다."

자신감으로 충만해진 A는 지금 신입 아나운서로 활동 중이다. 실력과 외모, 거기에 노력까지 3박자를 갖춘 그녀에게는 이제 꿈을 펼칠 시간들만 남아 있다. 그녀는 수술을 하지 않았으면 상실감에 빠져 끊임없이 자책하고 있었을 것이고, 비용을 감수하고 처음 원했던 대로 수술했다 하더라도 자신의 개성이 사라진 마네킹 같은 얼굴이 되었을 것 같다며 '맞춤 성형 컨설팅'을 해준 의사에게 진심으로 감사했다.

성공적인 성형 쇼핑이란 이런 게 아닐까. 수술한 의사도 만족스럽고 수술대에 올랐던 환자 역시 만족한 결과를 얻고 행복해 하는 그런 성형 수술 말이다. 그러기 위해서는 비즈니스맨이 아닌 진짜 의사를 만나야 한다.

시크릿 쇼핑 파일 ②

좋은 의사를 가려 내는 4가지 기준

1. 우선, 성형 전문의를 찾아야 한다

얼마 전, 누군가에게 유명한 P병원장이 성형 전문의인지 아닌지에 대한 질문을 받은 난 의외의 결과에 깜짝 놀란 적이 있다. 방송과 온라인, 지면에서 오랫동안 유명 병원장으로 자리매김해 온 P병원장은 알고 보니 성형 전문의가 아니었다. 그렇다면 어떻게 알 수 있을까? 가장 쉬운 방법은 병원 간판을 확인해 보는 것이다. 간판에 'OOO 성형외과' 라는 병원명 대신 '진료과목 성형외과' 란 말이 있으면 성형 전문의가 운영하는 병원이 아니다. 또 다른 방법으로는 대한성형외과 전문 사이트인 성형코리아(www.prskorea.co.kr)에 가서 찾아보면 된다. 물론 모든 비전문의가 가짜라는 말은 아니다. 비전문의로 출발해서 수많은 경험과 노하우를 쌓아 좋은 수술 사례들을 보여 준 경우도 물론 있다. 하지만기본적으로는 성형 전문의에게 내 몸을 맡기는 게 더 안전하다. 수술 부위만 따로 떼어 놓고 말할 수 없기 때문에 더 넓은 시각으로 시술자를 볼 수 있어야 눈, 코, 얼굴 윤곽의 전체적인 균형을 맞출 수 있다. 또한 합병증이나 후유증이 생겼을 때도 성형외과 전문의가 좀 더 전문적인 대처능력을 가지고 있기 때문이다.

2. 무조건 수술대에 눕히려고 하는 의사는 피하라

물론 당신은 성형 수술을 하러 갔다. 하지만 무조건 하고 싶은 대로 다 하게끔(사실 상담하다 보면 여기저기 다 하고 싶어진다) 놓아 두는 의사라면 다시 한번 생각해 보는 게 어떨까? 성형외과의는 장사꾼이 아니다. 무조건 자신이 가진 물건을 소비자에게 파는 사람이 아니라 성형 컨설팅을 제대로 해줘야 하는 막중한 임무를 가지고 있다. 때문에 성형이 필요 없는 사람에게는 포기를 권유할 줄도 알아야 하고, 성형이 정말 필요한 부위를 짚어 주는 판단력도 갖추고 있어야 한다. "저는 광대와 코, 눈을 다 하고 싶은데요"라고 말하는 환자가 있다고 치자. 이 한 명만 잘 잡으면 2천 만 원 정도의 수익을 올릴 수 있다. 하지만 의사가 진단하기에는 코만 해도 다른 부위가 적당히 살아날 것 같다. 굳이 3군데나 대공사를 할 필요가 없는 것이다. 이런 솔직한 상담이 오가는 병원이라면 소중한 내 몸, 내 얼굴을 맡길 수 있지 않을까?

3. 경험이 풍부한 의사를 만나야 한다

성형외과 전문의들과 얘기해 보면 무엇보다 경험이 중요하다는 말을 많이 한다. 의대를 졸업했다고 해서 누구나 완벽한 수술 능력을 갖췄다고 볼 수 없기 때문이다. 따라서 졸업 후 수련 받은 곳이 어디인지, 레지던트를 제대로 했는지를 체크해 보는 것도 중요하다. 크고 다양한 수술을 많이 집도하는 병원에서 레지던트 수련을 받아야 개원의가 되어서도 그 경험을 바탕으로 정확하고 폭넓은 시각을 통해 좋은 결과를 만들어 낼 수 있다는 것. 그리고 개원 후 3년 이상 된 곳이 더 안전하다. 개원한 지 얼마 안 된 풋풋한 의사라면 어려운 수술에 대한 경험이 부족한 경우도 있기 때문이다. 물론 이런 의사들의 이력은 '부끄러운 내용' 이 없는 한 홈페이지나 광고 등에 대부분 표기되어 있다.

4. 수술 후 부작용, 안 좋은 부분, 관리까지 제대로 알려 주는 곳을 선택한다

100% 안전한 수술은 없다. 의료법에도 이제 '부작용이 없다' 거나 '안전하다' 거나 '누구나 가능하다' 거나 하는 내용을 광고뿐 아니라 홈페이지 등에서도 사용하지 못하게 규제하고 있다. 사실 사이비 병원이 아니라면 어느 정도 약간 돌려서라도(?) 부작용에 대해 언급한다. 상담을 하면서 혹시 부작용이 생길 수 있는지에 대한 여부와 수술하고 나서 예상치 못한 결과에 대한 부분, 그리고 수술 후 주의할 점이나 관리까지 제대로 알려 주고 또 사후 조치가 확실한 병원을 찾아야 한다. 내가 받을 수술에 대한 장단점을 객관적인 시각에서 알려 주는 병원을 선택하라!

Tech - 4

병원 광고, 그대로 믿지 마라

나는 10년 넘게 잡지사 에디터로 일하면서 홍수처럼 쏟아지는 온갖 화장품 브랜드의 신제품들을 사용해 봤다. 하지만 늘 같은 생각을 했었다. '하나같이 모두 비슷비슷하군. 콘셉트만 약간 다를 뿐 차이가 없어.' 물론 제품의 효과와 효능에 약간씩 차이는 있겠지만, 정말 광고 문구에서 보듯 마술 같은, 극명한 효과가 나타나기란 어려운 일이다. 미사여구로 치장된 홍보 자료에 쓰인 내용을 읽어 보면 감성적으로는 매우 동하지만 이성적으로는 '어차피 화장품인데 뭘……' 하는 생각이 들게 된다.

최근 들어 '테스티모니얼'(Testimonial, 증인) 마케팅이 대세다. 화장품이건 옷이건 심지어 미용 성형까지도 '누구누구가 했는데 예쁘더라, 좋더라'는 내용의 광고가 판을 친다. 톱스타에서부터 한물간 스타까지, 그리고 전문가 그룹부터 인터넷 카페 매니저까지 동원하여 입소문 마케팅에 동참하고 있다. 일단 알려진 사람이 나와서 한 마디 해주면, 또는 옷 한 번 입고 나와 멋진 화보 사진이라도 보여 주면 팔리는 건 시간문제이기 때문이다.

성형외과와 피부과가 성행하면서 병원들이 온, 오프라인 광고와 홈페이지, 블로그에 투자하는 비용이 점점 늘어나고 있다. 잡지나 신문에서 스타 마케팅을 이용해 광고하는 기사는 이제 흔히 볼 수 있고, 가장 인기 있는 시술을 트렌드화시켜 집중적으로 소개하기도 한다. 병원 블로그는 의사들을 스타 마케팅하기에 바쁘다.

덕분에 평소 접하기 쉽지 않았던 전문 지식들을 자세히 알 수 있고 개인적인 질문 사항에 친절한 답변을 얻을 수 있는 등 유용하기는 하다. 하지만 가끔 병원 홈페이지를 보면 모든 수술이 '지니의 요술램프' 처럼 뚝딱 쉽게 이루어질 것 같고, 영화 〈미녀는 괴로워〉의 주인공처럼 원하기만 한다면, 또 돈만 있다면 정말 늘씬하고 빵빵한 몸매와 조막만 한 얼굴을 가질 수 있을 것 같은 환상을 심어 주는 경우가 많다. 첫인상도 실력도 비주얼이 중요한 시대, 그러니 이런 달콤한 유혹으로부터 벗어나기란 쉽지 않은 일이다.

어느 날 아침, 출근 준비로 분주하던 나는 방송에서 흘러나오는 한 인터뷰 내용을 듣고 깜짝 놀랐다. 모 병원에서 종아리 퇴축 수술을 한 후 평생을 '까치발'로 살아가야 하는 여성의 이야기였다. 종아리가 유난히 두껍고 발레리나처럼 알이 박혀 콤플렉스가 심했던 O씨는 종아리가 얇고 날씬해진다는 얘기에 수술을 받았지만 5번의 재수술을 받은 후에도 얇아지기는커녕 발바닥을 땅에 디딜 수 없는 기형 종아리를 갖게 되었다. 심지어 방 안에서도 7cm 굽의 하이힐을 신어야 간신히 서 있을 수 있고 플랫슈즈를 신고 밖에 나가려면 절뚝거리며 고통스럽게 걸음을 내딛어야 한단다.

보통 부작용이라 하면 다리 모양이 원하는 대로 나오지 않았거나 울퉁불퉁하다든가 아니면 핏줄이 보인다든가 하는 정도일텐데, O씨의 경우 완치가 불가능한 상태였고 말 그대로 '후천적 기형' 을 돈 주고 산 격이 되어 버렸다.

놀라운 건 이런 사례가 한두 건이 아니라는 점이다. 이런 심각한 부작용을 겪는 여성들은 자체 모임을 만들어 대응하고 있지만 수술을 집행한 해당 병원은 흔적도 없이 사라진 상태라고 한다. 정말 안타까웠다. 콤플렉스를 극복하여 자신감을 갖고자 했던 여성들이 아무 잘못도 없이 신체적 기형 상태가 되어 평생을 눈물로 살아가야 하니 말이다. 사람의 신체를 대상으로 사기를 친 인간 이하의 의사들, 그들은 어떤 방법으로 순진한 여성들을 현혹했을까?

여기서 중요한 점은 이 여성들의 성형 쇼핑 방법이다. 방송에 따르면 그녀들은 대부분 인터넷으로 검색한 후 스폰서 링크나 광고로 연결된 병원 홈페이지에 들어가서 시술 내용과 설명, 게시판 등을 살펴보고 병원을 결정했다고 한다. 문제가 된 병원 홈페이지에는 '우리 병원은 단 몇 시간 안에 마술처럼 예뻐지는 종아리를 만들어 드립니다' 와 같은 과장된 문구가 있었다. 어디에도 부작용에 대한 주의나 수술의 위험성에 관한 내용은 없었다. 수술에 대한 자세한 설명도 물론 없었다. 대부분 알고 있는 사실이겠지만 포털사이트의 맨 윗부분에 소개되는 병원 사이트는 병원이 지불하는 광고료에 의해 결정된다. 또한 광고의 규제 허용에 대한 정부 방침이 발표되면서 병원들의 신문, 방송, 잡지, 온라인 광고도 넘쳐 나고 있다.

병원 광고의 대체적인 유형을 5가지로 살펴보자. 전문 분야의 의료 차별화 부분을 강조하는 광고, 즉 '코센' '코미인' 과 같이 특정 부위 수술을 네이밍에서부터 강조하는 방법이다.

두 번째, 환자에 대한 친근성, 완쾌를 강조하는 광고. '아름다운 미소를 찾아드립니다' 와 같이 성형을 통한 자신감을 강조하는 감성 광고를 말한다.

세 번째, 병원 이미지 광고가 있다. 구구절절 어떤 설명 없이 병원의 인테리어나 시설, 또는 이미지 사진을 이용하여 고급스러움이나 스타일리쉬함을 강조하는 광고다.

네 번째, 치료 전후(Before & After)를 강조하는 광고. 가장 흔히 볼 수 있는 광고 중 하나이자 사람들에게 가장 쉽게 수술의 효과에 대해 전달할 수 있는 방법이기도 하다.

다섯 번째, 기업화된 병원, 전문화된 병원의 이미지를 심어 주기 위해 병원 네트워크를 강조하는 광고 등이 있다.

이렇게 다양한 광고 방법이 있지만 병원 광고가 쉽게 이뤄지는 건 아니다. 현행 의료법에서는 병원의 TV와 라디오 광고가 규제 대상이었고 일간지 광고도 병원의 개설, 휴폐업, 이전 등의 경우를 제외하고는 여러 가지 제약이 많았었다. 하지만 옛 보건복지부가 병원 광고의 허용 및 일간지의 광고 횟수 제한 폐지 방침을 세우는 등 변화를 보이면서 병원의 시술법이나 경력, 특장점까지 널리 홍보할 수 있는 기회가 생긴 것이다.

하지만 아직까지는 전략적이고 환자의 입장을 고려한 세심한 광고가 부족한 상태라 성형 쇼핑을 원하는 여성들은 인터넷이나 잡지, 신문 기사의 검증되지 않은 광고에 기대야 하는 실정이다. 병원의 입장에서는 자신들이 가진 기술과 치유 사례 등을 좀더 효율적으로 보여 주기 위한 광고를 만들 필요가 있다. 의료 시장의 환경을 파악하고 병원의 현재 상태를 점검하여 상황을 정확히 직시해야 하며, 광고의 목적을 환자의 마음을 읽고 헤아려 그들이 원하는 부분을 해소하는 데 둬야 한다. 무조건 눈길을 끌고 노출에 혈안이 되어 만들어지는 광고라든가 바로 환자를 끌어 모으려고 하는 일시적인 방법은 병원과 환자 모두에게 좋지 않은 결과를 가져다주기 때문이다.

동아TV의 〈피현정의 시크릿 쇼핑 파일〉은 성형을 제공하는 병원과 성형을 쇼핑하는 여성들을 위한 '맞춤 컨설팅'의 필요성을 느꼈기에 만들어질 수 있었다. 어떤 방법으로 성형에 관심 있는, 성형을 쇼핑하고자 하는 여성들의 호기심과 관심에 부응하는 간결하면서도 정확한 성형 정보를 전달할 수 있을지. 무엇보다 어떻게 성형 쇼핑에 접근해야 하는가를 시청각적인 방법을 통해 알려 주고 싶었다. 보통 병원이나 병원장의 홍보 목적으로 방송이 만들어지거나 단순한 정보 전달이나 궁금증을 파헤치는 정도에서 끝나는 방송, 또는 전신 성형을 통해 무조건 성형에 도전하면 미운 오리새끼에서 백조가 될 수 있다는 형식의 프로그램과는 달리 시청자들에게 유익한 성형 쇼핑 정보를 줄 수 있는 방법을 찾기에 고심했던 것이다. 그동안 내가 겪었던 취재 경험과 뷰티 마케팅 경험을 통해 여성들에게 필요한 성형 쇼핑에 관한 정보와 기준을 어느 정도 제시할 수 있었기에 힘들었지만 보람된 기획이었다.

앞으로는 쏟아지는 병원 광고의 난립 속에서 효과적인 쌍방향 커뮤니케이션이 이뤄지는 광고가 필요하다. 성형 쇼퍼들 역시 탐색적이고 정보 탐닉적이며 자신을 아름답게 업그레이드시키기 위한 방법들을 너무나 잘 알기에 이제는 과장, 허위, 눈속임 광고들은 머지않아 자연스럽게 사라지게 되지 않을까?

성형 광고를 제대로 보는 5가지 방법

1. 과대 광고는 일단 의심해 본다

과대 광고란 시술 결과에 대한 절대적인 효과를 강조하는 것이다. 이런 병원들은 성형 쇼핑을 결정하기 전에 제외시켜야 한다. 병원 홈페이지나 블로그 등에서 "저의 원장님만 할 수 있는 수술입니다"라거나 "광대 수술을 마취 안 하고도 할 수 있습니다"와 같은 독단적인 태도를 보이는 곳도 제외 대상이다. 수술의 우위에 관한 단정적인 결론은 어느 누구도 내릴 수 없기 때문이다. 의사들을 쭉 세워 놓고 1등부터 꼴등까지 순위를 매기는 공식 기관은 그 어디에도 없다.

2. 시술 방법에 있어 트렌드를 좇지 말아야 한다

성형의 트렌드는 필요한 정보지만 무조건 따라 해서는 안 된다. 트렌드는 나에게 맞는 성형을 찾을 때 하나의 기준이 될 수는 있다. 단, 누구의 코가, 눈이 예쁘다고 해서 나에게 바로 적용시킬 일은 아니란 뜻이다. 김민희의 멋들어진 스키니진이 내가 입었을 때도 반드시 멋있어 보이는 건 아니기 때문이다. 스키니진 트렌드를 파악했다면, 나에게 맞는 디자인과 길이, 다리를 감싸는 폭이 날씬하고 길어 보이는 스키니진을 골라 입어야 한다. 마찬가지로 성형 트렌드는 파악하되 자신에게 맞게 트렌드를 수렴할 줄 알아야 한다.

3. 광고와 기사를 구분한다

요즘은 광고성 기사가 분야를 막론하고 대세다. '애드버토리얼'(Advertorial, 광고와 기사의 합성어, 기사처럼 보이는 광고를 의미)이라고 불리는 콘텐츠 광고를 말하는데, 소비자들에게 거품을 뺀 듯한 홍보 기사를 작성하여 신뢰를 주고 시선을 사로잡는 방법이다. 이제는 이런 애드버토리얼도 점점 전문화되어 기자 출신의 제작자들이 넘쳐 나고 있다. 광고와 기사를 구별하는 방법은 페이지 상단에 'Advertorial'이란 단어가 있는지, 또는 제목이나 부제에 브랜드 네임이나 로고가 잘 보이게 들어가 있다면 광고라고 인지하면 된다. 또는 한 두 페이지에 걸쳐 한 병원을 집중적으로 소개하고 있다면 어김없는 광고다. 이 경우 과장이 있을 수 있음을 염두에 두고 기사를 읽어야 한다.

4. 광고 속 시술 전후 결과를 맹신하지 않는다

광고나 애드버토리얼로 만들어지는 사진이나 수치 등은 특정 상황에 따라 나온 결과일 수도 있다. 물론 모든 결과를 다 조작하는 건 아니다. 하지만 여러 가지 수술 체험 사진 중에 당연히 가장 결과가 좋은 사진과 내용을 싣게 되므로 광고에 나온 결과를 무조건 맹신하지 않는 게 좋다. 병원을 직접 방문해 다양한 수술 사례들을 눈으로 보고 상담을 통해 나에게 맞는 제안을 하는지 잘 확인해 볼 것을 권한다.

5. 새로 나온 최신 시술에 욕심내지 않는다

병원 홈페이지나 광고 내용에 나오는 시술 중에는 말만 바꾸거나 이름만 바꿔 마치 새로운 시술인양 선전하는 경우가 많다. 마치 안티에이징 크림을 하나 샀는데 피부가 촉촉해서 좋다든가, 새로 산 마크 제이콥스의 가방을 보고 사고 싶어진다거나 하는 트렌드세터적 쇼핑 형태를 보이는 것은 성형 쇼핑에 있어서 바람직하지 못하다. 넘쳐나는 정보들 속에서 알아낸 시술법을 병원에서 물건 고르듯 "이걸로 해주세요" 하고 얘기한다면, 당신의 피부, 눈과 코, 몸은 궁극적인 아름다움을 찾기 어려울 것이다. 물론 찾는다고 척 내어주는 성형 전문의라면 두말할 필요 없이 병원 문을 박차고 나와야 할 일이다.

【Tech - 5】

성형 수술의 최적 타이밍을 체크하라

동아TV의 〈시크릿 쇼핑 파일〉 프로그램 기획을 짜던 중 재미있는 사례 분석 자료를 발견했다. 바로 10대부터 70대 이상 연령대별 성형 수술 건수와 부위에 대한 내용. 경희의료원 성형외과 박준 교수가 지난 2000년부터 5년간 1,146건의 미용 성형 수술 사례를 분석한 결과를 발표한 것이다.

10대는 쌍꺼풀, 20대는 코 성형, 30대는 보톡스 주름 제거, 40대 이상부터 70대까지는 눈꺼풀 처짐 제거 시술을 많이 한다고 나타났다. 성형 수술 비율에 있어서 20대가 다른 연령에 비해 가장 많은 30%를 차지한다는 건 예상한 바였지만, 놀라운 건 10대 또한 9%나 미용 성형을 하고 있다는 결과였다.

성형 컨설팅 방송 프로그램을 진행하면서 가장 힘들었던 부분은 적당한 시술자를 찾는 일이었다. 미에 대한 트렌드를 분석하고 그에 맞는 대표적인 연예인을 찾아 그녀들을 아름답게 만든 대표적인 부위를 뽑아 낸 후, 원 포인트 수술로 자신감을 찾고 효과적인 변신이 가능한 시술자를 정말 오랜 기간에 걸쳐서 찾아냈다. 그런데 위 자료의 분석처럼 생각 외로 10대 소녀들의 지원율이 퍽 높았다. 아무리 각 개인의 상황과 외모, 이미지 등에 따라 시도하는 맞춤 성형 컨설팅 프로그램이라 해도 미성년자인 10대들에세 성형을 권할 수는 없었다. 외모가 아직 성숙되지 않은 상태라 나이가 들면서 젖살이 빠지거나 자신의 스타일을 잡아 가게 되면 수술하지 않고도 충분히 예뻐질 수 있기 때문이다. 게다가 자신의 외모에 대한 올바른 판단과 분석이 이뤄지기 전이므로 섣불리 성형 수술을 시도하기란 위험천만한 모험이다.

언젠가 SBS 〈그것이 알고 싶다〉에서 '외모도 경쟁력이다! 성형을 꿈꾸는 아이들(10대 성형 열풍)' 이란 제목의 방송을 한 적이 있었다. 이 프로그램에 소개된 한 친구는 "못생긴 것은 죄이기 때문에 죄를 짓고 싶지 않아서 성형을 한다"고 말했다. 모델을 꿈꾸는 그 아이는 이미 한 번의 성형 수술을 받았고 다시 수술을 받기 위해 비용을 마련하려고 아르바이트를 하고 있다고 했다.

〈그것이 알고 싶다〉의 제작진은 "조사 결과에 따르면 한국의 10대 소녀들의 59%가 자신의 외모 개선을 위해 성형 수술을 생각하고 있는 것으로 나타났다" 고 지적했다. 그리고 이런 욕망이 발전하여 친구들끼리 성형에 대한 정보를 주고받고 더 나아가서는 수술까지 함께 감행하는 경우도 적지 않다고 한다.

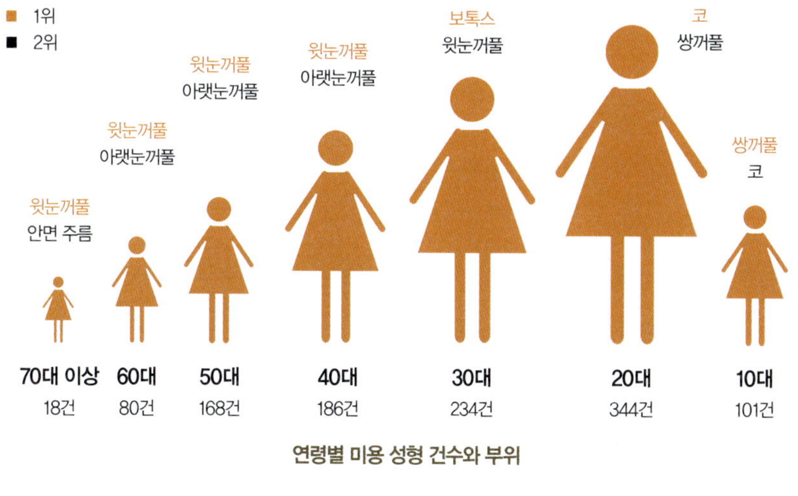

연령별 미용 성형 건수와 부위

이런 10대 성형 열풍은 평범한 옆자리 친구가 갑자기 스타가 되는 일이 잦아진 요즘의 세태를 반영한다고 볼 수 있다. 인터넷 얼짱으로 유명해진 친구가 눈 깜짝할 사이 톱스타의 반열에 오르는 시대. 연예인에 대한 동경과 갈망이 그 어느 때보다 높은 요즘 10대들에게 성형은 최대의 관심사로 떠오른 것이다.

〈그것이 알고 싶다〉에서는 10대에 성형 수술을 한 후 10년 째 성형 부작용으로 고통 받고 있는 한 20대 여성도 인터뷰했는데, 그녀는 "외모에 대한 가치관이 정립되기 전인 10대에 성형 수술을 한 것이 무척 후회된다"라고 눈물을 글썽이며 말했다. 한편으로는 친구들에게 왕따를 당할 정도의 심각한 외모 콤플렉스로 인해 자살을 두 번이나 기도한 14살 소녀의 우울증과 대인기피증에 대해서는 심리 상담이 필요하다는 결론이 내려졌는데, 지나칠 정도로 심각한 외모 콤플렉스를 극복하기 위해 당장은 아니더라도 성형에 대한 진단 역시 따로 필요하다고 생각되었다.

성형의 궁극적인 목적이 '행복' 인 바에야 10대 성형을 무조건적으로 반대할 필요는 없다. 필요에 의한 최소한의 성형은 10대들의 미래를 발전시키고 고통 받는 영혼을 치유할 수도 있다. 하지만 미용 성형이 아닌 재건 성형이 필요할 만큼 최악의 경우가 아니라면 수술 적령기가 되기까지 조금만 기다려 보자. 아무런 마음의 정리나 미래에 대한 준비 없이 '수술로 모든 게 해결될 것이다' 라는 생각으로 무턱대고 성형을 시도한다면 결과는 결코 해피엔딩이 될 수 없다는 사실을 반드시 숙지하기를!

중장년층 사이에서도 성형 수술이 많이 이뤄지고 있다고 한다. 평균 수명이 높아지면서 이제 주름이 거의 없이 날렵한 얼굴선과 탄력 있는 몸매를 유지하는 중장년들이 늘어나고 있다. 게다가 결혼 적령기가 늦어지면서 출산 연령이 높아지다 보니 최근에는 초등학생 이하의 자녀를 둔 40대 학부형도 주위에서 쉽게 볼 수 있다. 아이들은 점점 눈이 높아져 가고 그 눈높이를 의식한 어머니들은 세월의 흔적을 지우기 위해 피부과, 성형외과의 도움을 받을 수밖에 없는 것같다.

10년 전 30대가 지금의 40대가 되어서도 과거의 라이프스타일과 미모를 유지하고 있는 사회 현상 때문에 동안 메이크업이 몇 년 째 뷰티 트렌드를 이루고 있고 값비싼 안티에이징 제품도 불티나게 팔리고 있다. 피부 관리 정도에 그쳤던 어머니들은 이제 볼에 지방을 이식하고 보톡스로 이마 주름을 펴고 화장품으로 해결할 수 없는 처진 윗눈꺼풀과 아랫눈꺼풀 올리는 수술을 받고 있는 것이다. 실제로도 최근 처진 눈썹을 끌어올려 생기 있고 어려 보이는 얼굴을 만드는 눈썹 리프팅 수술을 하는 중장년층이 부쩍 늘고 있다고 한다.

그렇다면 성형은 언제 하는 것이 좋을까? 성형의 종류에 따라 수술 받아야 할 최적의 타이밍이 따로 있는 것일까? 대답은 예스! 성형 수술의 시기는 신체뿐 아니라 정서적으로 성숙했을 때 시도되어야 한다.

물론 개인에 따라 결과의 차이는 있을 수 있지만 쌍꺼풀 수술의 경우 만 16세 이후에 하는 것이 바람직하다고 한다. 코는 16~17세가 되어야 성장이 완성되므로 이 나이가 지난 다음에 하는 것이 효과적이다. 가슴 성형은 유방의 성장이 끝난 후인 최소 18세가 넘어서 수술하는 것이 좋다.

신체의 틀을 바꾸는 일은 아무리 성형 기술이 발달한 현대 의학에서도 쉽게 생각해서는 안 될 일이다. 특히 발육이 덜 된 10대 소녀들에게는 이 점을 백 번 강조해도 지나치지 않는다. 신체에 한 번 칼을 대면 되돌리기 어렵기 때문이다.

시크릿 쇼핑 파일 ④

성형 수술, 최적의 타이밍은?

성형 수술하기 가장 좋은 시기는 20대 중반이다. 20대 초반은 자아 정체성이 확립되기 전이라 적합하지 않다. 그러므로 수험생들의 성형은 피해야 할 일이다.

고등학교를 졸업한 스무 살들은 성형 수술의 이유를 '남자친구가 지적해서' 라거나 '미팅 때 예쁘게 보이기 위해서' 라고 말한다고 한다. 따라서 올바른 자아 정체성이 확립되기 전인 20대 초반은 성형의 최적 타이밍이라고 보기 어렵다.

노화 방지를 위한 성형 수술의 최적기는 30대 중, 후반. 30대 중반부터 40대로 넘어가면 골다공증이 시작되거나 뼈가 굳거나 붙는 속도가 느려지므로 성형 수술하기에 좋은 시기가 아니다. 또 페이스 리프팅이나 눈꺼풀 올리는 수술, 팔자 주름 등의 노화 관련 수술들은 노화가 이미 많이 진행된 후에 하면 효과가 떨어진다. 30대 얼굴을 계속 유지하기 위해서는 30대 중후반에 노화 관련 수술을 시작하는 게 효과적이다. 그만큼 탄력을 오래 유지할 수 있어 오히려 수술의 횟수를 줄일 수 있기 때문이다.

1. 절개를 이용한 시술법의 경우

이마 거상술 40대 이후 주름이 뚜렷해졌을 때. 즉 윗눈꺼풀과 아랫눈꺼풀이 처져서 시야를 가린다고 느끼면 수술을 받아야 할 시기다. 이마 주름과 미간 주름까지 제거 가능하다. 지속 기간 10년.

안면 거상술 50대 이후 늘어진 피부와 주름이 동시에 문제될 때. 50대는 팔자 주름이 선명해지고 얼굴이 사각형으로 변하는 시기로, 깊은 팔자 주름과 이중턱에 유효한 수술이다. 지속 기간 10년.

안건 성형술 30대 후반 정도. 40세가 지나 윗눈꺼풀이 처져 내려오거나 아랫눈꺼풀이 늘어져서 생기는 주름에 효과적이다. 지속 기간 10년.

2. 고주파 레이저를 이용한 시술법의 경우

서마지 리프트 피부가 처지고 주름이 생겼을 때. 목 주름이나 심한 여드름 흉터에 좋다. 지속 기간 2~3년.

테너 리프트 보톡스로도 치료하기 어려운 깊은 주름이 생겼을 때. 볼에 심술 주머니가 생겼을 때. 입가, 눈가 주위의 피부가 처졌을 때. 지속 기간 2년.

3. 약물을 이용한 시술법의 경우

보톡스 표정 주름, 이마 주름, 미간 주름이 생겼을 때. 지속 기간 6개월.

메조 리프트 기미, 칙칙한 피부톤, 잔주름, 홍조, 늘어진 피부가 문제될 때. 지속 기간 1~2년.

4. 보충재를 이용한 시술법의 경우

레스틸렌 가는 실주름이 생겼을 때. 지속 기간 1년.

펄레인 팔자 주름 또는 입술이 얇아졌을 때. 지속 기간 1년.

아쿠아미드 콧대가 낮아서 고민스러울 때. 턱끝을 교정하고 싶을 때. 눈밑 애교술, 입술 성형이 필요할 때. 지속 기간 3년.

Tech - 6

부위별 성형이 아닌 이미지 성형을 하라

패션 잡지사에서의 성형 기사감은 늘 최신 성형 트렌드나 시술법, 혹은 부위별로 소개되는 수술법 등이었다. 눈이 예뻐지고 싶다, 코가 오뚝했으면 좋겠다, 얼굴이 작아졌으면 좋겠다 등등 대개 부위에 따라 예뻐지거나 개선되었으면 하는 바람을 갖게 되기 마련이다. 하지만 최근 들어 미에 대한 시각이 다양해지고 성형의 대중화로 관심도가 높아지다 보니 좀더 전체적인 큰 이미지를 생각하는 성형 쇼퍼들의 바람이 늘어나고 있다.

"지금보다 어려 보이고 싶다."

"섹시해 보이고 싶다."

"고급스러운 인상을 갖고 싶다."

"부드러운 이미지를 갖고 싶다."

이들은 의사들과의 상담에서 성형의 이유를 이렇게 밝히고 있다고 한다. 즉, 쇼핑 리스트가 부위별 성형에서 이미지 성형으로 바뀐 것이다. 이런 추세에 따라 성형 수술의 부위도 늘어났고 성형 테크닉 역시 섬세하고 다양해졌으며, 한 번에 뚝딱 여러 부위를 수술하는 일명 '누구세요 성형' 도 유행하게 된 것이다.

이에 맞추어 〈시크릿 쇼핑 파일〉 방송 프로그램의 콘셉트 또한 최근 여성들이 가장 닮고 싶어 하는 이미지를 뽑아 그에 맞는 성형 수술 방법을 제안하는 것으로 잡았다. 위드 성형외과, 쉬즈애비뉴, 드림 클리닉 등 성형 쇼핑의 자문단들과 머리를 맞대고 회의를 거듭한 끝에 다다른 결론은 10가지 이미지와 그에 따른 단 한 군데의 수술 후 변신 효과였다.

이미지에 가장 잘 맞는 스타들을 예로 들어 그녀들의 얼굴을 분석하고 직접 성형 수술 체험자가 자신이 원하는 이미지를 위해 딱 한 군데만 수술하여 변화를 주는 내용이다. 단 한 군데의 시술을 선택한 것은 굳이 예뻐지기 위해 영화 〈미녀는 괴로워〉의 김아중처럼 전신 개조를 할 필요는 없다는 것을 보여 주기 위해서였다.

성형 지원자의 외모 중 단 한 군데만 교정하면 가장 극적인 효과를 거둘 수 있겠다 싶은 부위를 당사자, 의사와 상담하여 정했고 수술 한 달 후, 촬영팀은 물론 의사와 지원자 모두 기대 이상의 결과에 기쁨을 감추지 못했다. 다음은 〈시크릿 쇼핑 파일〉에서 다루었던 10가지 이미지 성형의 종류와 담당 의사들이 들려준 '성형 이미지 메이킹법' 이다.

핫 트렌드, 큐트 페이스

최근의 핫 트렌드는 귀여우면서도 세련된 외모다. 송혜교, 전지현, 한가인… 이들의 공통점은 눈과 턱이 들어가고 눈 아래 부분이 짧은 '동안' 이라는 것. 얼굴은 점점 작아지고 눈, 코, 입은 큰 비너스형이 바로 이 시대가 원하는 현대적 미인상이다. 귀여운 인상을 주는 시크릿 쇼핑 포인트 3가지는 볼록한 이마, 크고 둥근 눈과 눈밑에 살짝 잡힌 애교살, 그리고 잡티 없이 깨끗한 피부다.

Q1 귀여운 이미지를 만들기 위해 가장 중요한 포인트는 무엇인가요?

단아하면서 어려 보이는 얼굴을 만들어 주는 볼록한 이마. 큐트 페이스를 완성하는 가장 중요한 포인트라 할 수 있죠. 이마를 볼록하게 하여 큐트 페이스를 만드는 방법에는 보형물이나 필러 시술 등의 여러 가지 방법이 있지만 자가지방을 이식하는 것도 효과적이에요.

– 김지혁 원장

Q2 가장 큐트한 스타와 그 특징을 꼽는다면?

애교 있는 연예인 하면 현영 씨가 가장 먼저 생각나죠. 예전에는 약간 남성적인 이미지였는데 최근에는 많이 부드럽고 여성스러워졌어요. 특히 그녀의 비음과 어울리는 눈밑 애교살이 바로 큐트 포인트인데요. 이런 귀여운 눈웃음에서부터 발랄함과 애교가 생겨나죠. 통통하게 잡힌 눈밑 애교살로 인해 그녀에 대한 호감도가 높아졌다고 할 수 있어요. 눈 아래에 필러의 한 종류인 펄레인을 주입하면 도톰한 눈밑 애교살을 만들 수 있죠. – 김원중 원장

고급스러운 럭셔리 페이스

얼굴에서 자신감이 느껴지는 럭셔리한 페이스. 당당하고 고급스러운 기운도 풍긴다. 이영애, 고현정, 김희선… 이들의 공통점은 조각 같은 얼굴 옆 라인, 도자기 같은 피부, 작은 얼굴에서 느껴지는 볼륨감이다. 그래서 뽑아 본 럭셔리 성형 쇼핑 포인트 3가지는 V라인 볼, 티 나지 않게 오뚝한 코, 모공이 작아 매끄러운 피부다. 얼굴에서 가장 많은 면적을 차지하고 있는 볼은 가장 간과하기 쉬운 부분. 럭셔리한 얼굴은 볼에 적당한 볼륨감이 있어야 한다. 살이 쪄서 통통한 볼이 아닌 우아하게 굴곡지며 떨어지는 얼굴 라인은 럭셔리한 이미지의 기본이자

완성. 이제는 눈, 코, 입만 예뻐서는 안 된다.

Q1 간단하게 럭셔리해지는 시술이 있다면?

흔히 코나 입술에 해오던 필러 성형을 볼에도 적용할 수 있어요. 레스틸렌을 주입하면 원하는 만큼의 볼륨감을 얻을 수 있고 시술 후 일상생활에 복귀가 빨라 많은 사람들이 선호하고 있습니다. – 유상희 원장

Q2 럭셔리한 피부의 조건은 무엇인가요?

럭셔리한 피부의 첫째 조건은 무엇보다도 희고 깨끗한 피부. 그 중에서도 모공 하나 보이지 않는 매끄러운 피부는 말 그대로 있어 보이는 분위기를 주는데요. 송혜교, 이나영, 전지현 등이 '쌩얼' 사진에서조차 럭셔리함을 풍기는 이유는 작은 모공과 깨끗하고 흰 피부가 가장 큰 역할을 합니다. 박피의 한 방법인 블루필 시술은 모공 없이 촘촘한 피부를 만들어 고급스러운 이미지를 만들어 주는 데 도움이 됩니다. – 한미정 원장

시공간을 초월한 아름다움, 클래식 뷰티

많은 여성들의 동경의 대상이 되는 클래식, 고전적인 아름다움을 지닌 스타로는 영화배우 올리비아 핫세, 그레이스 켈리, 비비안 리를 꼽을 수 있다. 이들의 공통점은 여성스럽고 우아한 얼굴을 갖고 있다는 것이다. 우리나라에서는 고소영, 김희선, 이영애 등이 이러한 클래식 뷰티의 계보를 잇고 있다. 클래식 뷰티를 만들어 주는 시크릿 쇼핑 포인트 3가지는 자연스러우면서 또렷한 쌍꺼풀, 오뚝하게 떨어지는 콧대, 도자기처럼 매끈한 피부다.

Q1 얼굴에서 코가 중요한 이유와 클래식한 코 라인이란?

코는 얼굴의 비율 조화에 있어서 뺄 수 없는 가장 중요한 포인트. 특히 매끈하게 이마에서부터 떨어지는 코 라인이 가장 중요하다고 할 수 있어요. 오뚝하고 매끈한 코가 얼굴에 입체감을 주고 완벽한 얼굴을 만들어 주죠. 최근에는 필러와 미세 지방 이식으로 간단하게 코 모양을 교정할 수 있습니다. – 유상희 원장

Q2 최고의 깊이와 미를 선사하는 눈이 주는 클래식한 포인트는?

동서고금을 막론하고 사람의 얼굴에서 가장 중요하게 생각되어 온 것은 눈입니다. 쌍꺼풀 진 크고 또렷한 눈은 미적인 것뿐 아니라 사람에 대한 호감과 신뢰를 높이는 역할을 하기 때문이죠. 특히 동양인들에게는 작은 외꺼풀 눈이 많다 보니 답답한 느낌을 주게 되는데 쌍꺼풀 시술을 통해 시원하고 탁 트인 눈매를 가질 수 있습니다. 쌍꺼풀 하나로 시대와 트렌드에 구애 받지 않는 클래식한 얼굴이 완성되는 것이죠. – 이성주 원장

나이는 숫자에 불과, 에이지리스(Ageless) 뷰티

어리게 보이려면 얼굴 형태나 이목구비도 중요하지만 무엇보다 투명하고 탄력 있는 피부가 머스트 해브 아이템이다. 전도연, 김희애, 황신혜… 이들의 공통점은 10대 부럽지 않은 탄력 있는 피부와 몸매를 자랑한다는 것. 주름이 하나도 없다면 거짓말이겠지만 자신의 나이보다 10살은 어리다고 해도 믿을 것 같은 그녀들. 에이지리스 뷰티를 만들어 주는 시크릿 쇼핑 포인트 3가지는 생기 있는 얼굴, 탄력 있는 몸매, 주름 없는 피부다.

Q1 나이가 들어도 젊어 보이는 중요한 포인트는 무엇일까요?

나이가 듦에 따라 피부 탄력을 유지시키는 콜라겐과 엘라스틴이 감소함에 따라 전체적으로 얼

굴의 탄력이 급격히 떨어져 점점 사각형 얼굴이 되죠. 그렇게 되면 이목구비가 흐려지고 얼굴 라인이 망가지게 됩니다. 불혹을 넘긴 황신혜나 김희애처럼 나이가 들어도 20대 같은 탱탱함과 피부 탄력을 유지하는 것이 바로 에이지리스 뷰티의 기본인데요. 최근에는 다양한 항노화 치료의 발달로, 수술하지 않고도 10년 젊은 피부로 돌아갈 수 있는 방법들이 인기를 얻고 있습니다. – 한미정 원장

Q2 탄력 있는 몸매를 위한 시술법이 있다면?

불혹의 나이에도 20대보다 더 완벽한 몸매를 가진 황신혜. 날씬할 뿐 아니라 보디라인 전체가 리프트 업되어 있어요. 나이가 들면 얼굴뿐 아니라 보디라인까지 망가지기 쉬운데요. 30대를 지나 40대가 되면 얼굴 다음으로 눈에 띄게 처지는 곳이 바로 엉덩이 부위입니다. 이때부터 왠지 청바지를 입기가 꺼려지게 되죠. 힙 아랫부분이 아래로 처지고 윗부분이 밋밋해져 볼륨감이 없어지고 뒷모습이 보기 싫게 되거든요. 윤은혜나 김아중의 청바지 광고를 보면 힙 업이 되어 있어 탄력적으로 보일 뿐 아니라 엉덩이 윗부분부터 볼륨 라인이 시작되는 걸 볼 수 있는데요. 힙 업 수술만으로도 옷태가 달라질 수 있습니다. – 김지혁 원장

Q3 나이가 들어감에 따라 주름이 생기는 이유와 주름의 종류는?

나이가 들어감에 따라 피부 탄력이 떨어지고 지구 중력에 의해 피부가 아래로 처져 자연스레 주름이 생기게 되요. 특히 눈가 주름과 팔자 주름이 나이가 들어 보이는 데 있어 가장 큰 작용을 하는 부위인데요. 눈밑, 눈가 주름의 경우에는 피부 속 지방을 받치고 있던 막이 약해지면서 피부가 아래로 처지게 되고 깊은 주름이 생겨 나이가 들어 보입니다. 팔자 주름은 잘못된 식습관이나 생활습관으로 인해 생기는 경우가 많으며 피지선이 거의 없고 건조하면 더욱 깊이 골이 파이게 되어 시술의 힘을 빌려야만 개선이 가능합니다. – 유상희 원장

얼굴보다는 몸매로 승부! 퍼펙트 보디라인

모든 여성들의 소망이자 꿈인 날씬하고 완벽한 몸매. 동시대를 살아가는 여성들이 원하는 완벽한 몸매는 바로 너무 마르지 않고 건강하며 날씬한 몸매다. 옥주현, 한은정, 김아중… 이들의 공통점은 몸매가 매력적이라는 것. 특히 옥주현은 타고난 몸매의 소유자가 아니더라도 노력과 관리를 통해 완벽해질 수 있다는 것을 증명하고 있다. 퍼펙트한 몸매를 완성시켜 주는 시크릿 쇼핑 포인트 3가지는 좌우 대칭이 맞는 균형 잡힌 몸매, 너무 마르지 않고 탄력 있는 보디라인, 매끈한 허벅지 바깥 라인이다.

Q1 날씬하기만 해서는 안 되는 퍼펙트 보디의 포인트는?

최근 깡마르기만 한 것보다는 탄력적이고 균형 잡힌 몸매를 선호하고 있는데요. 이제는 마른 체형이라 해도 균형과 탄력이 없다면 매력적인 몸매로 보이지 않습니다. 따라서 무조건 큰 가슴에 깡마른 팔다리가 아닌 자신의 몸매에 맞는 적정 비율을 가지는 것이 중요합니다. 체형의 좌우 비대칭이나 피하지방의 불균형한 분포로 인해 울퉁불퉁한 몸매를 매끈하게 만들어 주는 카이로프락틱(척추 교정 치료)과 경락 마사지 등을 추천할 만합니다. – 한미정 원장

Q2 완벽한 몸매에서 허벅지 라인이 특히 중요한 까닭은?

최근 패션 트렌드를 보면 딱 달라붙는 스키니진과 레깅스가 크게 유행하고 있습니다. 그만큼 슬림한 하체 라인과 각선미가 필요한 때죠. 하지만 많은 여성들이 다이어트를 해도 마지막까지 빠지지 않아 고생하는 것이 바로 하체, 그 중에서도 허벅지입니다. 보통 허벅지는 힙 라인 아래쪽으로 두껍게 발달하는데 그렇게 되면 다리도 훨씬 짧아 보이고 상, 하체 비율이 달라 보이며 원래 본인의 사이즈보다 더 뚱뚱해 보입니다. 지방 흡입술의 도움을 받으면 허벅지 라인을 효과적으로 개선할 수 있죠. – 김지혁 원장

매력적인 섹시 디바

예쁘고 아름다운 이목구비도 물론 중요하지만 섹시미 하면 우선 볼륨 있는 S라인 몸매가 머스트 해브 아이템이다. 이효리, 아이비, 서인영… 이들의 공통점은 바로 노래하는 섹시 아이콘! 그녀들은 완벽한 S라인으로 언제나 섹시미를 강조한다. 할리우드 섹시 디바로는 비욘세, 제니퍼 로페즈 등이 있다. 전 세계적인 섹시 트렌드 열풍 속에서 섹시 디바 스타일을 완성시켜 주는 시크릿 쇼핑 포인트 3가지는 잘록한 모래시계형 허리, 볼륨 있는 바스트 라인, 관능적인 입술이다.

Q1 섹시한 보디의 중요 포인트는?

최근 여성들의 섹시한 몸매에 대한 관심이 커지고 있습니다. 특히 그녀들은 볼륨 있는 바스트와 힙 사이의 잘록한 아워 글라스, 즉 모래시계형 허리를 가장 강조하며 노출하는데요. 바로 섹시한 몸매의 가장 큰 포인트가 되기 때문이죠. 허리는 상체와 하체의 연결 고리이자 S라인의 중심으로 이 부분이 잘록하고 탄력 있어야 바스트와 힙이 더욱 볼륨 있어 보이고, 가장 드라마틱하며 섹시한 보디라인을 완성할 수 있습니다. – 한미정 원장

Q2 섹시한 보디로 만들어 주는 가슴은?

섹시한 몸매라고 하면 누구나 볼륨 있는 가슴을 제일 먼저 떠올리게 되는데요. 하지만 무조건 큰 가슴이 가장 섹시하다고 할 수는 없습니다. 오히려 너무 큰 가슴은 어깨와 척추에 무리를 줄 수도 있으며 아래로 처지게 되어 섹시하지 않게 느껴집니다. 가슴 확대 시술을 받고자 한다면 전체적인 균형을 충분히 고려해서 적당한 크기를 선택하는 것이 중요합니다.– 김지혁 원장

Q3 섹시한 얼굴에서 입술이 중요한 이유는?

과거에는 앵두 같은 입술이라고 하여 작고 얇은 입술이 아름답게 여겨졌습니다. 하지만 최근에

는 아름답다는 말보다는 섹시하다는 말을 선호하게 되면서 안젤리나 졸리와 같이 도톰하고 관능적인 입술이 인기를 얻고 있습니다. 가늘고 얇은 입술은 타인에게 쌀쌀맞아 보이거나 깍쟁이처럼 보이는 경우가 많아 오히려 콤플렉스가 되는 경우가 많습니다. 전체적으로 도톰하고 가운데 살짝 골이 파인 입술이야말로 아찔한 섹시 디바 스타일의 키 포인트입니다. – 유상희 원장

아기 같은 얼굴, 동안

패션 컬렉션이나 명품 광고들을 보면 귀엽고 아기 같은 얼굴을 한 베이비 페이스 모델들을 많이 볼 수 있다. 국내에서도 자신의 나이보다 어리게 보이는 동안 열풍이 식을 줄을 모르고 있다. 임수정, 신민아, 톱모델 젬마 워드… 이들의 공통점은 바로 얼굴만으로는 나이를 전혀 가늠할 수가 없다는 것이다. 한없이 어려 보이는 그녀들의 베이비 페이스를 만들어 주는 시크릿 쇼핑 포인트 3가지는 부드러운 턱선으로 인한 작고 갸름한 얼굴, 유분이 적은 보송보송한 피부, 그리고 균형 있고 입체적인 얼굴 옆 라인이다.

Q1 동안의 조건은?

눈, 코, 입이 예쁘기만 해서는 안 됩니다. 얼굴 윤곽, 즉 전체적인 얼굴의 비율과 선이 가장 중요하니까요. 동안이라 함은 이마가 봉긋하고 일정한 비율을 차지하며 턱이 작고 볼에 볼륨감이 적당히 있어서 웃을 때 광대뼈 부위가 예쁘게 솟아오르는 얼굴을 말하죠. 이와 반대로 나이가 들어 보이는 얼굴은 턱 부분이 사각이거나 무턱인 경우, 그리고 동안의 조건과 반대로 이마가 꺼지고 볼과 광대에 볼륨감이 없는 사람은 페이스 라인이 예쁘게 곡선을 이루지 않아 실제 나이보다 들어 보일 수 있습니다. – 유원일 원장

Q2 어려 보이는 동안의 핵심 포인트는?

우선 어린아이라고 하면 동글동글한 귀여운 얼굴을 떠올리게 되는데요. 어렸을 때는 각진 턱이나 긴 턱이 만들어지지 않으므로 대부분 부드럽고 모나지 않은 페이스 라인을 갖고 있죠. 그래서 귀엽고 순수한 느낌을 줍니다. 하지만 연예인 박경림 씨의 경우와 같이 턱의 근육이 발달한 경우에는 나이가 들어 보일 수 있으며 딱딱한 얼굴선이 자칫 남성적으로까지 보이게 합니다.

– 유상희 원장

Q3 동안 피부는 어떻게 관리해야 할까요?

마치 아기처럼 희고 솜털이 보송보송한 피부는 타고난 동안을 만들어 줍니다. 여드름이나 피지로 번들거리거나 울긋불긋한 피부를 가졌다면 베이비 페이스의 대열에 끼기 어렵겠죠. 피부에 좋지 않은 생활습관의 개선, 증상에 따른 다양한 피부과 시술 등과 같은 꾸준한 관리와 노력이 필요합니다. – 한미정 원장

닮고 싶은 21세기 모던 페이스

일시적인 트렌드를 넘어 변화하는 현대미의 기준, 모던한 얼굴이란 과연 어떤 것일까? 모던 뷰티를 만들어 주는 시크릿 쇼핑 포인트 2가지는 눈의 폭이 길고 크며 시원하게 쌍꺼풀 진 눈매, 또렷한 이목구비를 더욱 부각시켜 주는 작은 얼굴이다. 숱한 화제를 일으켰던 드라마 〈커피프린스 1호점〉은 윤은혜라는 '보이시' 트렌드를 남겼다. 물론 소년다운 짧은 머리에 헐렁한 티셔츠 그리고 털털한 말투가 그녀를 더욱 보이시해 보이게 했지만 정작 그녀를 빛나게 한 것은 바로 그녀의 날렵한 얼굴 윤곽과 옆으로 긴 눈이었다.

Q1 모던한 얼굴이란?

60년대 모더니즘 시대에 트위기라는 모델의 작은 얼굴과 단발이 유행한 것처럼 최근 짧은 단발머리가 굉장히 유행하고 있죠. 짧은 단발머리는 얼굴을 가릴 수 있는 긴 머리와 달리 얼굴형과 크기를 여지없이 보여 주는데요. 트위기처럼 얼굴이 작아야 파격적인 헤어스타일도 어울릴 뿐더러 현대적인 미인이 되려면 작은 얼굴이 기본입니다. 골격의 문제가 크지 않으면 수술적인 시술이 아닌 경락 마사지로 얼굴의 뭉친 근육을 풀어 주고 혈액순환을 도와줘 더욱 균형 있고 슬림한 얼굴 라인을 만들 수 있습니다. – 한미정 원장

Q2 세련되고 현대적인 이미지에 가장 큰 영향을 주는 부위는?

과거에는 동양적인 얼굴, 즉 둥글고 이목구비가 오밀조밀하고 약간은 찢어진 듯한 작은 눈매가 매력적인 눈이라고 여겨져 왔는데요. 최근 들어서는 작은 얼굴에 크고 시원한 눈매, 즉 좀더 서구적인 얼굴을 선호하는 경향이 강합니다. 하지만 동양인은 눈 앞쪽에 흔히 말하는 몽고주름이라는 것이 있어 같은 폭의 눈매라고 해도 더욱 작아 보이고 답답해 보이는 경우가 많습니다. 가로 폭이 길고 쌍꺼풀이 선명한 시원한 눈매가 바로 현대적이고 모던한 이미지를 준다고 할 수 있겠죠. – 이성주 원장

순수한 그녀, 퓨어 뷰티

여성스럽고 순수한 얼굴의 조건에는 어떤 것이 있을까? 무엇보다도 가녀리고 슬림한 페이스 라인과 티 없이 맑은 피부가 중요하다. 이나영, 수애, 구혜선… 이들의 공통점은 바로 깨끗하고 청순한 이미지를 가졌다는 것. 아이 같은 천진한 미소와 천사 같은 퓨어 페이스를 만들어 주는 시크릿 쇼핑 포인트 3가지는 잡티 없이 하얗게 빛나는 피부, 슬림하게 떨어지는 페이스 라인, 팽팽하고 주름 없는 피부다.

Q1 나이가 들어도 순수한 매력을 유지할 수 있는 비결은?

보통 나이가 들면 어렸을 때의 순수한 매력을 잃고 원숙미를 갖게 됩니다. 얼굴 곳곳에 노화의 흔적들이 나타나면서 순수하고 매끈한 페이스 라인을 잃어버리기 때문인데요. 바로 세월의 흔적인 이마와 눈가의 주름 때문입니다. 얼굴 곳곳에 노화와 잘못된 표정 습관 등으로 인해 생긴 주름들은 매끄럽지 못한 페이스 라인을 만들기 때문에 증상이 더 심해지기 전에 관리를 해서 노화의 진행을 막아야 하죠. – 한미정 원장

Q2 순수한 스타일에 있어서 가장 중요한 포인트는?

순수함이라고 하면 아기 같이 뽀얗고 깨끗한 얼굴이 제일 먼저 떠오르죠. 이목구비도 물론 중요하겠지만 순수함을 갖는 데 있어서는 얼룩 없이 투명하고 깨끗한 피부가 가장 중요합니다. 특히 20대 중반이 지나 나이가 들면서 자외선 노출로 인해 눈가, 입 위쪽 등에 멜라닌 색소가 침착되어 기미나 주근깨가 많이 생기는데요. 화이트닝 화장품이나 메이크업으로 완벽히 커버하기 힘든 기미, 주근깨 등은 깨끗하고 순수한 이미지의 최대의 적이죠. – 유상희 원장

바비 인형 같은 그녀, 로맨틱 섹시

청순하면서도 섹시하게. 모든 여자들이 추구하는 로망이 아닐까? 때로는 얌전하게 때로는 도도하고 섹시하게. 마치 고양이 같은 매력의 로맨틱 섹시 스타일의 비밀은 섹시한 보디라인과 청순한 얼굴을 동시에 가져야 한다는 것. 전지현, 한예슬의 공통점이 바로 이것이다. 멜로 영화의 여주인공에서부터 섹시하고 도도한 팜므 파탈의 이미지까지……. 로맨틱 섹시 이미지를 위한 시크릿 쇼핑 포인트 3가지는 매끈한 종아리, 날렵한 V라인 얼굴, 소녀처럼 가녀린 팔 라인이다.

Q1 로맨틱한 섹시미를 갖기 위한 포인트는?

섹시한 보디라인은 바스트, 힙, 허벅지의 볼륨감이 강조되는 몸매인데요. 로맨틱 섹시라고 하면 여기에서 팔다리가 더욱 길고 매끈하여 조금은 가녀리게 보이는 몸매를 말합니다. 팔의 라인이 길고 매끈하면 가녀리고 청순해 보여 더욱 여성스러우면서도 남성들에게 보호 본능을 일으키는 매력적인 분위기를 풍기게 됩니다. – 한미정 원장

Q2 최근 가장 주목받고 있는 로맨틱 섹시 스타는?

한예슬 씨 같은 경우는 귀엽고 오목조목한 이목구비를 갖고 있는 편인데요. 늘씬한 키에 섹시한 몸매를 드러내며 청순함과 섹시함을 동시에 보여 주는 로맨틱 섹시 스타일의 대표 주자입니다. 특히 그 중에서 고양이 같은 눈매와 섹시한 턱선이 큰 역할을 하는데요. 정면에서 본 얼굴은 선이 아래로 매끄럽게 V라인으로 떨어져 얼굴이 전체적으로 매우 작아 보이며 리프팅되어 보입니다. 한예슬 씨의 이런 작은 얼굴과 탄력 있는 V라인은 현재 상담과 문의가 가장 많은 케이스입니다. – 유원일 원장

[Tech - 7]

돈은 3번째 선택이다!

"에이~ 조금만 깎아 주세요."

"코랑 눈 같이 하면 몇 퍼센트나 할인 받을 수 있을까요?"

"지금 가진 돈이 이것밖에 없는데, 어떻게 좀 안 될는지……."

귀여운 애교형에서부터 당당하게 할인을 요구하는 협상형, 그리고 솔직한 구걸형까지. 이 대화는 동대문 쇼핑 상가에서 들을 수 있는 가격 흥정이 아니다. 보통 옷을 살 때나 이뤄질 것 같은 이러한 대화 내용을 성형외과에서도 자주 들을 수 있다. 언젠가 한 성형외과 전문의와 저녁을 먹으면서 들었던 이야기 중 인상 깊었던 부분이 있다.

"성형 수술은 옷을 사는 것과 다르기 때문에 가격을 첫 번째 선택 기준으로 봐서는 안 되요."

음……. 그렇다면 나의 쇼핑 원칙은 어떨까 생각해 봤다. 나의 쇼핑 원칙은 간단하다. 합리적이고 실질적이어야 한다는 것. 여기에는 가격이 차지하는 비중이 크다. 먼저 나의 체형이나 이미지에 잘 맞는 스타일이 어떤 건지 파악한다. 난 키가 크고 체격이 좋은 편이 아니므로 시크한 스타일보다 로맨틱하거나 클래식한 스타일이 어울린다. 이에 맞는 브랜드나 쇼핑 장소 몇 군데를 정해 놓는다.

그리고 지금 나에게 필요한 아이템이 무엇인지 체크한다. 현재 유행하는 매니시 룩을 위한 넉넉한 사이즈의 베스트, 혹은 우아한 모피 숄, 레이어드가 가능한 미니 원피스, 따듯한 볼륨 패딩 점퍼 등. 그리고 소재와 아이템에 따라서 쇼핑 장소를 결정한다. 니트 소재나 재킷 등 스테디하게 입을 옷은 백화점이나 브랜드숍에서, 트렌디한 아이템이나 단품들은 이태원이나 동대문에서 쇼핑한다.

디자이너의 감각을 사는 아이템이 아니라면 가격이 최우선 선택 조건이다. 당연히 흥정도 이루어진다. 티셔츠 한 장보다는 두세 장을 사게 되면 5천 원 정도는 쉽게 깎을 수 있다. 젊은 총각 사장님이라면 미인계나 애교도 통한다.

하지만 성형 수술은 이런 과정이나 기준을 적용할 수 없다. 어디까지나 의료행위이기 때문이다. 물론 성형 쇼핑에서 가격을 고려하지 않을 수는 없다. 단, 첫 번째 기준으로 삼으면 안 된다는 것이다.

그렇다면 성형외과의 수술 비용은 어떤 기준에서 정해질까? 성형외과는 지역과 위치에 따라 수술 비용에 조금씩 차이가 난다. 건물 하나 건너 성형외과가 포진하고 있는 서울의 청담동, 신사동 일대들은 다른 지역의 병원에 비해 가격이 비싸다. 높은 임대료, 고급 인테리어, 보이지는 않지만 몸으로 느껴지는 세심한 서비스에 투자를 많이 하기 때문이다. 하지만 더 중요한 건 수술 시 어떤 원료를 사용하느냐 하는 것과 어떤 장비, 기계가 갖추어져 있느냐 하는 것이다.

"가슴 수술할 때 내시경을 사용하느냐 하지 않느냐, 지방 흡입 때 사용할 레이저 장비를 보유하고 있느냐에 따라 성형 수술 책정 비용이 달라질 수밖에 없어요."

성형외과 전문의들은 이왕 잘해야 되는 수술이라면 좀더 정확하고 안전하게 하기 위해 내시경이나 레이저와 같은 부가적인 장비를 사용하는 게 좋다고 말한다.

뽀띠 성형을 할 때에는 주입하는 성분을 잘 체크해야 한다. 레스틸렌이나 펄레인 등은 필러 성분의 이름인데 그대로 시술명으로 불리기도 한다. 보톡스와 같은 경우다. 이런 성분들은 수입 출처와 원료의 퀄리티 등에 따라 가격이 달라진다.

보톡스나 레스틸렌 같은 성분은 미국산이 가장 공식적이며 안전하다고 한다. 히알루론산은 필러에 많이 사용되는 대표적인 성분인데 100%냐 섞여 있는 정도냐에 따라 가격이 다르다. 따라서 서비스나 장소의 영향도 있겠지만 무엇보다 수술에 사용될 성분이나 수술 장비의 유무, 퀄리티에 따라 수술 비용이 책정된다고 볼 수 있다.

저렴한 가격에 수술했다고 반드시 좋아할 일만은 아니다. 실패하면 오히려 재수술 비용이 더 들 수도 있다. 재수술로 인한 고통과 함께 심한 경우에는 부작용으로 평생 고생하게 될 수도 있다. 성형 수술은 아니지만 나도 수술에 관한 끔찍한 경험이 몇 번 있어서 주위에 성형 쇼핑하려는 친구들이 있으면 이야기해 주곤 한다.

먼저 라식 수술이 일반화되기 전인 1990년대 초 엑시머 레이저 수술을 받았던 경험. 정말 최악이었다. 지인을 통해 이제 렌즈를 사용하지 않아도 레이저 한 방으로 시력을 회복할 수 있다는 권유를 받고 저렴한 가격에 엑시머 레이저 수술을 받은 적이 있다. 소위 마루타가 되었던 것. 수술의 고통은 말할 수 없이 컸고 붕대를 감고 있어야 했기 때문에 한쪽 눈을 수술 하는 데 15일이라는 긴 시간이 걸렸다. 하지만 6개월도 채 지나지 않아 시력이 다시 원상태로 돌아왔다. 한 달 동안 침대 생활을 하며 고통을 이겨낸 결과가 원래 시력으로의 컴백이라니. 재수술을 해야 하므로 수술 비용은 2배가 들게 된 셈이었다. 심지어 각막이 약해져서 다시 수술 받기도 쉽지 않은 상태가 되었다.

이때 내가 얻은 교훈은 '싼 게 비지떡'이라는 것과 '새로 나온 옷은 좋지만 새로운 수술법은 기다려 봐야 좋은지 알 수 있다'는 진리를 깨달은 것이다. 보통 새로운 수술이 발표되거나 유행을 타면 병원들은 너도나도 홍보하기에 바쁘다. 이게 정말 좋은가 싶어 무조건 새로운 시술을 하는 경우가 많은데 일단 검증되지 않은 수술일 수 있으므로, 몇 달 뒤 경험자가 많이 확보되고 안전성이 검증됐을 때 시도하는 게 좋다.

또 하나의 예가 있다. 몇 년 전, 등 부분에 생긴 원인 모를 물혹을 제거하는 수술을 받으러 서울의 신사동 사거리에 있는 병원을 찾은 적이 있다. 물론 그 병원을 찾아가게 된 이유는 인터넷 검색을 통해서였다. 회사에서 가까운 신사동 지역을 검색하니 수십 개의 병원이 떴다. 오래 기다리기 싫은데다 수술 날짜를 내가 원하는 시간으로 맞추기 위해 그 가운데 최근 새로 오픈한, 그다지 유명하지 않은 곳을 선택하여 홈페이지를 살펴보고 방문했다.

상담이나 병원 시설은 평균 정도. 하지만 부분마취를 위해 서늘하고 삭막한 수술대 위에 1시간가량이나 혼자 그대로 누워 있어야 했는데, 나중에 알고 보니 마취에 실패했다는 것이다. '아니, 무슨 이런 황당한 시츄에이션이……' 라는 생각과 동시에 다른 날짜를 잡아 다시 와야 한다는 생각에 화가 머리끝까지 났다. 결국 수술 비용을 반 정도 깎아 주기는 했으나 그로 인해 병원의 부족한 서비스와 수술 과정의 불친절과 실수를 속 시원하게 따지지 못해 더욱 분할 따름이었다.

결과적으로 수술은 역시 만족스럽지 못했다. 50만 원 정도였을까? 절대로 이 비용을 깎은 만큼의 위로는 되지 않았다. 다시는 이 병원을 찾지 않으리란 생각과 간단한 수술이라도 병원 선택에 더 신중해야 했다는 후회만 남았다. 의사의 실수는 절대로 가격으로 흥정해서는 안 된다는 것도 깨달았다.

이 책을 쓰면서 수술 비용에 대한 궁금증 때문에 몇 군데 성형 전문의들과 이야기를 나눠 봤다.

"성형 수술 비용이 너무 비싼 거 아니에요? 돈 없으면 어디 할 수 있겠어요?"

"그렇지 않아요. 그동안의 물가 상승을 생각해 보세요. 눈이나 코 성형외과처럼 일반화된 성형 수술의 경우 90년대보다 오히려 더 저렴해졌어요."

투정부리듯 던진 질문에 의사들은 한결같이 요즘처럼 성형 쇼핑을 효과적으로 할 수 있는 시대도 없을 거라며 입을 모았다. 최근 성형외과, 피부과들의 심한 경쟁 때문에 '퀄리티 높은 수술'을 '저렴한 가격'으로 받을 수 있게 되었다는 것이 그 이유.

"예전과 달리 유명한 성형 전문의들이 많아졌어요. 비슷한 실력, 비슷한 시설이라면 더 편리한 수술, 보다 덜 아픈 수술을 제시하는 병원을 찾지 않겠어요?"

치열한 경쟁으로 인해 유럽이나 미국, 기타 아시아 지역의 성형 기술보다 한국의 성형 기술이 많이 발달한 건 사실이다. 한국인들의 민족성이 반영된 '빨리빨리' 수술도 한국이 워낙 월등해 외국 의사들도 배우려고 찾아올 정도라고 한다. 어려운 수술을 빨리 끝내고, 덜 아프게, 빨리 회복되도록 만드는 것. 이런 수술을 외국에 비해, 또 과거에 비해 비교적 싼 가격에 할 수 있으니 얼마나 좋냐는 뜻이다.

그러므로 옷을 쇼핑하듯, 흥정의 대상으로 성형 수술을 생각하면 안 된다. 수술 가격은 성형 쇼핑을 할 때 마지막 세 번째 기준이 되어야 한다. 첫 번째 기준은 나에게 성형 수술이 필요한가에 대한 결정, 두 번째는 실력 있고 경험 많은 전문의를 선택하는 것, 그리고 세 번째로 그에 따른 적정한 비용이 고려돼야 후회 없는 성형 수술이 될 것이다.

[Tech - 8]

수술 전 10번 이상 노력했는지 먼저 확인하라

"저 이렇게 쌍꺼풀 하면 어떨 거 같아요? 이번 연휴에 예약해 볼까?"

지인 한 사람은 내가 그녀를 알게 된 지 10년이 지났는데도 만날 때면 언제나 이렇게 같은 질문을 반복했다. 그녀는 자신의 지극히 동양적인 얇고 가는 눈매를 싫어했고 주위 사람들에게 수술에 대한 의향을 물어 보곤 했다. 하지만 아직까지 그녀는 홑꺼풀 눈을 가진 채 살고 있으며 늘 같은 질문을 반복한다.

"하하…… 아마도 수술 상담은 100번, 병원 예약은 30번쯤 했을 거야."

그녀는 실제 수술을 받는 대신 말로만 '가상 성형'을 하면서 외모에 대한 콤플렉스를 풀고 있는 게 아닐까?

주위를 살펴보면 성형 수술을 하고 싶어 하는 사람들이 무척 많다. 여자들은 (심지어 남자들도) 언제나 삼삼오오 모이면 어디를 어떻게 고치고 싶다느니 넌 턱을 좀 빼고 입을 넣으면 훨씬 화면발이 잘 받을 거라느니 하는 대화가 오간다. 놀랍게도 꽤 많은 사람들이 스스로 성형 컨설팅을 자청한다. 앞에서 말한 턱과 입에 대한 조언은 내가 주로 듣는 얘기다. 의사들을 만나면 한 번도 듣지 못하는 얘기를 친구들이 해준다. 그녀들은 성형에 대한 정보와 주위 사람들의 경험담을 어찌나 많이 들었는지 수술 명칭이나 방법, 효과 등에 대해서도 전문가 못지않게 잘 알고 있다. 난 전형적인 한국 아줌마들이 집에서 쌓인 화를 밖에서 엄청난 양의 수다로 풀듯, 여자들이 자신의 외모나 콤플렉스에 대한 스트레스를 같은 방식으로 풀어내는 것 역시 좋은 방법이라 생각한다.

이제 성형도 충동구매가 일어날 만큼 쇼핑처럼 되었기 때문에 수술 대신 성형 수다를 통해 콤플렉스를 풀어낸다면 그만큼 불필요한 성형 충동구매를 줄일 수 있지 않을까?

⊕ 성형에 대한 충동, 주로 언제 일어날까?

TV에서 김태희나 한가인처럼 완벽한 미인을 보게 될 때

못생긴 연예인이나 친구가 성형 수술로 갑자기 변신했을 때

남자친구 또는 지인으로부터 외모에 대한 지적을 들었을 때

성형 수술의 충동은 주로 위의 이유가 많았다. 나 역시 방송 촬영을 하게 되면서 성형에 대한 생각을 달리하게 된 게 사실이다. 사진은 포토샵으로 얼마든지 원하는 얼굴로 보정할 수 있지만 방송은 그런 조작이 불가능하다. 화면상에 보이는 자신의 외모에 대한 평가는 TV 속 연예인을 바라보는 것과 달리 마냥 흥미롭지만은 않다.

얼굴의 크기부터 눈, 코, 입의 비율, 입이 튀어나온 정도, 치아의 모양과 색깔, 볼에 난 뾰루지까지 눈에 쏙쏙 들어온다. 이런 단점들은 함께한 출연자들과 비교될 때 더욱 두드러진다. "얼굴이 누구의 2배"라거나 "완전 할머니 피부다" "네모 공주" "코밖에 안 보인다" 등등 시청자들의 평가는 언제나 냉정하고 예리하다. 그러니 연예인들은 얼마나 스트레스를 받겠는가?

'이래서 연예인들이 성형 수술을 많이 하는구나.' 어느덧 나도 그녀들을 이해하고 공감하게 되었다. 스타들은 매일 화면에 비춰지는 자신의 모습을 보는 게 무척 괴로울 것이다. 남이 보는 것보다 스스로 보는 자기 얼굴에 대한 평가가 더 혹독하기 때문이다.

성형 충동으로 병원을 찾게 되면 그 다음은 모든 것이 순식간에 이뤄진다. '빨리 빨리' 쇼핑을 도울 수 있는 모든 준비들이 갖춰져 있기 때문이다. 수능을 마치고 성형 상담을 받으러 갔다는 한 동생은 이러한 적극적인 성형 상담에 무척 놀랐다고 한다.

"마치 내가 추녀 그룹에 속할 정도로 기준 이하라는 느낌을 받아서 기분이 무척 상했다"는 것. 상담 코디네이터는 그녀의 얼굴을 뜯어 본 뒤 '미간이 넓고 시선이 불확실해서 좋은 인상이 아니다. 코가 낮아 얼굴이 넓어 보이고 흐리멍텅해 보인다'는 등의 말을 마구잡이로 쏟아 냈다고 한다.

당장 수술을 받지 않으면 사회로부터 매장이라도 당할 것처럼 종용하는 바람에 자신도 모르게 수술 날짜를 잡아 버릴 뻔 했다는 것이다. 그녀는 자신이 예쁜 외모는 아니지만 그렇게까지 못생겼나 하는 생각에 한동안 자신감을 잃었다고 한다.

고객 유치에 힘을 쏟는 성형외과들은 이 정도에 그치지 않는다. 한 성형외과는 '얼짱 콘테스트'라는 코너를 마련해 자체적으로 '얼짱'을 선발하고 선물을 주는 이벤트를 마련하고 있다. 또 대부분의 성형외과들이 인터넷 홈페이지에 '온라인 상담실'을 마련해 일대일 상담을 해주고 있다. 게다가 '성형후기' 코너에는 수술을 받은 사람들의 "아주 만족한다"는 등의 글이 수없이 올라와 성형을 망설이는 사람들의 결심을 돕는다.

어떤 성형외과는 홈페이지에 수술 동영상까지 제공하고 있었다. 동영상에는 각 부위별로 수술을 하는 과정이 담겨 있어 성형 수술을 해 보지 않은 사람들도 생생하고 리얼한 수술 체험을 할 수 있게 되어 있었다. 또한 수술비 견적을 뽑는 코너도 마련되어 있어 자신이 원하는 성형 수술 부위와 수술 방법을 고르면 이메일로 자세한 상담과 견적을 받아볼 수 있다.

이렇게 성형외과는 점차 기업화되어 가고 있다. 원장의 실력과 병원 프로필, 수술 사례들을 제시하는 수준을 넘어 전문 상담 코디네이터가 수준급의 상담 실력으로 성형 수술을 할까 말까 고민하는 여성들의 마음을 사로잡아 버리는 것. 성형외과에 상담을 하러 가면 "수술을 굳이 할 필요가 없다"거나 "3군데 중 1곳만 하자"라고 말하는 의사들은 그리 많지 않다. 게다가 요즘에는 병원마다 다양한 아이디어와 서비스를 제공하고 수술 기술은 초고속 인터넷 수준으로 빨라졌다. 코디네이터가 상담을 하면서 즉석에서 계산기를 두드리며 가격까지 뽑아 주는 시스템이라 성형에 대한 심적, 시간적, 물리적 부담이 훨씬 줄어든 것이다.

성형이 운명도 바꿀 수 있을까

성형 수술을 결심했을 때 신경 쓰이는 또 다른 부분이 있다면 아마 관상, 운명에 대한 부분일 것이다. 어느 기사를 보니 역술가들이 꼽은 최고의 관상은 미스코리아 선발대회 당시의 오현경이라고 한다. 쉽게 찾아보기 힘든 뛰어난 관상이며 '고관대작의 부인상'이라고 한다. 연예계 활동에서의 승승장구는 물론이고 사업운에 결혼운까지 뭐 하나 빠지는 게 없는 훌륭한 관상이었다는 것이다.

하지만 성형으로 얼굴이 달라지면서 관상도 바뀌었다고 한다. 성형 수술로 바뀐 지금의 얼굴은 남에게 아쉬운 소리를 해야 하는 관상으로, 미스 코리아 당시와는 전혀 상반된 관상이 되어 버렸다는 것이다. 물론 그녀의 전체적인 운의 흐름이 관상 하나로 인해 크게 달라지진 않았을 것이다. 오히려 힘든 일을 겪으면서 얼굴에 어두운 그림자가 드리워졌고 그로 인해 관상이 변했을 가능성이 더 크다는 게 역술인들의 설명이다.

사람은 누구나 노력하는 대로, 그리고 원하는 만큼 자신이 추구하는 방향으로 삶을 만들어 간다. 관상을 믿든 안 믿든 사람의 생김새뿐 아니라 이미지까지 완전히 다른 사람으로 변화시키는 성형 수술은 삶의 방향을 충분히 바꿔 놓을 수 있다. 사람은 누구나 운명에 정해진 길을 따라가다가도 샛길로 빠져 예상치 못한 인생을 살아가게 될 수 있는 것이다. 모든 일에는 인과관계가 있기 때문이다. 그러니 부모님이 물려준 나 자신의 일부분을 바꾸는 일을 결정할 때는 신중해야 한다. 친구의 말이나 상담 코디네이터의 달콤한 유혹, 연예인들의 멋진 외모가 성형 쇼핑을 결정하는 이유가 되어서는 절대 안 된다.

성형 충동, 그리고 성형 상담을 통한 마음의 결정, 비용에 대한 네고(상담시 코디네이터가 결정을 서두르기 위해 비용을 깎아 주는 경우가 많다)가 끝나면 이제 수술대에 오르는 일만 남게 된다. 앞에서도 얘기했지만 수술대 위에 한 번 올라 봤던 난 그날의 경험을 정말 잊지 못한다. 그런 간단한 수술에도 눈물이 날 정도인데, 안면 윤곽이나 지방 흡입, 가슴 수술 등의 위험하고 큰 수술을 감행하는 여성들이 얼마나 대단하게 느껴지는지…….

사실 수술실에서의 모든 시술 광경은 과히 유쾌하진 않다. 아니 오히려 눈살이 찌푸려지고 기분이 상하는 경우가 많다. 끔찍한 수술 과정이 그대로 보여질 뿐 아니라 수천 명 중의 한 명일 뿐인 환자는 수술대 위에서 그리 조심스럽게 다뤄지지 않는다. 마치 해부를 위한 실험용 쥐처럼 보이기도 한다. 분명 오랫동안 고민하고 갈등하고 노력한 끝에 수술을 결심한 것일텐데 말이다.

성형에 대한 충동구매나 성형 중독에 걸린 게 아니라면 더 나은 나를 위한 성형 쇼핑은 행복한 삶을 위한 하나의 방편이 될 수 있다. 하지만 수술 후 변화될 모습, 수술의 고통, 수술로 인해 얻게 될 것과 잃게 될 것들, 수술을 꼭 해야만 하는 이유, 가족과 지인들의 동의, 수술 부작용에 대한 염려, 달라질 수도 있는 운명 등에 대해 반드시 최소한 10번 이상 생각해야 한다. 그것도 객관적인 기준을 가지고.

시크릿 쇼핑 파일 ⑤

성형 전 자신에게 꼭 해봐야 할 10가지 질문

1. 내가 수술하려는 목적은 무엇인가.
2. 자신의 외모를 1~10까지 봤을 때 몇 점이라고 생각하는가.
3. 나의 평가 외에 가장 친한 친구의 조언을 들어 보았는가.
4. 내 외모를 객관적으로 확인할 수 있는 사진이나 영상을 촬영해 본 적이 있는가.
5. 나만의 매력, 나의 이미지에 대해 정확히 알고 있는가.
6. 마사지나 운동, 스트레칭 등으로 교정을 시도해 본 적이 있는가.
7. 헤어스타일이나 메이크업, 의상 등으로 스스로 이미지 메이킹해 본 적이 있는가.
8. 다른 사람(연예인 등)과 자신의 외모를 비교하고 있지는 않는가.
9. 수술 결과에 대한 환상을 가지고 있지는 않은가.
10. 성형 컨설턴트, 이미지 컨설턴트 등 전문가와 상담해 본 적이 있는가.

이상 10가지 질문에 대한 자신의 답변을 구체적으로 노트에 메모를 해본다. 그런 다음 확실한 대답이 내려졌고 충분히 노력했다면 다음 장을 펼쳐 성형 쇼핑 성공을 위한 5단계를 체크하도록 하자.

Tech - 9

성형 쇼핑 5단계

"이 청구서는 뭔가 잘못된 게 분명해."

"손님의 계좌는 정지되었습니다."

영국과 미국, 그리고 국내에서도 출간되어 선풍적인 인기를 불러 모았던 소설 『쇼퍼홀릭』의 여주인공 레베카가 던지는 탄식이다. 엄청난 청구서와 신용카드 남발로 엉망진창인 결과만 남기지 않으려면 성형 쇼핑에도 충분히 계획을 세워야 한다. 물건을 사는 쇼핑이 아니라 내 몸을 바꾸는 쇼핑인 만큼 레베카처럼 대책 없는 쇼핑이 되어서는 결코 안 될 것 아닌가? 성형외과 및 피부과 전문의 50명과의 인터뷰를 통해 정리한 후회 없는 성형 쇼핑을 위한 5가지 단계를 소개한다.

1단계 – 성형에 대한 자기 발견, 나에게 맞는 성형은?

성형 트렌드는 이제 부위별 성형에서 이미지 성형으로 바뀌었다. 원래 가지고 있는 이미지를 업그레이드시키거나 콤플렉스를 없앰으로써 새로운 이미지로의 변신이 가능하다. 탤런트 양미라는 오랫동안 유지했던 '버거 소녀'의 이미지를 벗고 성숙한 여인으로 태어나기 위해 전신 성형을 감행했다. 더 여성스러워지고 글래머러스한 몸매가 된 그녀. 하지만 이런 식으로 '예쁘장한' 미인은 서울의 압구정동 거리에서 30분마다 찾아볼 수 있을 만큼 흔하다. '버거 소녀'가 가졌던 누구도 흉내낼 수 없는 개성은 감쪽같이 사라지고 만 것.

TV 오락 프로그램 〈무한도전〉의 출연자 6명이 각자 자신에게 딱 맞는 캐릭터를 정해 큰 웃음을 준 결과, 전원 모두 뜰 수 있었던 것처럼 캐릭터가 중요한 시대에 캐릭터를 만드는 이미지를 지워 버린다는 건 발전적이지 못한 생각이다. 따라서 성형을 할 때도 내가 어느 부위를 고침으로써 어떤 인상, 어떤 이미지를 갖게 될 것인가를 본인 스스로 찾아낼 줄 알아야 한다. 성형을 통해 내가 잃을 것과 얻을 것이 무엇이고 그로 인해 나의 삶은 어떻게 달라질 것인가. 이 문제는 자기 자신만이 해답을 찾을 수 있다.

자기 발견에 대한 결정을 돕기 위해 시도해 볼 만한 방법은 없을까? 자신에게 어떤 성형이 어울리는지 스스로 판단하고 선택할 수 있는 '가상 성형 시뮬레이션'을 시도해 보자. 성형외과 홈페이지에서 제공하는 가상 성형 시뮬레이션은 성형을 꿈꾸는 20, 30대 네티즌들에게 관심을 끌고 있다.

한 성형외과 전문의는 "회원이면 누구나 사용이 가능한 이 프로그램은 일반적인 포토샵보다 훨씬 사용이 쉬우며 자신이 원하는 부위만 골라 성형 시뮬레이션을 체험해 볼 수 있어 큰 인기를 얻고 있다"고 설명했다. 예를 들어 쌍꺼풀이나 코, 턱 등의 성형을 생각한다면 성형 전 자신의 사진을 등록하고 가상으로 성형 시술을 한 후 성형 전후 모습을 사진으로 비교해 볼 수 있다.

또한 프로그램을 사용하고 나서도 성형에 대해 궁금한 점이 있다면 언제든지 온라인을 통해 전문의와 직접적인 상담이 가능하다. 남성들이 가장 많이 사용하는 프로그램은 바로 모발 이식과 지방 성형. 병원 방문이 쑥스러운 남자들도,

꼼꼼한 성형 쇼퍼들도 수술을 결심하기 전 스스로의 모습을 시뮬레이션해 보는 것이 좋다.

가상 시뮬레이션을 해보기 전에도 준비해야 할 것이 있다. 자신의 사진이나 동영상을 제대로 찍어 놓는 것. 앵글이나 초점을 조정하지 말고 한낮 자연광에서 자신의 정면과 옆면, 45도 모습을 각각 촬영한다. 전체적인 이미지나 부위별 장단점이 거울로 보여지는 모습과는 다르다는 걸 발견하게 될 것이다. 사진과 동영상 분석을 통해 내가 생각했던 콤플렉스와 남들이 얘기하는 콤플렉스가 일치하는지 살펴본다.

그리고 가상 시뮬레이션을 통해 어느 정도 달라진 모습을 가늠해 볼 것. 하지만 100% 신뢰하지는 말자. 어디까지나 시뮬레이션이므로 수술 결과가 이와 반드시 일치하는 건 아니기 때문이다.

2단계 – 성형 자료, 스스로 객관적으로 분석하기

전문의와 병원 조사를 제대로 하기 위해 병원 홈페이지를 비롯, 다양한 자료를 수집한다. 이때 중요한 것은 주위의 말에 휩쓸리지 말라는 것이다. 스스로 찾아서 판단해야 한다. "본인이 암에 걸렸다고 생각해 보세요. 암을 치료하기 위해 온갖 정보와 책, 용하다는 의사들을 찾아내려고 안간힘을 쓰지 않을까요?" 어느 성형외과 전문의 말이다. 인터넷에는 병원 홍보 요원들이 많다. 각종 블로그, 지식 검색, 게시판, 카페, UCC까지. 병원에 대한 입소문을 내기 위해 고용된 요원들의 자료를 스스로 취사선택하여 판단할 수 있는 눈을 길러야 한다.

각종 홍보 자료들, 수술 전후 사진과 다양한 체험담, 그리고 시술에 대한 자세한 동영상은 물론이며 게다가 수술에 대한 문의에는 화상 채팅을 비롯, 거의 실시간으로 답변을 제공할 정도로 요즘 병원들의 서비스는 훌륭하다. 따라서 궁금한 부분은 직접 의사를 만나러 가기 전 홈페이지를 통해 어느 정도 숙지하고 미리 질문을 던져 보는 것도 좋은 방법이다. 하지만 같은 시술을 이름만 바꿔서 새로운 시술인 것처럼 포장해 놓는다든가 '우리 병원의 독점 수술' 이라며 선전한다든가 타 병원을 부정 또는 비방하는 내용이 있다면 블랙리스트에 올리는 게 좋다.

포털사이트에서 검색하면 뜨는 스폰서 링크나 파워 링크 등은 많이들 알겠지만 광고료에 의해 순위가 매겨지므로 병원 분석의 기준이 될 수 없다. 또한 일간지나 온라인 뉴스에 많이 뜨는 성형 기사도 50% 정도는 비용을 지불하고 하는 광고의 일종일 경우가 많다. 시술을 직접적으로 설명하거나 원장의 사진이 떡 하니 뜬다면 100% 광고이므로, 성형 수술을 결정하는 데 참고는 하되 무조건 믿으면 안 된다. 오히려 잡지나 신문 기사에서 여러 명의 의사가 나와 종합적인 자문을 해주는 경우는 기자가 직접 취재하여 기사화한 것이라 객관적인 시각에서 성형을 소개하고 있으므로 더 신뢰할 만하다.

3단계 – 경험이 풍부한 전문의 찾기

먼저, 방송, 잡지, 신문 등 매체를 통해 소개되는 의사들 가운데 성형 전문의를 찾는다. 성형 전문의를 구별하는 기준은 졸업한 학교와 전공과목, 레지던트를 했던 병원 등 의사의 프로필을 보면 알 수 있다. 또한 병원의 간판을 유심히 살펴봐야 한다. 간판에 '피부과' 라고 표시하지 않고 '진료과목 피부과' 라고 되어 있는 병원은 절대 성형 전문 병원이 아니다.

1년 전 개원한 내과 전문의 김OO 원장은 '김OO 내과의원' 이라고 되어 있었던 병원 간판을 '김OO 의원' 으로 바꾸었다. 간판 아래쪽에는 '진료과목 피부과' 라는 문구를 추가했다. 시술이 어렵고 의료사고의 위험이 있는데다 보험 수가가 낮아 수입도 적은 산부인과, 내과 등의 전문의들이 전공을 내던지고 고수

익을 낼 수 있는 피부과나 성형외과로 바꾸는 경우가 많다고 한다.

현행 의료법상 의사 면허만 있으면 전공에 관계없이 모든 의료 행위를 할 수 있다. 또 대학 외에도 각종 학회나 연수, 다른 전문의의 개인지도, 의료기기 업체의 연수 등 필요한 시술법을 익힐 수 있는 창구가 많다. 타 전문의들은 이들 창구를 활용해 새로운 기술을 익힌 뒤, 피부과나 성형외과로 진료과목을 바꾼다고 한다. 물론 수많은 경험과 트레이닝을 통해 축적된 숙련도도 중요하지만 더욱 객관적인 기준을 세우자면 성형 전문의를 찾는 것이 좋다.

그 다음 수술 부위에 따른 전문의를 찾는다. 병원마다 어느 정도 특화된 성형 부위가 있다. 특히 코나 눈 부위보다는 안면 윤곽이나 광대, 턱, 돌출입, 가슴 등과 같은 큰 수술은 경험이 풍부하고 다양한 사례를 많이 접해 본 의사를 찾아야 한다. 수술할 부위만 보고 수술 방법을 결정하는 것이 아니라 전체적인 얼굴의 비율과 조화, 이미지까지 고려해서 수술하는 전문의가 필요한 것. 게다가 출혈이 심한 대수술이라 위험도나 부작용 등을 고려한다면 오랜 경험을 쌓은 숙련의를 찾아야 함은 당연지사다.

4단계 – 상담을 통해 병원 결정하기. 닥터 쇼핑은 NO!

수술을 결심했다면 자신의 의견을 의사에게 분명히 전달하는 게 중요하다. 미의 기준은 사람마다 다르기 때문이다. 의사도 자신이 좋아하는 방향으로 성형을 계획하는 경향이 있으므로 사전에 충분히 의견을 교환하고 원하는 부분에 대한 대화를 나눠야 한다.

상담할 때 주의할 점은 소문만 믿고 무조건 맡겨서는 안 된다는 것. 아무리 바쁘더라도 수술할 때나 잠깐 얼굴을 비추는 의사는 그리 좋은 의사가 아니다. 환자와 마음을 나눌 수 있는 여유가 필요하다. 좋은 결과를 얻는 게 최선이나 설사 그렇지 못해도 '진료는 좋은 의사에게 받았다' 는 생각이 들었다면 실패한 성형 쇼핑이 아니다.

성형 상식과 검색으로 철저히 무장한 성형 쇼퍼들도 있다. 웬만한 시술은 줄줄 꿰고 있고 최근 나온 기사들을 예로 들며 "이런 이런 수술을 하고 싶다"고 전문가보다도 더 자세히 설명한다. 벌써 여러 병원에 상담을 하고 왔는지 A병원은 이런데 B병원은 왜 이러냐부터 시작해 비용 협상에도 능숙하다. 의사와의 상담을 통해 A는 잘 생겨서 좋고 B는 친절하고 젠틀해서 좋고 C는 프로필이 화려하고 D는 아는 언니가 강력 추천하는 곳이라 한 번 만나봤고 등등 여러가지 잣대로 의사들을 평가하는 그들.

이런 성형 쇼퍼들로 인해 '닥터 쇼핑' 이란 단어가 생겨났다. 물론 수술의 성과가 의사에게 달려 있으므로 여러 가지 면에서 가장 마음에 들고 안심이 되는 의사를 찾아야 함은 물론이다. 하지만 마치 소개팅하듯이 "이런 점은 싫고 이런 점은 좋고……" 하면서 자로 재듯 의사를 고른다면 그 누구를 택한다 해도 만족스럽지 못할 것이다. 수술에 대한 환상이 있듯 의사에 대한 환상이 있을 수 있기 때문이다. 가장 중요한 건 내게 맞는 수술을 찾아 주고 '얻을 수 있는 것과 잃을 수 있는 것' 에 대해 진심으로 조언을 해주는 의사를 찾아야 한다는 것이다.

5단계 – 수술 결과에 대한 만족도는 내가 만드는 것!

수술 결과에 대해 만족하지 못하는 사람들을 보면 주로 2가지 타입이 있다. 한 가지는 주의사항이나 관리에 소홀히 하는 경우, 다른 한 가지는 수술에 대한 환상에서 헤어나지 못하고 실망을 거듭, 트집을 잡거나 재수술을 원하는 경우다. 후자의 경우 조바심을 갖지 말고 일단 6개월 이후의 결과를 보고 판단해야 한다. 아무리 최고의 의사가 수술을 한다 해도 김희선, 김태희 같은 얼굴로 변신시킬 수는 없음을 알아야 한다. 아무리 예뻐졌어도 본인의 기대치에 미치지 못하면 수술에 대한 미련과 집착은 이어지게 된다.

만약 재수술을 원한다면 6개월 이후에 다시 시도하도록. 그 전에 재수술을 하면 변화하는 조직을 건드려 오히려 부작용이 생기거나 더 나쁜 결과를 초래할 수도 있다. 실제 부작용이 생겼다면 어떻게 대처해야 할까?

먼저, 재수술을 원할 경우 수술한 의사를 찾아가 상의해야 한다. 보통 수술 결과가 마음에 들지 않으면 다른 병원을 찾게 되는데 오히려 더 나쁜 결과를 초래할 수 있다. 무엇이 문제인지 처음 수술하지 않은 의사의 입장에서는 정확히 파악하기 어렵기 때문이다.

"어떤 보형물을 썼는지, 어떻게 수술했는지 정확히 알 수가 없거든요."

한 성형외과 전문의는 재수술에 대한 의견을 담당 의사에게 다시 받거나 아니면 그 분야에서 가장 유명한 의사를 찾아갈 것을 권했다.

"하지만 재수술의 80%는 본인의 불만족에서 나오고, 그 중 3분의 1은 재수술을 하더라도 만족하지 못하는 경우가 많아요."

희한하게도 환자들은 성형 수술 전의 모습을 기억하지 못한다고 한다. 성형수술 직후에는 만족해 하던 환자가 한 달이 지나고 두 달이 지나면 만족도가 떨어져 다시 수술을 하고 싶어 한다는 것이다. 따라서 수술 후 의사가 정해 준 데드라인을 잘 따르는 것이 중요하며 재수술을 결정했다면 '나의 요구가 합리적인 것인가' 에 대해 한 번 더 생각해 볼 필요가 있다.

또한 많은 사람들이 수술 전에는 정보를 찾고 잘하는 성형외과를 선택하는 일에 심혈을 기울이지만 막상 수술을 하고 난 후의 관리에는 소홀하다고 한다. 그렇게 되면 회복 기간이 훨씬 오래 걸리거나 뜻하지 않게 수술 경과가 나빠지므로 주의사항을 반드시 숙지하여 실천해야 한다.

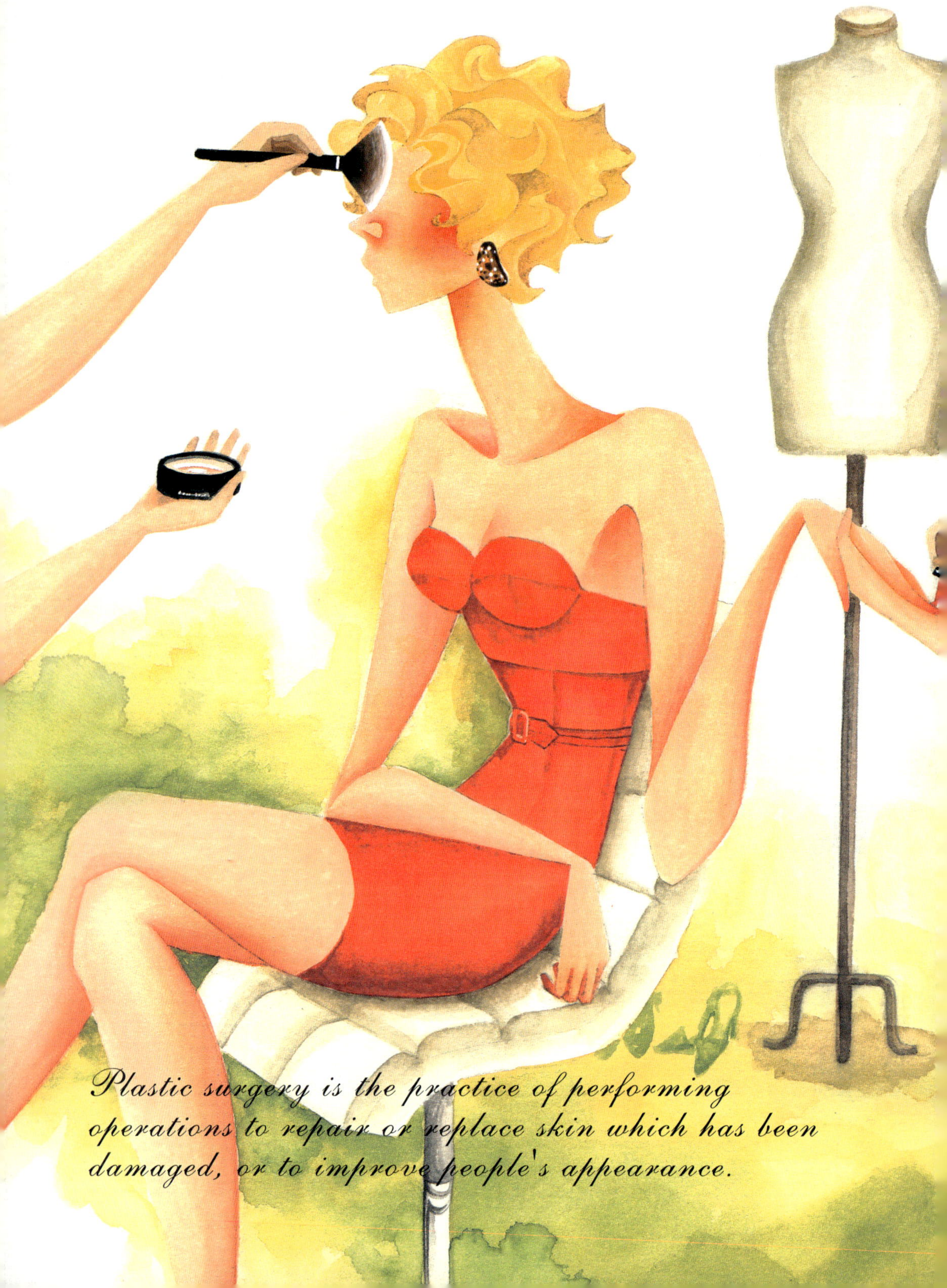

Plastic surgery is the practice of performing operations to repair or replace skin which has been damaged, or to improve people's appearance.

성형 수술이 전문화, 세분화되면서
이제 못할 수술이 없다고 해도 과언이 아니다.
미용 성형이 목적이라 해도 단지 예뻐지기 위해서뿐 아니라
이미지 변신을 위해서, 인상을 좋게 하기 위해서,
관상을 좋게 하기 위해서 등 이유도 다양하다. 하지만 나에게 맞는,
나에게 정말 필요한 성형을 하기 위해서는 먼저 성형 수술의 종류와 방법,
수술 후 관리와 주의사항 등에 대해 정확히 알아 둘 필요가 있다.

Part 4
성형, 아는 만큼 성공한다! 내게 맞는 수술은?

【Surgery - 1】

미인의 조건,
V라인 얼굴의 모든 것

날 때부터 V라인인 그녀,

V라인이 한 사람만의 특권이어선 안 된다.

김태희와 경쟁하라.

최근 전파를 탄 한 음료수 광고의 카피다. 이 밖에도 한예슬의 매끈한 V라인을 전면으로 내세운 화장품 광고 등 대한민국은 지금 V라인 열풍에 빠져 있다. 현대적인 미인의 기준이 이목구비가 아니라 단아하면서도 입체적인 느낌을 자아내는 얼굴선에 있음이 트렌드로 부각되면서 스타들의 V라인이 갈망의 대상이 되고 있는 것이다.

예전에는 눈, 코 성형 수술이 가장 많았으나 최근에는 안면 윤곽 성형이 점차 대중화되고 있다. 일반적으로 안면 윤곽 수술이라고 하면 단순한 '미용 성형'으로 생각하기 쉽다. 하지만 심하게 튀어나온 돌출입, 옆에서 보면 코보다 더 튀어나온 주걱턱, 좌우 대칭이 맞지 않는 사각턱, 턱과 목의 구분이 거의 없는 무턱 등 얼굴형에 대한 심한 콤플렉스로 인해 수십 년이 넘도록 고통받다가 어렵게 성형외과를 찾는 '교정 치료' 인 경우도 적지 않다. 따라서 이 경우, 헤어스타일이나 화장품 쇼핑처럼 '친구 따라 강남 가는 성형 쇼핑' 이 되어서는 안 된다.

"너 턱 수술 어디서 했니? 진짜 잘 나왔다."

"응, 강남 K 성형외과. 너도 거기서 해. 내가 싸게 해달라고 해볼게."

위의 성형 수다에서처럼 친구 A의 윤곽 성형이 마음에 든다고 무턱대고 같은 병원에 자신의 얼굴을 맡겨 버리는 것은 바람직하지 않다는 것이다. 만약 안면 윤곽 성형 수술을 원한다면 수술의 종류나 방법, 과정에 대한 자료를 꼼꼼하게 찾아본 후 자신에게 필요한 수술이나 부위, 병원에 대해 충분히 검토해야 한다.

위치 이동으로 매력을 완성한다! 광대 성형

광대뼈의 돌출된 부분을 잘라 위치를 옮겨 주면 넓은 얼굴이 갸름해지는 효과를 얻을 수 있다. 이때 중요한 것은 광대뼈가 가장 많이 튀어나온 부분을 어떻게 처리하는가 하는 것이지 크기를 얼만큼 축소시키느냐가 아니다. 즉, 광대뼈에서 가장 돌출된 부분이 얼굴의 어느 지점에 위치하는가 하는 '위치 이동' 이 광대 성형의 핵심 포인트다.

따라서 뼈를 자르거나 깎아 내어 크기만 줄이는 것으로는 정작 필요한 효과를 얻을 수 없다. 광대를 성형하는 방법으로는 두피를 통해 접근하는 방법과 구강을 통해 접근하는 방법, 두 가지가 있다.

두피 절개 광대 성형의 경우, 동시에 미간의 근육을 절제하여 주름을 예방할 수 있어 30~40대 이상의 나이라면 일석이조의 효과를 얻을 수 있다. 또한 눈 주위의 튀어나온 뼈를 갈아 내어 인상을 부드럽게 완화시켜 줄 수도 있다.

수술시간	약 3시간	일상생활	약 5~7일 후
마취방법	전신마취	입원치료	2~3일, 경우에 따라 불필요

1. 두피 절개 광대 성형

광대뼈가 비대칭이거나 구강 절개 광대 성형 후 재수술이 필요한 경우, 30대 이상의 나이에 이마 주름 성형과 병행할 경우 적합한 수술법이다. 두피에 양쪽 귀의 상단을 따라 M자형의 절개선을 표시한 다음 머리를 땋아 수술 준비를 한다. 전신마취 후 두피를 들어 광대뼈를 노출한 다음 수술용 미세톱으로 잘라 내어 앞, 뒤, 측면으로 위치를 이동시킨 후 고정한다.

원래의 광대뼈 곡선을 따라 재배치되므로 자연스러움을 유지한 채 광대뼈의 돌출점이 가장 매력적으로 보이게 되는 포인트로 이동하게 된다. 또한 턱관절 앞쪽의 관골궁 부분이 안쪽으로 들어감으로써 얼굴의 가로 폭이 줄어들어 보이는 효과도 얻을 수 있다.

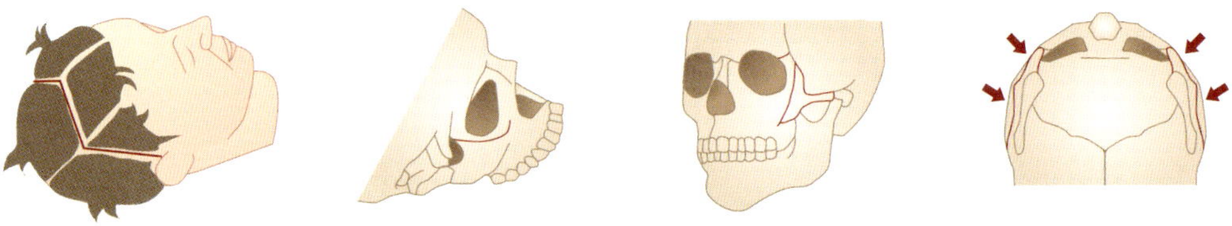

두피 절개 광대 성형의 과정

2. 구강 절개 광대 성형

두피 절개 방식은 기술적으로 많은 테크닉이 필요하기 때문에 대안으로 개발된 것이 바로 구강 절개 방식이다. 남성이나 볼에 살이 없어 얼굴형이 비교적 갸름한 여성에게 적합한 수술로, 두피 절개보다 간단하지만 효과는 제한적이다. 윗입술과 잇몸 사이의 점막을 통해 접근하여 수술하는 방식으로, 두피 절개법과 달리 눈으로 직접 보지 않고 만져서 수술하기 때문에 정확도가 다소 떨어질 수 있지만 수술 시간이 짧고 회복에 걸리는 시간 또한 좀더 줄어든다.

3. 내시경 광대 축소 성형

최근에는 수술 전 방사선 검사를 통해 광대뼈의 모양을 충분히 파악한 후 광대뼈를 어떻게 절골할 것인지 방법을 결정하는 '내시경 광대 축소술'이 시도되고 있다. 필요에 따라서는 뼈를 조각으로 분리해 제거할 수도 있고, 옆 광대만 깎아서 수술해도 되는 경우가 있으므로 절개하기 전에 전문의와 상담하여 결정하는 것이 좋다.

작은 얼굴의 방해꾼 사각턱 축소술

얼굴이 크다고 하면 광대뼈가 크거나 턱뼈(하악골)가 큰 경우로 구분할 수 있는데 보통 양쪽 모두 큰 경우가 많다. 턱뼈가 큰 경우는 정면에서 보았을 때 옆으로 넓거나 측면에서 보았을 때 ㄴ자 모양으로 각이 진 두 가지 형태가 있다. 간혹 뼈와는 상관없이 음식을 씹을 때 사용하는 근육인 저작근이 두꺼워 턱이 두툼해 보이는 경우도 있다.

따라서 사각턱을 만드는 다양한 원인과 형태를 살펴 그에 맞는 적절한 수술법을 선택해야 좋은 결과를 얻을 수 있다. 사각턱 성형의 방법은 구강을 통해 접근하여 한 번에 반달 모양으로 뼈를 잘라 제거하는 전통적인 방법과 그 외에 새롭게 연구되고 시도되는 여러 가지 수술법이 있으나 대부분 단점이 많아 널리 쓰이고 있지는 못하다.

1. 각 절골술

가장 전통적인 방법으로 비교적 간단한 수술이지만 턱뼈 부근의 근육과 신경, 혈관 문제로 비전문의나 수술 경험이 적은 의사가 수술할 경우, 부작용이 발생할 수도 있으므로 주의해야 한다.

전신마취 후 입 안쪽 어금니 주변의 바깥 점막을 절개하여 미리 계획한 양만큼 턱뼈의 돌출 부분을 제거한다. 제거하는 양은 사람에 따라 다르며 많이 제거한다고 해서 반드시 좋은 것은 아니다. 1시간 30분 정도 소요되는 비교적 짧은 수술이며 바깥으로 흉터가 남지 않아 효과적이다.

수술시간	약 1시간 30분	일상생활	약 7일 후
마취방법	전신마취	입원치료	1일

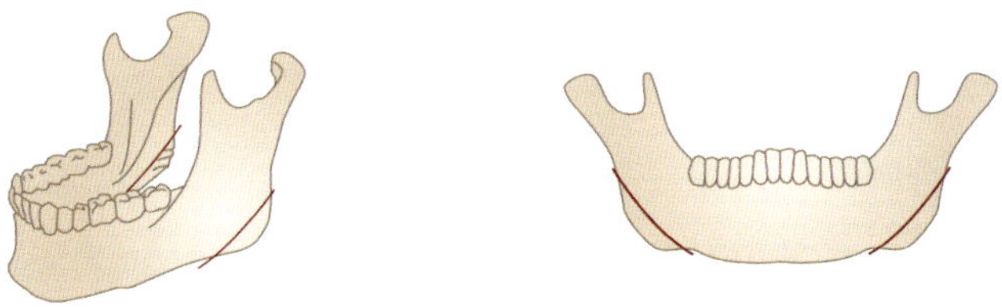

각 절골술의 모식도

2. 보톡스

서작근이 두터워 사각턱을 유발한 경우에 주로 쓰이는 시술이다. 저작근은 광대뼈와 턱뼈의 각진 부분을 연결하는 근육으로, 입을 다물고 어금니에 힘을 주었을 때 손으로 만져지는 부분이다. 이 근육에 보톡스를 주사하여 위축을 유도하게 되는데, 마취나 절개가 필요 없어 시술이 비교적 간편하다.

주사 후 며칠 동안은 입이 약간 뻑뻑한 느낌이 들며 약 3~4주 후 어느 정도 근육이 줄어드는 효과를 확인할 수 있다. 근육을 일시적으로 마비시키는 보톡스의 특성상 여러 번의 반복 시술이 필요하며, 영구적인 결과를 얻으려면 몇 번의 시술이 필요한지에 대해서는 아직까지 확증되지 않았다. 따라서 줄어든 근육이 유지되지 않는 경우에는 다른 교정 수술이 필요할 수도 있다.

수술시간	5~10분	일상생활	바로 가능
마취방법	불필요	입원치료	불필요

3. 그 외 다른 수술법

다단계 절골술은 턱뼈를 한 번에 초생달 모양으로 둥글게 잘라 내기 어려운 경우 여러 번 직선으로 절골해 부드러운 곡선을 만드는 방법이다. 외부 접근술은 구강이 아닌 턱 아래 쪽을 절개하여 각진 턱뼈를 잘라 내는 방법인데 바깥으로 흉터가 남게 되는 단점이 있다. 또한 뼈를 갈아 사각턱을 깎아 내는 방법도 있지만 이러한 수술법은 여러 가지 단점으로 인해 잘 사용하지 않는다.

최근에는 여러 가지 방법을 혼용하여 수술하는 방법이 인기를 끌고 있다. 뼈와 근육, 피하지방 등 사각턱을 만드는 여러 요소를 함께 고려하는 것인데, 먼저 턱뼈를 부드러운 곡선으로 잘라 내어 최대한의 효과를 얻고 다음으로 턱의 정면 너비를 줄이기 위해 피질골을 좌우 약 3mm 내외 두께로 잘라 내어 전체적으로 갸름해지는 효과를 얻는다.

이렇게 사각턱을 만드는 가장 큰 원인인 턱뼈를 절골한 뒤에는 턱뼈를 감싸고 있는 저작근을 절제하거나 퇴축시킨다. 마지막으로 턱 주변을 늘어지게 만드는 지방을 약물과 레이저를 통해 용해함으로써 최대한 작고 갸름해지는 효과를 노리는 것이다.

얼굴선의 놀라운 변화 양악 수술

양악 수술(Two-jaw Surgery)은 위턱과 아래턱을 동시에 수술하는 방법이다. 위턱과 아래턱의 입체적인 위치에 변화를 줌으로써 심미적인 교정뿐 아니라 턱의 기능적인 면까지 개선할 수 있다. 최근에는 수술 방법 및 수술 보조장비, 마취술의 발전을 통해 보다 다양한 증상에 적용 가능한 복합 치료술로서 많이 시술되고 있다. 주걱턱, 안면 비대칭, 긴 얼굴, 돌출입 등에 적용되는 수술로, 위턱과 아래턱을 다각도로 이동시켜 얼굴 전체의 반에 해당되는 부분에 변화를 주는 큰 수술이다. 얼굴의 윤곽이나 비율 등을 전체적인 관점에서 리모델링하는 수술이기 때문에 얼굴이 축소되는 효과는 높은 반면, 난이도가 높아 전문적인 수술 실력과 수술 환경이 뒷받침되어야 한다. 또한 치아의 부정교합이 동반되는 경우에는 수술 전후로 치과와의 협진이 필요할 수도 있다. 따라서 수술 전 반드시 정밀한 검사와 진료가 필요하다.

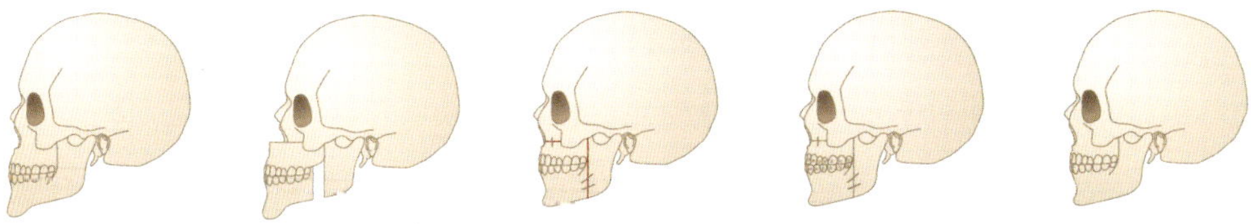

양악 수술의 5단계

수술시간	약 3~4시간	일상생활	약 5~7일 후
마취방법	전신마취	입원치료	1일

1. 주걱턱 교정

하악골, 즉 턱뼈의 성장은 안면골 중 가장 늦어서 다른 부위의 성장이 끝난 다음에도 계속 성장을 한다. 이때 턱뼈가 과도하게 성장하면 주걱턱이 되고 반대로 덜 성장하면 무턱이 되는 것이다. 주걱턱 교정을 위해 최근에는 선 수술 후 교정 방법이 많이 시행되고 있다. 이 방법은 수술 전 치아 교정 없이 먼저 턱뼈를 수술하고 이후에 교정하는 방법이다.

선 수술의 장점은 수술 후 곧바로 효과를 확인할 수 있으며 치아 교정 기간과 전체적인 치료 기간 또한 단축할 수 있다는 것이다. 수술 후 교합이 어느 정도 안정적으로 개선될 수 있다고 판단되는 경우에 시행되며, 비대칭을 동반한 경우나 심각한 부정교합의 경우에는 먼저 교정을 한 후 수술을 하고 그 후에 다시 교정하는 방법으로 수술하게 된다.

교정 전 수술 안면계측 엑스레이 촬영을 하고 잇몸의 석고본을 뜬다. 이를 바탕으로 모의 수술을 하여 골격을 이동시킬 범위와 정도를 결정한다. 수술 후 변화된 상, 하악을 고정하기 위한 교합기를 제작한다. 수술은 전신마취 후 약 3시간 정도 소요되며 하루 정도 입원이 필요하다.

수술 후 교정 아래턱 돌출이 수술에 의해 정상적인 모양으로 회복되는 수술 한 달 후부터 교정 치료가 이뤄진다. 정확한 교합 치료를 위해서는 약 6~12개월 정도의 교정 기간이 필요하다. 수술 전 교정의 경우 일시적으로 턱뼈의 관계가 더욱 악화될 수도 있으나 너무 걱정하지 않아도 된다. 이는 일시적인 현상으로 수술 효과를 얻기 위한 과정의 일부기 때문이다. 수술 후 교정 치료를 통해 더 나은 턱뼈의 교합을 완성할 수 있다.

수술 후 관리 냉찜질을 수시로 하고 상체를 높이거나 천천히 걷는 것이 부기 감소에 도움이 된다. 입술 상처에는 1주일 동안 아침, 저녁으로 연고를 발라주며 퇴원 후 식사는 사골국, 미음, 과즙 등의 액상 음식만을 먹는 것이 좋다. 치아에 고정한 고무줄을 제거한 후에는 일반식을 시작한다. 딱딱하고 질긴 음식은 수술 부위에 무리를 줄 수 있으니 가급적 조심한다.
수술 후 4주 동안은 세균 감염을 막기 위해 식후 3시간마다 소독액으로 입 안의 청결을 유지한다. 또한 얼굴에 충격이 가해지지 않도록 주의하며 수면 시 머리를 똑바로 하고 잔다. 수술 후 4주가 지난 후부터는 어느 정도 격렬한 운동이 가능하며 6주 동안은 술과 담배를 금해야 한다.

2. 안면 비대칭 교정

얼굴은 보통 대칭을 이룰 때 아름답다. 그러나 얼굴뼈의 비정상적인 발달, 혹은 선천적 기형, 유전이나 습관, 환경적 요인 등에 의해 안면 비대칭이 생길 수 있다. 일반적으로 아래턱이 비대칭이면 이에 영향을 받아 위턱 역시 비대칭이 되는 경우가 많다. 따라서 얼굴의 비대칭이 있는 경우에는 위, 아래턱의 위치뿐 아니라 이마부터 눈썹, 눈의 위치, 코의 경사, 입술의 경사까지 비대칭이 되기 쉽다.

특히 안면 비대칭의 경우 외모상의 이유로 개선을 원하는 경우도 있지만 씹는 기능에 문제가 있어 개선이 필요한 경우도 많다. 또한 턱의 비대칭만을 교정하게 되면 오히려 다른 부위의 비대칭이 두드러질 가능성이 있어 얼굴뼈 수술과 함께 턱끝 재조합이나 턱선의 윤곽 수술을 해야 할 때가 많다. 게다가 미세 지방 이식이나 지방 흡입, 저작근 축소, 코 수술 등을 2차적으로 병행하는 경우도 있다. 따라서 수술 전 안면 비대칭의 원인을 정확히 진단하고 다양한 치료 계획을 확인한 후, 이런 모든 수술이 가능한 병원을 찾아 수술을 받는 것이 바람직하다.

⊕ 안면 비대칭 자가진단법

1. 양쪽 눈의 크기가 다르다.
2. 입이 한쪽으로 돌아간 것 같다.
3. 사진을 찍으면 얼굴이 늘 삐뚤어져 있다.
4. 웃는 모습이 비대칭이다.
5. 광대뼈의 좌우 크기와 위치가 다르다.
6. 얼굴의 중심선이 맞지 않는다.
7. 똑바로 누워서 자면 베개가 움직인다.
8. 성장하면서 비대칭이 점점 심해진다.
9. 외상에 의해 기존의 얼굴과 크게 달라졌다.

3. 긴 얼굴 교정

긴 얼굴은 위턱이나 얼굴 중앙의 뼈가 정상보다 긴 것이 원인이다. 보통 유전적인 원인에 의한 것이 많다. 이 경우 위턱을 줄이고 그에 맞춰 아래턱을 줄여서 맞춰 주게 되면 전체적으로 얼굴 길이가 줄어들게 된다. 단순히 아래턱 길이만 줄이는 것이 아니라 상하악을 같이 줄이는 것이므로 수술 효과가 높다.

수술 후에는 치아 교정을 통해 안정화시키는 마무리가 필요하다. 치아 교합에 문제가 적을수록 교정 기간이 짧아지게 되며 다른 턱 교정술보다 대체적으로 교정 기간이 짧을 수도 있다.

⊕ 긴 얼굴 자가진단법

1. 미간에서 코끝까지의 길이가 정수리에서 미간, 코끝에서 턱끝까지의 길이보다 더 길다.
2. 측면에서 봤을 때 코나 윗입술이 길고 턱이 뾰족하지만 뒤쪽으로 들어간 듯한 모습을 보이면서 턱선이 매우 가파르다면 긴 얼굴인 경우가 많다.
3. 한눈에 보기에도 얼굴이 길어 보이고 눈밑이 편평해 얼굴 전체에 볼륨이 없다.
4. 가만히 있을 때 입을 벌리고 있거나 웃을 때 잇몸이 보일 경우 긴 얼굴을 의심해 볼 수 있다.

V라인을 완성한다! 턱끝 재조합술

턱끝 재조합술은 턱뼈의 끝부분을 잘라 내어 재조합한 후 모아 주는 수술법이다. 수술 후 정면에서 보면 턱끝이 갸름해져 여성스러운 얼굴선이 살아나게 된다. 깎아 내는 것만으로는 뭉툭한 턱끝을 조절하기 어렵거나 턱끝이 비대칭인 경우에 주로 시술하게 되는데, 줄이는 뼈의 양을 조절할 수 있을 뿐 아니라 대칭을 이루도록 이동시켜 이상적인 얼굴형을 만들 수 있다.

사실상 턱끝 부위에는 치아의 뿌리와 신경이 있어 절제하는 양에 한계가 있다. 따라서 아래턱 축소와 상관없이 턱끝을 갸름하게 만들어야 하는 경우 효과를 얻을 수 있는 방법이다.

수술시간	약 2시간	일상생활	약 5일 후
마취방법	전신마취	입원치료	1일

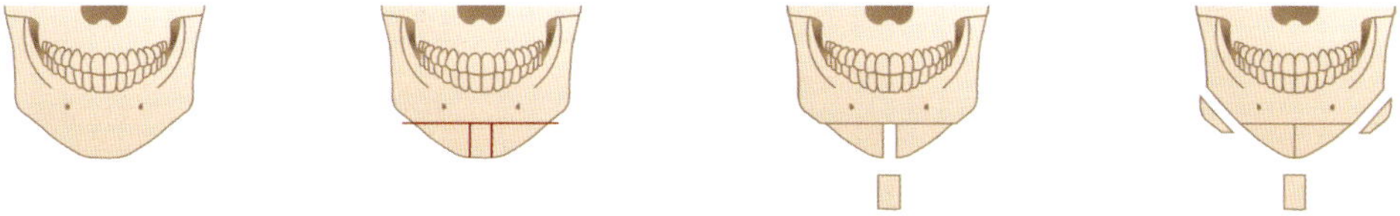

털끝 재조합술의 원리

수술 방법 아래턱을 절개한 후 신경을 건드리지 않도록 주의해서 가운데로 모아 준다. 그 다음 양 옆 하악골의 튀어나온 부분을 절제하면 턱끝이 좁아져 전체적으로 갸름한 얼굴형을 만들 수 있다.

수술 후 관리 수술 6시간 후 물을 섭취하고 수술 당일에는 수분 위주(물, 이온음료, 우유)로 섭취한다. 1일째에는 미음, 2~6일째에는 죽, 7일째에는 일반식 순으로 섭취한다. 수술 3일째부터 일반식을 먹어도 무관할 수 있으나 염증과 합병증을 예방하기 위해 위의 순서를 지켜 주는 것이 좋다. 딱딱한 음식은 수술 정도에 따라 1~2개월 후부터 섭취가 가능하다. 수술 후 48시간 동안은 냉찜질을, 4일째부터는 온찜질을 하는 것이 부기 감소에 효과적이다.

튀어나온 입, 근본적으로 고친다 돌출입 교정

최근 돌출입 수술로 극적인 얼굴 변화를 보여 준 연예인들이 화제가 됐다. 돌출입의 정확한 명칭은 '치조 전돌증'(Alveolar Protrusion)으로, 치조란 잇몸을 말하며 위쪽 잇몸과 아래쪽 잇몸에 따라 각각 상악 치조 전돌증, 하악 치조 전돌증이라 부른다. 대부분 위, 아래 모두 앞으로 나와 있는 경우가 많고 이는 양악 치조 전돌증이라고 한다.

어느 정도 잇몸이 나와야 치조 전돌증이라고 하는지에 대한 기준은 인종마다 다르고 개인마다 다르다. 성형외과에서 정해 놓은 기준에 따르면 이상적인 얼굴은 코끝과 턱끝을 연결한 사선에서 윗입술은 2~4mm 정도 뒤에, 아랫입술은 1~2mm 정도 뒤에 위치하는 것으로 정의한다. 따라서 이보다 앞쪽에 위치한다면 돌출입이라고 판단할 수 있다.

돌출입의 경우 사람들은 두꺼운 입술 때문이라고 생각하는데 실제로는 잇몸뼈 자체가 앞으로 튀어나와 입술이 함께 밀려 나와서 그렇게 보이는 경우가 많다. 잇몸뼈가 앞으로 돌출되어 있으면 의식하지 않아도 입이 벌어지고 의식적으로 입을 다물려고 애쓰다 보면 입 주변에 힘이 들어가 어색해 보이고 화가 난 것처럼 보이기 쉽다. 또한 웃을 때 잇몸이 바깥으로 많이 노출되고 코는 상대적으로 낮아 보이며 턱끝은 빈약해 보이게 된다.

이 경우 코를 높이거나 턱끝을 나오게 하는 수술을 하면 얼굴이 전체적으로 더욱 돌출되게 되므로 역효과를 가져온다. 따라서 잇몸뼈 자체를 안으로 넣는 수술을 시행해야 근본적인 교정 효과를 볼 수 있다.

잇몸뼈에는 치아의 뿌리가 자리하고 있으므로 돌출입 수술시 치아 교정이 함께 요구된다. 단지 치아가 앞으로 나와 돌출입이 된 경우에는 치아 교정만 받으면 되지만 잇몸뼈가 나온 경우에는 수술 전과 수술 후로 나눠 수술에 필요한 교정 치료를 함께 받아야 한다. 일부 치과에서는 치아 교정만으로도 돌출입이 교정될 수 있다고 말하지만 잇몸뼈로 인한 돌출입의 경우 치아 교정만으로는 근본적인 교정이 불가능하다.

수술시간	약 1시간 30분	일상생활	약 7일 후
마취방법	전신마취	입원치료	불필요

수술 방법 치아와 잇몸뼈를 포함한 턱뼈의 앞쪽을 잘라 전체적으로 안으로 넣어 주게 된다. 안면계측 엑스레이 사진을 분석해 후퇴시킬 뼈의 양을 결정하고 이동할 공간을 확보하기 위해 송곳니 뒤 치아를 아래, 위 2개씩 모두 4개를 뽑아야 한다. 이것은 치아 교정의 경우에도 마찬가지이며 전신마취 후 뽑으므로 통증은 걱정하지 않아도 된다.
발치한 치아의 공간만큼 뼈를 절제한 후 앞쪽 6개의 치아를 포함한 골격을 뒤로 후퇴시킨 후 고정한다. 최근에는 잇몸과 앞니의 혈액 공급 장애로 인한 괴사를 해결하기 위해 최소 절개 횡절골법을 시행하는 경우가 많은데, 이는 구강 점막에 ㄷ자 모양으로 크게 절개했던 기존 방식 대신 3곳만 부분적으로 절개하는 방법이다. 이 경우 혈액 공급을 충분히 확보함으로써 잇몸과 치아의 손상을 막고 부기를 최소한으로 줄여 빠른 회복을 도우며 잇몸에 남는 흉터 또한 적다.

수술 후 관리 수술 6시간 후 물을 섭취하고 수술 당일에는 수분 위주(물, 이온음료, 우유)로 섭취한다. 수술 후 48시간 동안은 냉찜질을, 4일째부터는 온찜질을 하는 것이 부기 감소에 효과적이다. 수술 후 탄력붕대를 착용하면 심하게 붓는 것을 방지할 수 있다. 수술 후 2주 동안은 세균 감염을 막기 위해 식사 후 3시간마다 소독액으로 입 안의 청결을 유지하며 얼굴에 충격이 가해지지 않도록 주의하고 수면시 머리를 똑바로 해야 한다.

또렷한 인상의 프로필 미인을 만드는 무턱 교정

턱이 작고 뒤로 들어가 있으면 상대적으로 입이 나와 보이고 목과 얼굴의 경계가 불분명하여 흐릿한 인상을 주게 된다. 이 경우 턱끝에 보형물을 넣거나 아래턱의 끝부분을 절골하여 이동함으로써 모양을 만들어 주는 두 가지 수술이 가능하다. 보형물을 삽입하는 수술은 비교적 간단하지만 보형물을 고정시키기가 어려워 위치가 변동되기 쉽고 염증의 우려가 있으며 시간이 지나면 뼈와의 접촉면에서 뼈에 흡수되는 문제가 생길 수 있어 사전 검사를 통해 적합하다고 판단되는 경우에만 시술하는 게 좋다. 수술 후 입술에서 턱끝까지 자연스러운 S라인이 그려지면 성공.

수술시간	약 1시간 30분	일상생활	약 7일 후
마취방법	전신마취	입원치료	불필요

1. 보형물 삽입

턱끝에 사용할 수 있는 대표적인 보형물로는 실리콘과 고어텍스가 있다. 수술은 입 안의 점막을 절개하고 보형물을 삽입하는 것으로 비교적 간단하다. 보형물은 수술 전 환자에게 적합한 크기와 모양으로 미리 준비하며 수술은 부분마취로 이루어진다.

2. 턱끝 전진술

턱뼈는 치아가 있는 곳 아래로 어느 정도 여유를 갖고 있는데, 이 부분의 뼈를 수평으로 자른 후 앞으로 전진시켜 고정함으로써 무턱을 교정하는 방법이다. 이 경우 전신마취로 수술하게 되는데, 이러한 불편함을 감수하면서도 턱끝 전진술을 시행하는 이유는 보형물만으로 증상이 해결되지 않거나 보형물 삽입을 꺼리는 사람이 있기 때문이다.

일부 병원에서는 턱끝 전진술에 대한 부담으로 무리하게 모든 환자에게 보형물 삽입을 권하기도 하는데 환자 상태에 따라 오히려 턱 모양이 더 나빠질 수 있으므로 주의해야 한다.

고급스러운 이미지 메이킹 귀족 수술

최근 '귀족 수술' 이 크게 유행하고 있는데 이는 새로운 수술법이 아니라 예전부터 널리 시술하던 것으로 정확한 명칭은 '부비강 주위 융기술' (Paranasal Augmenatation)이다. 나이가 들면서 콧방울 주위가 꺼지거나 태생적으로 이 부위가 낮은 경우 상대적으로 뺨이 나와 보이게 되는데 이를 교정하는 수술이다.

수술 후 얼굴 윤곽이 더 입체적이 되며 처진 뺨이 올라가 어려 보이는 효과를 얻을 수 있다. 또 볼이 전체적으로 나와 보이게 되어 낮아 보이던 코마저 높아 보이는 부수적인 효과까지 기대할 수 있다. 말하자면 빈궁해 보이는 인상을 부티 나는 인상으로 바꿔 준다고 해서 일명 '귀족 수술' 이라 부르는 것이다.

수술시간	약 30분	일상생활	바로 가능
마취방법	수면마취와 부분마취 병행	입원치료	불필요

수술 방법 꺼진 부분이 깊지 않은 경우에는 주사로 간단하게 교정 가능하지만 깊은 경우에는 보형물을 이용하는 것이 효과적이다. 수술은 부분마취로 진행되며 수술 시간은 30분 내외로 이뤄진다. 윗입술과 잇몸 사이의 점막으로 접근하여 코뼈 아래쪽에 고어텍스, 실리콘, 메드포어 등의 보형물을 삽입하여 고정한다. 구강 절개 방식이므로 부기가 빠진 후 바깥으로 흉터가 남지 않아 좋다.

옆모습이 예뻐야 진짜 미인 이마 성형술

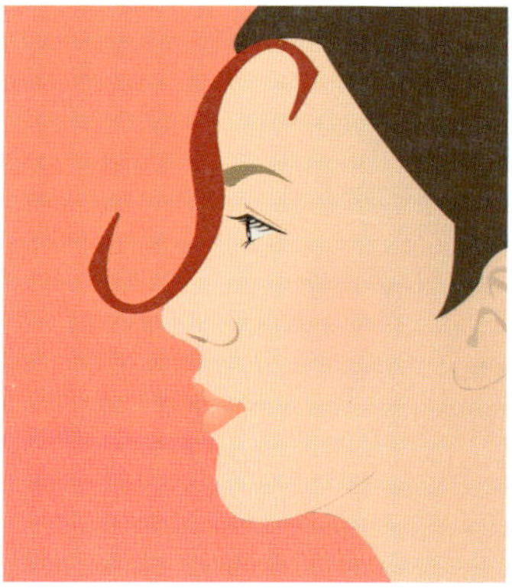
이마와 코를 연결하는 S라인

측면에서 보았을 때 이마로부터 코를 따라 내려오는 선이 완만한 S자 모양(프로필 라인)을 그리는 얼굴이 전체적으로 조화로운 인상을 주며 아름답게 보인다. 코를 성형할 때 이마가 낮은 경우 코를 많이 높일 수 없어 적절한 효과를 거두기 어려운 때가 있는데, 이 경우 이마를 올리는 수술을 병행하면 얼굴의 프로필 라인을 효과적으로 교정할 수 있다. 이마 성형술은 비교적 잘 알려지지 않았으나 최근 몇 년 사이에 많이 시행되고 있다. 흉터가 머릿속에 남기 때문에 잘 보이지 않으며, 수술한 티를 내지 않으면서도 이미지에 많은 변화를 줄 수 있는 방법이다.

정확히 어느 곳을 성형했는지 모르겠으나 갑자기 인상이 달라지거나 이미지가 확 바뀌어 보인다면 이마를 성형한 경우가 많다. 낮거나 울퉁불퉁한 이마에 보형물을 삽입하거나 자가지방을 주입하여 모양을 개선하는 방법이다.

1. 미세 자가지방 이식

자가지방을 이용하는 이마 성형술은 과거에도 시행되었지만 모양을 정확하게 만들기가 어렵고 시간이 지나면 지방이 체내로 흡수되어 변형되기 때문에 그다지 선호받지 못했다. 하지만 근래에는 미세 자가지방을 이용하므로 예전보다 좋은 결과를 얻고 있다.

미세 자가지방 이식이란 복부나 허벅지 등에서 지방을 채취하여 세포 단위로 분리한 뒤 특수 기구를 이용하여 고르게 층별로 이식하는 방법을 말한다. 과거에는 세포 분리가 잘 되지 않은 덩어리 상태로 이식되었기 때문에 지방의 흡수가 많이 일어났지만 미세 지방 이식을 사용하면 이식 지방 세포의 생존율이 더욱 증가되기 때문에 결과를 비교적 정확하게 예측할 수 있게 되었다.

이 방법은 흉터가 남지 않고 상대적으로 수술이 간단하며 회복도 매우 빠르다는 장점이 있다. 지방을 채취한 후 이식 전에 세포를 분리해야 하므로 전체 시간은 길지만 수술 자체에 걸리는 시간은 짧다. 수술 후 1주일 정도면 부기가 감소되고 어느 정도 일상생활이 가능해진다.

2. 필러 성형

필러 성형은 미세 자가지방 이식과 거의 유사하며 자가지방 대신 필러를 이용하는 점이 다르다. 다만 필러 주사의 양이 1회 약 0.6~1cc 가량으로 제한되어 있어 이마 전체를 통통하게 만들기에는 무리가 있다. 따라서 필러 성형은 이마의 부분적인 굴곡을 교정하거나 교정할 양이 많지 않은 경우에 시행하는 게 좋다. 필러의 경우 시간이 지나면 점차 체내로 흡수되므로 일시적인 교정에 유리하며 보통 6개월 정도의 간격으로 반복 시술이 필요하다.

3. 실리콘 성형

실리콘 성형을 위해서는 먼저 각 개인에 따라 개별적인 실리콘을 제작해야 한다. 이는 대단히 전문적인 기술이 요구되며 기존 이마의 석고 모형을 떠서 이를 바탕으로 제작하거나 이마의 융기부를 측정하여 수공으로 제작하기도 한다. 통상 수술 1~2주일 전에 실리콘 제작에 착수해야 하므로 수술을 받으려면 미리 예약해야 한다.

실리콘 외에 인조 뼈를 사용할 수도 있는데 인조 뼈는 빠른 속도(약 10~15초)로 굳어 버리는 단점이 있다. 정확히 원하는 모양을 만들기가 어렵고 재수술 시 굳어진 인조 뼈를 분쇄하여 제거해야 되므로 자칫 큰 수술이 될 수 있어 그다지 사용되지 않는다. 두피를 4~5cm 가량 절개한 후 실리콘이 들어갈 공간을 박리하고 준비된 보형물을 넣는 방식이다.

Surgery - 2

내게 맞는 쌍꺼풀을 찾아라! 눈 성형

요즈음의 성형 부위는 쇄골, 골반 등의 이색 시술이 거론될 정도로 다양하고 폭넓게 이뤄지고 있다. 그래도 성형에 있어 '클래식' 한 부위가 있다면 그건 바로 눈이다. 성형에 관한 방송 프로그램을 진행하면서 만났던 참가자들이 가장 관심을 기울인 부위 역시 쌍꺼풀이었다.

쌍꺼풀의 종류는 눈의 모양에 따라 다양하지만 크게 '인 폴드' 와 '아웃 폴드' 로 구분할 수 있다. 쌍꺼풀의 시작 라인이 눈 안쪽에 있는 경우를 '인 폴드(In-Fold)' 라 하는데 일명 '권상우 스타일' 이라 하여 남성들이 선호하는 쌍꺼풀이다. 주로 서양인들에게서 찾아볼 수 있는 '아웃 폴드(Out-Fold)' 는 쌍꺼풀 시작 라인이 바깥쪽에 있는 경우로 탤런트 구혜선의 쌍꺼풀이 대표적인 예다.

눈은 미적 아름다움뿐 아니라 상대방에 대한 호감과 신뢰를 높여 주기 때문에 그만큼 눈 성형은 신중해야 한다. 따라서 특정 연예인의 스타일을 고집하기보다는 전문의와의 충분한 상담을 통해 자신에게 가장 어울리는 스타일을 정하는 것이 중요하다. 동양인의 경우 쌍꺼풀이 없고 작은 눈 형태가 많다 보니 답답한 인상을 줄 수 있는데, 적절한 수술을 통해 시원하고 트인 눈매로 교정할 수 있다.

자연스러운 라인을 원한다면 매몰법

눈꺼풀에 작은 구멍을 뚫고 가느다란 실을 이용해 주변의 피부를 매몰시킴으로써 쌍꺼풀 라인을 만드는 매몰법은 시술 후 마음에 들지 않을 경우 실을 제거하여 라인을 수정할 수도 있다는 것이 장점이다.

현재의 쌍꺼풀 성형은 매몰법을 기준으로 하며 매몰법 시술이 어려울 경우 절개법을 시술하는 것이 일반적이다. 매몰법은 눈꺼풀이 얇거나 지방층이 두껍지 않은 경우에 적합하다. 수술 후 부기가 쉽게 가라앉으며 절개법에 비해 라인이 자연스럽다. 눈꺼풀에 지방이 있는 경우라도 정도에 따라 피부 구멍을 통해 지방을 제거하고 시술할 수도 있다.

수술시간	약 30분	일상생활	약 2일 후 세안과 화장 가능
마취방법	부분마취	입원치료	불필요

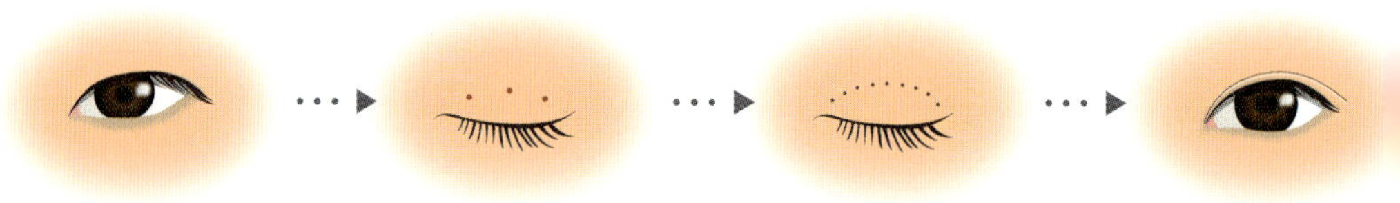

매몰법의 단계별 수술 과정

수술 방법 개인에 따라 가장 이상적인 쌍꺼풀 라인을 찾아 눈꺼풀의 피부에 작은 구멍 3~4개를 뚫고 머리카락보다 가는 수술용 실을 이용해 피부와 결막 사이를 연결하여 연속적으로 매몰시켜 쌍꺼풀을 만들어 낸다.

수술 후 관리 수술 후 하루 정도는 냉찜질로 멍이나 부기를 예방한다. 고개를 숙이거나 장시간 누워 있으면 부기가 오래 가므로 앉아서 쉬거나 가벼운 산책을 하고 잘 때만 눕는 것이 좋다. 수술 후 3일 동안은 냉찜질을, 이후에는 온찜질을 해주는 것이 부기를 빼는 데 효과적이다. 수술 당일부터 일상생활이 가능하며 실밥은 약 2일째 제거한다.

수술 후 잘 때 눈이 감기지 않거나 눈꺼풀 아래가 당기는 경우 가벼운 마사지로 해결이 가능하다. 수술 후 처음 몇 주 동안은 간혹 눈이 따갑게 느껴지거나 눈물이 과도하게 흐를 수 있으며 빛에 민감하게 반응하는 경우도 있으나 차차 사라진다. 콘택트렌즈를 착용한다면 수술 후 10일 동안은 착용을 피한다. 수술시 작은 혈관들이 손상을 받게 되면 피멍이 생길 수 있는데 약 20~30%의 환자에게서 피멍이 발생하며 일단 발생한 피멍은 2주가량 지속된다.

매몰법의 경우 시간이 지남에 따라 쉽게 풀리는 것으로 알려져 있지만 절개법 역시 일정한 비율로 풀릴 수 있다. 매몰법이 풀리는 비율이 좀더 높지만 매몰법 시술 후 재수술하는 경우 쌍꺼풀 라인 수정이 아닌 순수하게 풀려서 수술하는 비율은 극히 낮다고 한다.

선명한 쌍꺼풀 라인을 원한다면 절개법

눈꺼풀의 피부가 두껍고 지방이 많은 경우, 또는 눈꺼풀을 올려 주는 근육의 힘이 저하된 경우나 눈꺼풀의 피부 탄력이 떨어진 경우 더 큰 효과를 내는 방법이다. 수술시 절개를 통해 눈꺼풀의 처진 피부, 근육, 지방 등을 한꺼번에 조절할 수 있어 선명한 쌍꺼풀 라인을 만들 수 있으며 풀리는 경우가 거의 없다. 특히 나이가 들면서 피부가 처진 경우 늘어진 피부를 잘라 낼 수 있고 눈꺼풀의 과다한 지방을 충분히 제거할 수 있는 장점이 있다.

하지만 시술 후 수정이 어려우므로 매몰법을 적용하기 어려운 환자를 중심으로 시행되고 있다. 매몰법에 비해 조직의 손상이 많으므로 부기가 더 많이 생기고 오래간다. 쌍꺼풀 라인 또한 자리를 잡는 데 상대적으로 더 많은 시간이 소요되며 가끔 작은 멍이 드는 경우도 있다.

수술시간	1시간 이내	일상생활	약 5일 후
마취방법	수면마취와 부분마취 병행	입원치료	불필요

수술 방법 수술 전 진단을 통해 자신에게 가장 이상적인 쌍꺼풀 라인을 결정한다. 결정된 라인을 따라 피부를 절개한 후 눈의 상태에 따라 피부, 근육, 지방을 잘라 낸다. 그 다음 눈꺼풀을 올려 주는 근육인 상안검거근과 피부를 붙여 절개 부위를 봉합하면 접히는 부위로 쌍꺼풀 라인이 들어가 수술 자국이 잘 보이지 않게 된다.

수술 후 관리 일반적으로 수술 후 1~2주가 지나면 전체 부기의 3분의 2가량이 감소하며 멍이 없어지기까지는 약 2주가 소요된다. 실밥은 약 5일 후 제거하며 세안은 실밥을 제거한 후 하루가 지난 후에 한다.

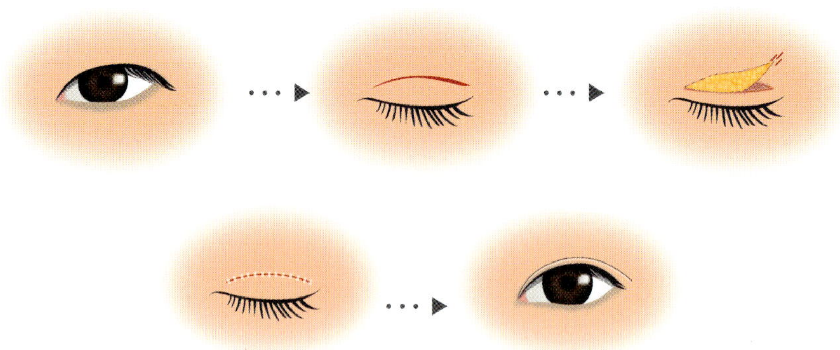

절개법의 단계별 수술 과정

	매몰법	절개법
눈의 상태	눈꺼풀이 얇고 지방이 적은 경우	눈꺼풀이 두껍고 지방이 많은 경우
연령대	젊은 층에 주로 시술	나이가 많고 눈꺼풀이 늘어진 경우에 시술
라인의 형성	자연스럽다	뚜렷하다
흉터	거의 없다	라인을 따라 흉터가 생긴다
풀림	간혹 풀릴 수 있다	거의 풀리지 않는다
재수술	비교적 쉽다	까다롭다

한눈에 알아보는 매몰법과 절개법의 차이

매몰법과 절개법의 장점만 모은 부분 절개법

눈꺼풀의 안쪽 혹은 바깥쪽만 처진 경우나 눈꺼풀이 얇지만 지방이 과다하게 많은 경우 매몰법이나 절개법의 한 가지 방법만을 적용하기가 어렵다. 부분 절개법은 두 가지 방법을 혼용하는 것으로, 노화로 인해 피부가 과도하게 늘어났거나 눈꺼풀이 처져서 잘 올라가지 않는 안검하수를 제외한 모든 경우에 적용 가능하다.

매몰법과 마찬가지로 두 군데에 2mm 정도만 작게 절개하기 때문에 절개법과 달리 큰 흉터가 남지 않고 절개법과 동일한 고정 방법을 쓰기 때문에 풀릴 확률도 극히 낮다.

수술시간	1시간 이내	일상생활	약 5일 후
마취방법	수면마취와 부분마취 병행	입원치료	불필요

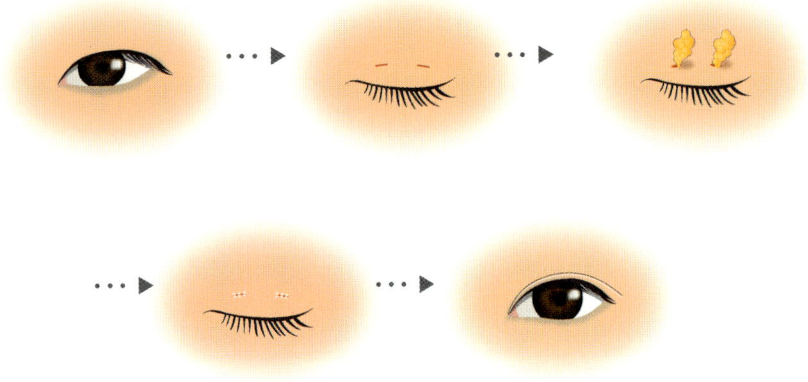

부분 절개법의 단계별 과정

수술 방법 만들고자 하는 쌍꺼풀 라인에서 필요한 위치에 2mm 정도의 작은 절개창을 만들고 지방을 제거한다. 그 다음 수술용 실을 이용해 근육과 피부를 봉합하여 고정시킨다. 이 방법은 절개창을 통해 지방을 제거할 수 있어 지방이 많은 눈에도 적용이 가능하다.

수술 후 관리 수술 후 2~3일 정도는 수술 부위에 냉찜질을 해주면 부기를 가라앉히는 데 도움이 된다. 보통 수술 후 5~7일이 지나면 부기가 가라앉아 눈 화장이 가능하며 콘택트렌즈는 수술 후 2주 정도 후에 착용하는 것이 좋다. 수술 후 3주까지는 몸을 구부리거나 무거운 것을 들지 않는다. 술도 삼가는 것이 좋다.

길고 갸름한 눈매를 원한다면 트임

쌍꺼풀 시술이 눈의 세로 길이를 늘려 준다면 트임은 눈의 가로 길이를 늘려 주는 방법으로 미간이 넓거나 눈이 작은 경우 효과적이다. 앞트임은 눈 안쪽의 몽고주름을 제거하여 눈이 커 보이게 하는 수술이다. 눈을 더 크게 찢는 게 아니라 몽고주름에 가려져 있던 눈의 안쪽을 드러나게 함으로써 눈을 커 보이게 하는 것이다.

뒤트임은 눈의 바깥쪽을 절개하여 눈의 가로 길이를 늘려 주는 방법으로, 동시에 위로 치켜 올라간 눈꼬리를 아래로 내려 주기도 한다. 미간이 좁아 앞트임이 곤란한 경우 뒤트임을 시행하게 되는데, 앞트임보다 틀 수 있는 길이가 제한적이지만 한쪽 눈에 1~2mm 정도의 연장 효과를 얻을 수 있다.

3mm 이상 트게 되면 눈매가 어색하고 부자연스럽게 될 수 있다. 또한 안구가 깊이 들어가 있거나 작은 경우 시간이 지나면 절개 부위가 다시 붙는 경우가 있기 때문에 전문의와 충분히 상담 후 시술하는 것이 좋다.

수술시간	1시간 이내	일상생활	약 5일 후
마취방법	수면마취와 부분마취 병행	입원치료	불필요

1. 앞트임

시술 전 몽고주름이 없어질 만큼 코 쪽으로 피부를 당겨 시술 부위를 측정한 후 도안선을 그린다. 도안선을 따라 피부를 절개하여 주름이 없어지도록 피부를 재배치한 다음 봉합한다.

앞트임 수술에서 가장 문제가 되는 것은 절개선에 따른 흉터다. 수술 후 2~3개월 동안에는 절개선이 오히려 점점 붉어지게 되지만 그 이후로는 안쪽에서부터 자리를 잡으면서 점점 옅어져 수술 후 5~6개월이 지나면 거의 눈에 띄지 않게 된다. 흉터는 메이크업으로 가려 줄 수 있다.

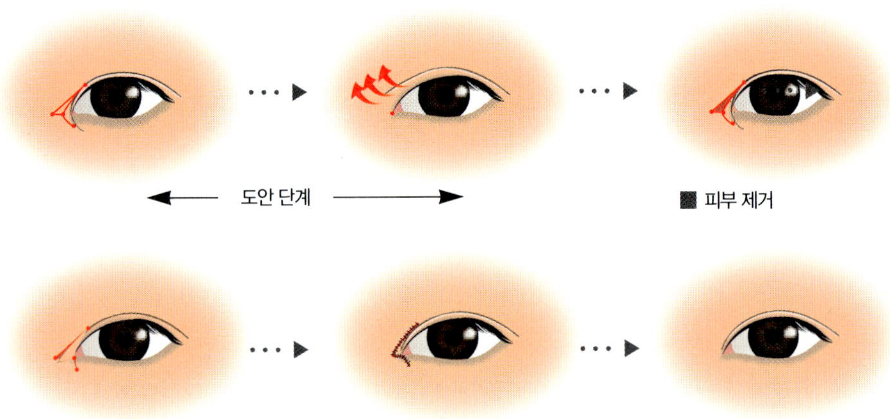

앞트임의 단계별 수술 과정

2. 뒤트임

눈의 바깥쪽 가장자리를 절개하여 계획한 만큼 가로 길이를 늘려 준다. 뒤트임은 시술 특성상 크게 붓거나 티가 나는 경우가 적다. 수술 후 2~3일 정도는 부기가 있지만 점차 자연스러워지고 거즈로 드레싱을 해줄 필요도 없다. 수술 후 약 3~4일이 지나면 세안과 화장이 가능하며 실밥을 제거한 후에는 절개선이 다시 붙지 않도록 관리해야 한다.

처진 쌍꺼풀 올려 주는 안검하수 교정

안검하수는 노화 또는 외상이나 잘못된 쌍꺼풀 수술의 후유증 등으로 인해 눈꺼풀을 올려 주는 근육인 상안검거근의 힘이 약해져 한쪽 또는 양쪽 눈을 제대로 뜨지 못하고 눈꺼풀이 내려와 감기는 상태를 말한다. 안검하수는 우리나라 사람들에게 흔히 발생하는 질환인데, 안검하수를 개선하려면 쌍꺼풀 수술과 동시에 안검거근을 교정하는 수술을 해야 한다. 일단 눈꺼풀 피부를 절개해야 하며 안검거근의 기능이 많이 남아 있을수록 좋은 결과를 얻을 수 있다.

수술 후 눈이 덜 감기어 잘 때 눈을 뜨고 자는 경우도 있는데 시간이 지나면서 서서히 회복되어 정상적으로 감기게 된다.

수술시간	약 1시간	일상생활	약 5일 후
마취방법	수면마취와 부분마취 병행	입원치료	불필요

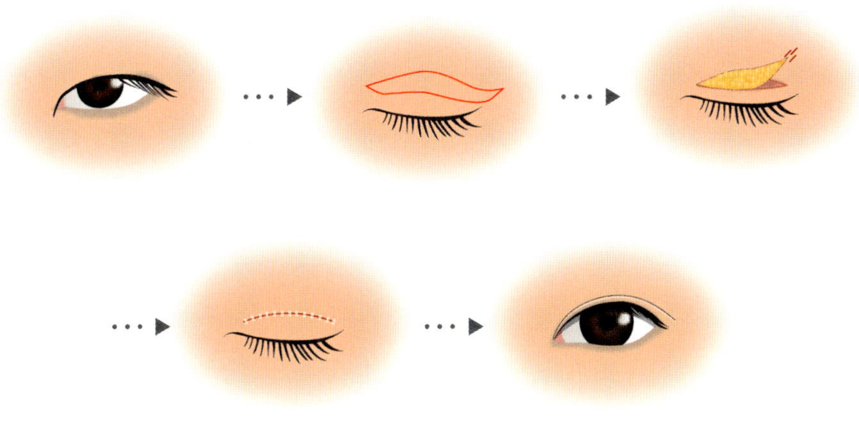

안검하수 교정의 단계별 수술 과정

수술 방법 안검하수의 정도에 따라 상안검거근의 기능을 강화하게 된다. 정도가 심하지 않을 때는 쌍꺼풀을 만들고 상안검거근을 팽팽하게 조여 주며, 정도가 심한 경우에는 늘어진 근육을 잘라 단축시키거나 눈꺼풀을 이마 근육에 연결시켜 올려 준다.

수술 후 관리 수술 후 당분간 눈을 뜨고 자게 되는 경우가 대부분이다. 눈이 수술 전보다 크게 떠지기 때문에 이에 적응할 수 있도록 인공누액과 연고를 자주 넣어 눈이 건조해지는 것을 막고 각막을 보호해야 한다. 수술 후 2~3개월이 지나면 적응이 되므로 차차 약을 넣는 횟수를 줄여 준다.

쌍꺼풀 없이도 크고 또렷한 눈매 교정

아름다운 눈에 대한 기준은 세월의 흐름에 따라 변화하고 있다. 최근에는 개성을 중시하기 때문에 쌍꺼풀 없는 동양적인 눈을 선호하기도 하는데, 쌍꺼풀이 없더라도 눈을 크고 또렷하게 할 수 있다면 어떨까?

눈의 가로 길이가 짧은 경우에는 앞트임이나 뒤트임을 하면 되지만 눈의 세로 길이가 짧은 경우에는 눈매 교정을 적용한다. 눈매 교정은 검은 눈동자와 흰자가 노출되는 정도를 조절하여 원하는 눈매를 만드는 방법이다. 안검하수는 아니지만 검은자위가 가려 눈이 작아 보이는 경우라면 눈매 교정을 통해 쌍꺼풀 없이도 크고 또렷한 눈을 만들 수 있다.

수술시간	약 1시간 30분	일상생활	약 5일 후
마취방법	수면마취와 부분마취 병행	입원치료	불필요

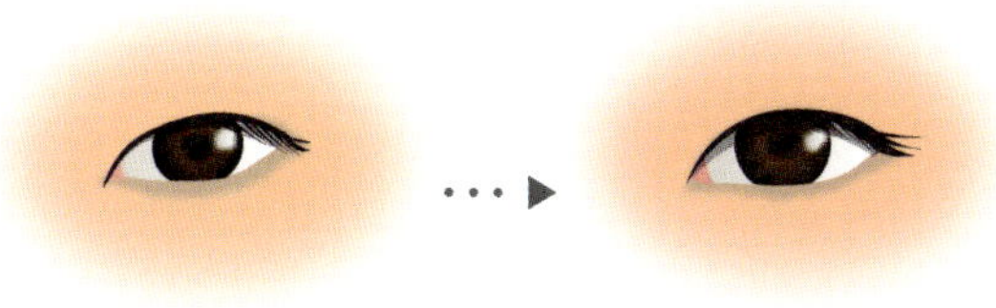

눈매 교정의 효과

수술 방법 눈매 교정은 안검하수 수술법을 응용한 것으로 눈꺼풀을 올려 주는 근육, 즉 눈을 뜨게 하는 근육인 상안검거근을 단축시키는 방법이다. 상안검거근의 중간 일부를 잘라 내고 다시 봉합하거나 근육 사이를 봉합하여 길이를 단축하는 두 가지 방법이 있다.

수술 후 관리 일반적인 쌍꺼풀 수술의 회복 과정과 비슷하다. 세안은 수술 후 약 1주일 후 가능하며 화장은 수술 후 약 10~14일 후에 할 수 있다. 정상적인 생활은 2주 정도 후부터 가능하다.

귀여운 동안 미소 눈밑 애교살 수술

눈밑 애교살은 눈을 둘러싸고 있는 '안륜근' 이라는 근육이 눈 아래쪽에 도톰하게 올라와 형성한 작은 둔덕을 말한다. 눈밑 애교살이 빈약하면 인상이 밋밋해 보이고 나이 들어 보이게 된다. 최근 연예인들을 중심으로 발랄하고 귀여운 이미지를 주기 위한 눈밑 애교살 수술이 인기를 끌고 있다.

과거에는 눈밑에 실리콘이나 파라핀을 주사하여 많은 부작용을 낳기도 했지만 현재는 인조 진피를 사용하여 효과적이고 안정적인 수술이 가능하다.

수술시간	약 30분	일상생활	약 1일 후
마취방법	부분마취	입원치료	불필요

수술 방법 눈밑 속눈썹 아래쪽에 4~5mm 정도를 절개한 후 필요에 따라 눈밑 지방을 제거하거나 재배치한 후 근육띠가 있는 곳에 알로덤이나 필러 등을 넣어 도톰하게 해준다. 인조 진피인 알로덤의 경우 흡수되지 않으므로 반영구적이다. 수술 자체는 간단하지만 자연스러운 모양을 내기 위해 넣는 양과 위치를 정확히 잡아야 하며 움직이지 않도록 잘 고정시키는 것이 중요하다.

1. 알로덤 시술

눈 바로 밑에 2mm 정도를 절개하기 때문에 흉터가 잘 보이지 않고 수술 시간도 30분 이내로 짧다. 부기도 비교적 빨리 빠져 수술 후 3일이 지나면 어느 정도 일상생활이 가능하다.

2. 필러 시술

주사기를 이용해 주입하므로 수술 시간이 10분 이내로 무척 짧지만 지속 기간이 영구적이지 않아 1~2년 후 추가 시술이 요구되는 단점이 있다.

3. 자가지방 이식

입 안의 미세한 지방 세포를 이식하는 것으로 자가조직을 이용하기 때문에 부작용이 없지만 이식한 지방이 체내에 흡수되는 경향이 있어 추가 시술이 필요할 수 있다.

수술 후 관리 수술 후 약 3~5일이 지나면 실밥을 제거한다. 주사 요법의 경우에는 따로 실밥을 뽑을 필요가 없다. 2~3일 동안은 어느 정도 부기가 있을 수 있지만 그 후 빠른 속도로 사라지게 되며 약 5~7일 정도 후에는 자연스러운 모습이 가능하다. 처음 2~3일 동안 냉찜질을 해주면 부기를 더욱 빨리 가라앉힐 수 있다.

팬더는 이제 그만! 다크서클 교정

다크서클은 눈 아래쪽이 어둡고 그늘져 보이는 것을 말한다. 다크서클이 두드러질 경우 피곤해 보이고 활기가 없어 보여 결국 나이가 더 들어 보이게 된다. 눈밑 지방이 탄력의 감소로 인해 아래로 처진 경우 지방 제거를 통해 다크서클을 해결할 수 있다. 수술은 아래 눈꺼풀의 안쪽 결막을 통해 이루어지므로 바깥으로 흉터가 보이지 않는다.

수술시간	약 1시간	일상생활	약 3일 후
마취방법	수면마취와 부분마취 병행	입원치료	불필요

1. 피부의 늘어짐 없이 지방만 볼록하게 나온 경우

눈 안쪽 결막을 통해 지방만 선택적으로 제거한다. 수술 후 흉터가 밖으로 보이지 않는다. 수술 후 바로 화장 및 일상생활이 가능하다.

2. 피부의 늘어짐이 동반된 경우

눈밑 주름 제거와 눈밑 지방 제거 및 재배치를 동시에 진행한다. 눈 아래 속눈썹 밑을 가로로 절개한 후 늘어진 피부를 잘라 내고 미세 봉합한다. 경우에 따라 눈밑의 처진 피부와 근육을 제거함과 동시에 튀어나온 지방을 제거하거나 위치를 옮겨 준다. 속눈썹 바로 밑을 절개하기 때문에 흉터는 거의 보이지 않는다.

3. 색소침착으로 어두워 보이는 경우

색소침착으로 생긴 다크서클은 외과적 수술이 아닌 피부과나 에스테틱 시술로 치료가 가능하다. 하지만 단번에 효과를 볼 수 없고 꾸준히 치료해야 좋은 결과를 얻을 수 있다. 평소 스트레스나 피로가 쌓이지 않도록 주의한다.

수술 후 관리 수술 후 1~2일 정도 부기가 있을 수 있지만 심하지는 않은 편이다. 다만 양쪽이 다르게 붓고 부기가 빠지는 속도가 다를 수 있다. 수술 다음날부터 화장과 일상생활이 가능하며, 렌즈 착용은 수술 후 약 1주일 후부터 가능하다.

Surgery - 3

105°의 비밀, 명품 코 성형

"키스할 때 코는 어디에 두어야 하나요?"

영화 〈누구를 위하여 종은 울리나〉에서 잉그리드 버그만이 상대역인 게리 쿠퍼에게 한 말이다. 키스할 때 코가 부딪쳐 불편할 정도로 코가 높지 않은 한국인들에게는 좀 낯설게 들리는 말일지도 모르겠다. 하지만 최근에는 얼굴을 45도로 돌려 코를 엇갈리며 키스하는 서양인들의 자세가 우리에게도 어울리게 됐다. 그만큼 코가 높은 사람들이 많아졌다는 얘긴데, 옆모습을 아름답게 만드는 프로필 성형과 안면 윤곽 교정이 성형의 핵심적인 부분이 되면서 코 성형이 차지하는 비중 또한 점점 커지고 있다.

최근의 코 성형은 콧등과 코끝을 분리하여 콧등에는 실리콘이나 고어텍스를 사용하고 코끝에는 자가조직을 사용하는 것이 일반적이다. 따라서 성형으로 인해 만들 수 있는 코 모양이 훨씬 다양해졌고 자연스러워졌다. 코끝이 버선 모양으로 살짝 올라간 한가인 코라든가 약간 크고 둥근 민효린 코, 작고 아담한 전지현 코처럼 아름다운 코의 기준 또한 다양해졌고 각자의 개성을 살리는 코 성형이 각광받고 있다.

나만의 명품 코를 완성하라!

그렇다면 내 얼굴에 어울리는 코의 모양은 어떻게 알 수 있을까? 그리고 코 모양을 선택하는 데 있어 어떤 기준을 가지고 있어야 할까? 많은 여성들이 성형외과를 찾아 "A의 코처럼 만들어주세요"라거나 "눈은 A, 코는 B, 얼굴형은 C처럼"이라고 주문하곤 한다. 하지만 연예인들의 예쁜 모양이 나에게도 똑같이 적용되리라고 생각하면 안 된다. 자신의 얼굴형과 눈, 코의 어울리는 비율을 찾아 수술을 할 때 비로소 가장 자연스럽고 예쁜 얼굴을 얻을 수 있기 때문이다.

연예인들의 완벽에 가까운 얼굴은 자신의 얼굴을 분석하기 위한 참고자료로만 삼는 정도가 좋다. 완벽한 코로 유명한 대표적인 스타 한가인은 전체적으로 직선인 콧등과 둥글면서 뾰족한 코끝을 가지고 있다. 마치 버선의 발등처럼 생겼다 해서 일명 '버선코'라 불린다. '명품코'로 유명해진 가수 민효린의 코는 코기둥과 코소엽의 각도가 30~40° 사이, 코와 입술의 각이 90~100° 사이로 이상적인 코의 기준에 정확히 일치한다. 최근 인기가 급상승한 윤은혜의 코는 일직선으로 곧은 모양이 보이시한 매력을 풍기며, 코와 입술이 이루는 각도인 비순각이 100~105° 정도로 역시 이상적인 기준에 속한다. 이들의 코를 바탕으로 이미지에 따른 코의 모양을 3가지로 정리할 수 있다.

1) 강하고 또렷한 이미지를 갖고 싶다면 미간을 높이는 코 수술이 도움이 된다. 미간이 높으면 이성적이고 차가우며 강한 카리스마를 연상시킬 수 있기 때문이다. 반면 코끝이 높으면 여성적이고 부드러우며 연약한 인상을 줄 수 있고, 코끝이 처질수록 고집이 세고 나이 들어 보인다. 2) 어리고 착해 보이는 이미지를 갖고 싶다면 너무 코가 들려 보이지 않는 상태에서 코끝만 살짝 올려 주는 수술을 하면 효과적이다. 3) 성숙하고 섹시한 이미지를 갖고 싶다면 코끝의 꺾어지는 각도를 최대한 수직에 가깝게 만들어 주면 된다.

⊕ 이상적인 코의 기준

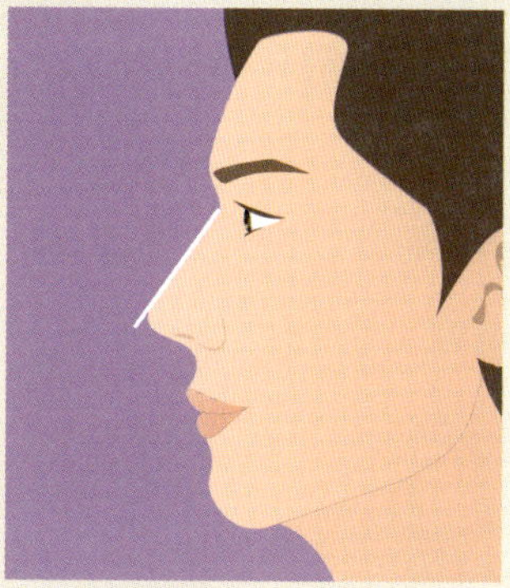

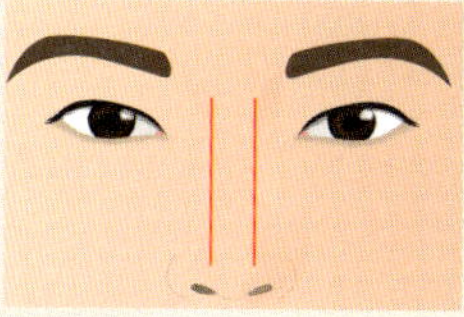

남자

측면 직선에 가까운 콧등선이 이상적

정면 폭의 차이가 별로 없이 거의 평행하게 코끝까지 연결되는 선이 이상적

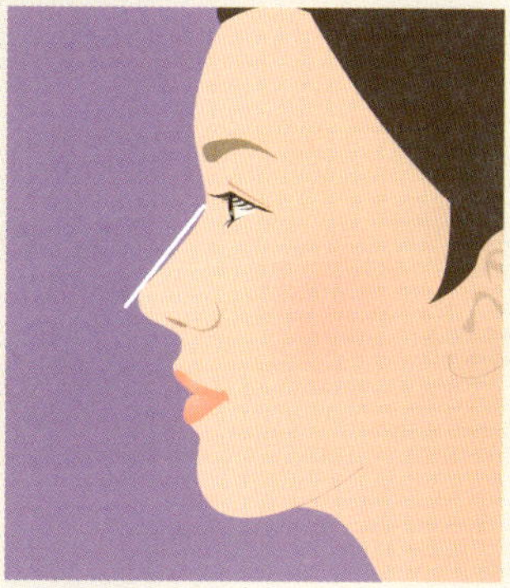

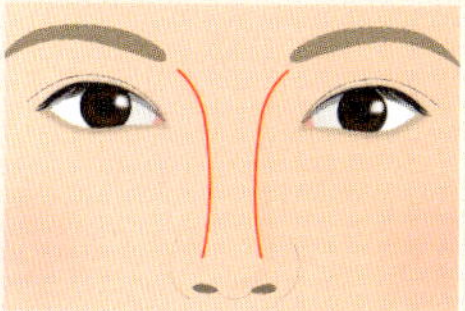

여자

측면 콧등선이 미간부와 코끝을 연결한 선에서 1~2mm 낮은 버선코 형태가 이상적

정면 양쪽 눈썹 안쪽에서 코끝까지 부드러운 곡선을 그리는 것이 이상적

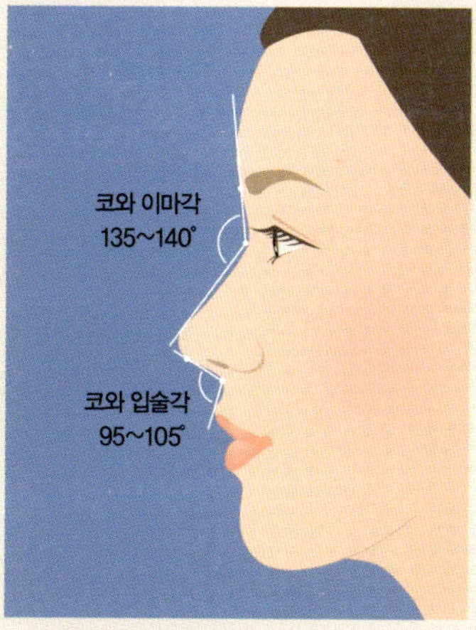

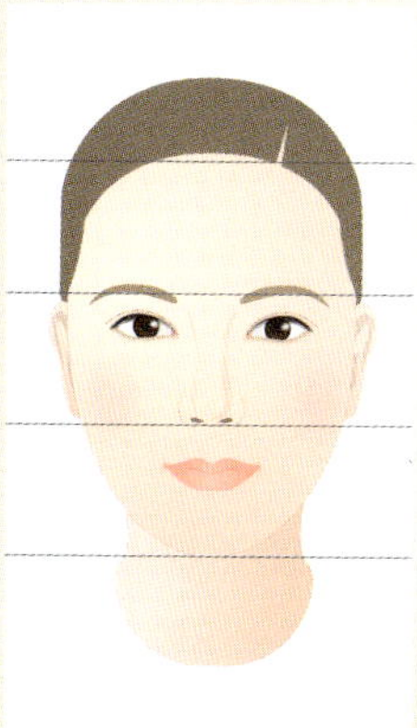

코의 길이

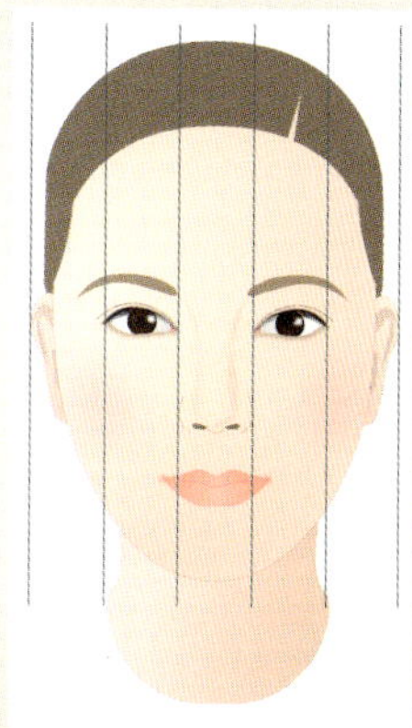

코의 폭

1) 콧등 남성의 경우 측면에서 볼 때 직선에 가까운 콧등선이 이상적이며, 정면에서 볼 때는 폭의 차이가 별로 없이 거의 평행하게 코끝까지 연결되는 것이 가장 보기 좋다. 여성의 경우는 측면에서 볼 때 콧등선이 버선코의 형태로 미간부와 코끝을 연결한 선보다 1~2mm정도 낮은 것이 예쁘다. 정면에서 볼 때는 양쪽 눈썹 안쪽에서 코끝까지가 부드러운 곡선을 그리는 것이 이상적.

2) 코끝 코끝은 코 전체의 아름다움을 결정한다. 동양인은 연골이 약하고 피부가 두꺼워 코끝의 형태가 잘 나타나지 않지만 가능하면 코끝의 표현점이 잘 나타난 코가 자연스럽고 아름답다.

3) 주변 구조와 코의 이상적인 관계 콧등과 이마가 코 뿌리 부근에서 이루는 코 이마각은 135~140° 정도가 적당하다. 코와 입술의 각도는 여자의 경우 95~105° 정도, 남자의 경우 90° 정도가 이상적이다.

4) 얼굴에서 코가 차지하는 비율 코의 길이는 얼굴의 3분의 1 정도가 적당하다. 코의 폭은 얼굴 폭의 5분의 1이 적당하며 이는 눈 사이의 거리와 같다.

코 성형의 기본 콧대 융비술

코의 모양은 인종에 따라 차이가 있으며 서양인, 동양인, 흑인의 순으로 높이가 낮아지고 비연골의 모양에도 차이가 있다. 요즘은 서양인의 코 형태를 미의 기준으로 여기는 경우가 많으므로 무조건 콧대를 높이 올리고 싶어하는 경향이 있지만 코 성형에서 가장 중요한 것은 자신에게 가장 잘 어울리는 코의 모양을 만드는 것이라는 점을 잊지 말자.

콧대를 높이는 융비술은 코의 성장이 끝나는 15~16세 이후에 하는 것이 바람직하며 축농증이 심할 경우에는 수술을 신중하게 결정해야 한다. 경우에 따라 이비인후과적인 수술이 필요할 수도 있다. 알레르기성 비염의 경우 수술에는 큰 문제가 없으나 수술 후 콧물이 많이 나지 않도록 주의해야 한다.

수술시간	약 1시간 이내	일상생활	약 7일 후
마취방법	수면마취와 부분마취 병행	입원치료	불필요

수술 방법 수술 전 눈썹 사이와 눈 사이의 중간 지점을 기준으로 완만한 반달을 그리도록 콧대의 모양을 디자인한다. 이때 시작점이 지나치게 높으면 그리스 석상처럼 눈썹 사이에서 바로 뻗어 나오는 코 모양이 되는데, 이러한 모양은 동양인의 코에서는 드문 형태이므로 어색하게 보일 수 있다. 통상적으로 융비술은 환자에게 알맞게 디자인된 실리콘이나 고어텍스 등의 보형물을 코 연골의 골막 아랫부분에 삽입하여 높여 주는 방법을 말한다. 융비술에 사용되는 실리콘은 부작용을 방지하게 위해 미국 식품의약국(FDA)에서 공인한 제품인지 확인하는 것이 좋다. 실리콘은 시간이 지남에 따라 약간 단단해지는 단점이 있으므로 환자가 원할 경우 고어텍스를 사용하기도 한다. 고어텍스는 인조 혈관 등에 사용하는 다공성 신소재로 수술 후 부드러운 상태를 유지하므로 상당히 자연스럽기는 하지만 형태 유지가 힘들고 고가라는 단점이 있다. 보형물의 선택은 개인의 상황에 따라 의사와 충분히 상담한 후 결정하도록 한다. 인조 보형물 대신 환자 본인의 갈비뼈나 골반뼈, 근막 등의 자가조직을 이용할 수 있으나 흔히 사용되는 방법은 아니다. 코끝을 높이는 경우에는 귀 연골을 많이 사용하며, 그 외 비중격 연골, 진피 지방, 뇌 경막 등을 이용하기도 한다. 최근에는 자가조직과 보형물을 상황에 따라 적절히 병행하여 획일적인 코 모양이 되지 않도록 자연스럽게 만드는 수술이 이뤄지고 있다. 흉터가 바깥으로 보이지 않도록 주로 한쪽 콧구멍 속을 절개하며 기타 다른 수술이 추가되는 경우에는 양쪽 콧구멍 모두를 절개하기도 한다.

수술 후 관리 수술 후 코와 함께 눈꺼풀이 붓는 경우가 많고 환자에 따라 피멍이 생기기도 한다. 수술 후에는 코 전체에 종이 테이프를 붙여 코 주위의 부기와 보형물의 변형을 방지하며 이 테이프는 4~5일 정도 후에 제거하게 된다. 부기는 개인차가 심해 예측이 불가능하지만 통상 테이프를 제거하는 5일째에는 미간에만 부기가 약간 남게 되며 약 2주 후면 심한 부기는 거의 사라지는 것이 일반적이다.

최종적인 모습은 수술 후 약 1~2개월 후 확인이 가능하다. 보형물이 자리를 잡는 시기는 수술 후 3~4주경이므로 수술 후 휘어져 보이거나 비뚤어져 보이는 경우 이 기간에 몰딩 과정을 통해 문제를 해결할 수 있다.

6~8주 정도 후 저절로 녹아 없어지는 실을 사용하므로 실을 제거해야 하는 불편은 없으며 환자가 불편해 하는 경우 실을 제거하기도 한다. 몸 안에 실리콘이나 고어텍스 등의 이물질이 들어 있으면 염증에 취약할 수 있어 수술 후 약 한 달 정도는 술과 담배를 금하는 것이 좋다. 일단 염증이 발생하면 이물질이 있는 상태에서는 치료할 방법이 없어 보형물을 제거하고 치료해야 하므로 염증이 발생하지 않도록 사전에 예방하는 것이 최선이다.

나만의 버선코를 완성한다! 코끝 성형

코 성형이라 하면 대부분 콧등을 높이는 융비술을 생각하는 경우가 많은데 코를 교정하는 데 있어 콧등의 높이만큼이나 중요한 요소가 바로 코끝의 모양이다. 코끝 성형은 얼굴과 코의 전체적인 조화를 잘 파악해야 할 뿐 아니라 코를 구성하는 뼈와 연골, 피부와 피하조직 간의 관계를 잘 파악해 수술해야 만족스러운 결과를 얻을 수 있다.

수술시간	약 1시간 ~ 1시간 30분	일상생활	약 7일 후
마취방법	수면마취와 부분마취 병행	입원치료	불필요

1. 코끝이 낮고 뭉뚝한 경우

코끝이 낮고 뭉뚝한 경우는 보통 날개연골이 크고 벌어져 있으므로 날개연골의 일부를 잘라 내고 서로 묶어 주면 코끝이 올라가면서 날렵해진다. 코끝을 많이 높여 줘야 하는 경우에는 날개연골을 묶는 것과 함께 귀나 비중격의 연골 등을 추가로 이식할 수도 있다.

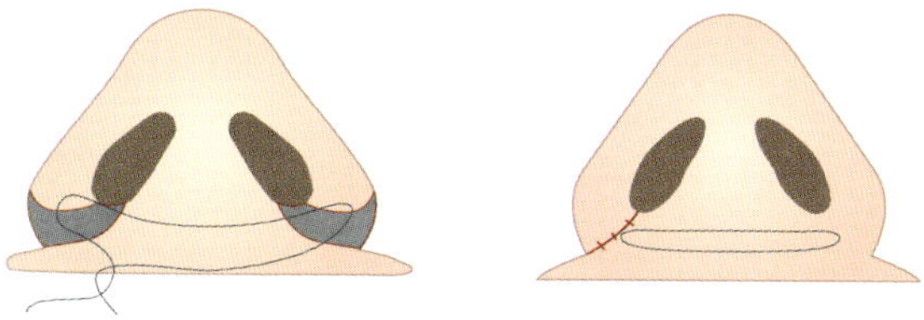

콧방울 축소술의 원리

2. 콧방울이 좌우로 넓은 경우

콧방울이 좌우로 넓은 주먹코는 둔탁한 인상을 준다. 이 경우 콧방울 아래쪽 피부를 쐐기 모양으로 잘라 내어 축소하고 필요에 따라 실로 코끝 연골을 묶어 가운데로 모아 준다. 절개선은 콧방울과 볼의 경계에 남게 되어 거의 눈에 띄지 않게 된다. 코끝이 날렵하게 변하므로 만족도가 매우 높다.

3. 코끝이 들린 들창코의 경우

들창코는 코가 짧아 생기는 증상이므로 코의 길이를 늘려 주는 방법으로 교정이 가능하다. 비교적 난이도가 높은 수술로, 코를 구성하는 여러 가지 요소를 다

각도에서 살펴보고 시술해야 원하는 결과를 얻을 수 있다. 먼저 콧대에 보형물을 삽입하고 코끝 연골을 조작하여 늘려 준다. 그 다음 자가조직을 비중격에 연장시켜 날개연골을 재배치한다. 피부 조직의 유연한 정도에 따라 결과가 달라지며 피부가 모자라는 경우에는 흉터가 발생할 수 있어 교정 한계 내에서 수술하는 것이 바람직하다.

4. 코가 길어 보이는 화살코의 경우

코의 시작점이 높거나 코끝이 아래로 처져 있는 일명 '화살코'의 경우 코가 길어 보이게 된다. 콧대 자체가 긴 경우에는 비중격 연골을 절골하고 경우에 따라 외측 연골도 함께 절골해 코의 폭과 길이를 동시에 줄여 준다. 단순히 코끝만 아래로 처진 것이 문제라면 코끝의 연골을 위쪽으로 당겨 봉합해 준다. 이때 기준이 되는 것은 코와 인중과 입술의 각도다. 이를 이상적인 형태의 각도(95~105° 사이)로 교정해야 만족스러운 결과를 얻을 수 있다.

수술 후 관리 코끝의 경우에는 부기가 오랫동안 빠지지 않는 경우가 많으며 수술 후 3~6개월에 걸쳐 서서히 모양이 잡혀 간다. 부기를 줄이려면 수술 후 2일 정도는 눈과 코 부위에 냉찜질을 해주는 것이 좋다. 누워 있기보다는 앉거나 서 있는 것이 부기 제거에 좋다. 수술 후 코에 붙여 놓는 종이 테이프는 보통 3~5일째에 제거하며 실밥은 5일째 뽑게 된다. 수술 후 3주 동안은 삽입물이 움직일 수 있으므로 코를 만지거나 비비지 않도록 주의하며 심한 운동을 피하고 잘 때도 가능한 똑바로 누워서 자도록 한다. 수술 후 약 5일 정도 후면 세안과 화장이 가능해진다.

정말 미우면 다시 한 번 코 재수술

코 재수술은 비교적 빈도가 높다. 과거 비정상적인 형태의 길이가 긴 실리콘이나 L자형 실리콘을 사용하여 코끝이 얇아져 돌출되거나 비뚤어진 경우, 콧대와 코끝의 유기적인 연결이 되지 않아 콧대만 높고 코끝은 무너진 경우, 코와 입술이 이루는 각도(비순각)가 잘못되어 틀어진 코나 화살코가 된 경우, 콧구멍이 짝짝이거나 콧등이 삐뚤어진 경우, 보형물에 대한 염증이나 이물 반응으로 코 피부에 구축이 생긴 경우, 코가 휘어져 보이는 경우, 삽입 위치가 잘못되어 실리콘이 노출될 위험이 있는 경우 등 다양한 상황에 따라 재수술이 행해진다. 재수술 여부와 방법은 의사와 충분히 상담하여 결정하는 것이 좋다.

수술 방법 완성된 코 모양이 생각보다 높거나 낮아 마음에 들지 않는 경우에는 삽입된 보형물을 제거하고 새로운 보형물을 넣어 준다. 삽입한 보형물이 비뚤어지는 경우는 잘못된 위치에 삽입되었거나 수술 당시 공간을 충분히 확보하지 못해 수술 후 조직의 수축으로 인해 발생하는 경우가 대부분이다. 이러한 경우에는 보형물을 제거하고 삽입 공간을 충분히 넓게 만든 후 새로운 보형물을 삽입하고 위치를 정중앙에 고정해 줘야 한다.

수술 후 관리 수술 후 3~4일 동안은 종이테이프나 반창고를 이용하여 수술 부위를 고정하며, 4~5일경 실밥을 뽑고 고정물을 제거하면 일상생활이 가능해진다. 하지만 삽입물이 자리를 잡는 1~2개월까지는 가급적 안경을 쓰지 말고 수술 부위에 충격이 가해지지 않도록 하는 것이 좋다. 삽입물이 완전히 자리 잡은 후에는 충격으로 변형되거나 위치가 바뀌는 일이 거의 없다.

Surgery - 4

섹시한 그녀의 트레이드마크, 입술 확대

〈피현정의 시크릿 쇼핑 파일〉 방송을 진행하는 중에 얼굴에 비해 입술이 너무 얇아 고민을 토로해 온 참여자를 만난 적이 있다. 그녀는 입술이 얇은 탓에 주변에서 깍쟁이 같은 이미지로 본다며 비교적 예쁜 얼굴임에도 불구하고 콤플렉스로 인해 스트레스에 시달린 적이 많다고 했다.

결국 상담을 통해 입술 확대 시술을 받기로 했는데, 일반적인 입술 확대는 입술 아랫부분만 확대하지만 그녀의 경우 윗입술에도 볼륨을 주고 아랫입술은 훨씬 더 도톰하게 하기로 했다. 필러 주사를 주입한 그녀는 결과에 너무나 만족해했고 시술 전후 효과가 뚜렷하여 방송 역시 성공리에 마칠 수 있었다.

입술이 빈약한 경우, 너무 두꺼운 경우, 비대칭인 경우 수술을 하면 좋은 효과를 볼 수 있다. 입술 확대의 경우에는 인조 진피나 필러, 자가지방 등을 이식하고, 입술 축소의 경우에는 입 안을 통해 입술 조직의 일부를 잘라 내어 제거하는 방식으로 교정한다.

얇은 입술이 매력 없게 느껴질 때 입술 확대

입술이 얇은 경우 이지적인 인상을 주기도 하지만 지나치게 얇을 경우 인상이 차가워 보이기도 한다. 과거에는 얇은 입술이 사랑받은 반면 이제는 할리우드 스타 안젤리나 졸리처럼 도톰한 입술이 섹시하다 칭해지며 많은 사람들이 큰 입술을 선호하고 있다.

입술을 확대하는 방법으로는 알로덤 이식, 필러 주사, 자가지방 이식 등이 있다. 주로 인조 진피인 알로덤을 넣는 경우가 많으며 요즘은 간편하면서도 효율적인 주입형 알로덤과 레스틸렌 필러를 사용하는 것이 보편적이다. 시술 직후 어느 정도 부기가 발생하지만 시술 시간이 10분 정도로 매우 짧아 일상생활에 지장이 거의 없다는 것이 장점이다.

지방 이식의 경우 지방의 생착률이 다른 부위가 50% 정도라면 입술은 30% 정도로 낮은데, 입술은 일상생활에서 끊임없이 움직이게 되는 부분이기 때문이다. 이를 감안하여 많은 양을 주입하면 시술 초기 입술이 예상보다 부풀어 보일 수 있다.

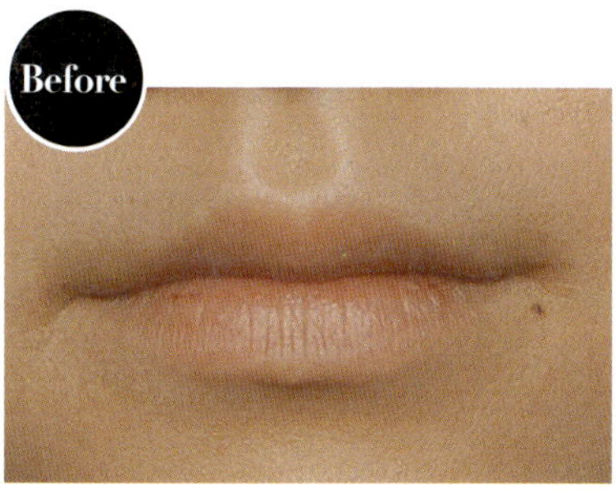

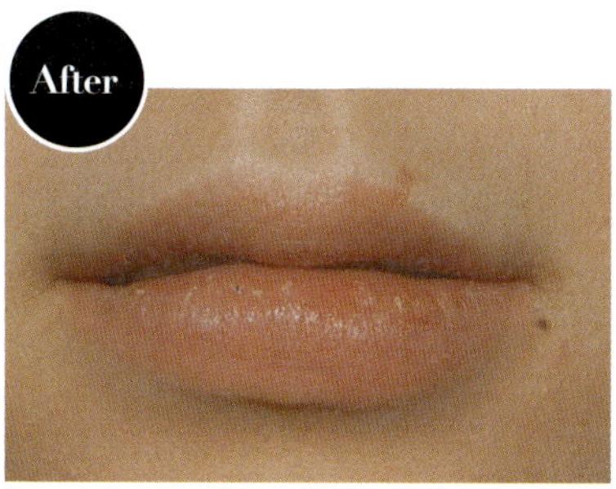

입술 확대 수술의 예

수술시간	약 10분	일상생활	바로 가능
마취방법	부분마취	입원치료	불필요

수술 방법 절개 없이 입술의 빈약한 부분에 주입제를 골고루 주사한다. 레스틸렌이나 콜라겐 등은 부작용이 거의 없으며 시술이 간단하고 시술 직후 바로 일상생활이 가능하다.

수술 후 관리 우선 시술 부위를 만지지 말아야 하며 며칠 동안은 사우나 같은 고온이나 저온에 시술 부위가 노출되지 않도록 해야 한다. 부기는 대략 1~2일 후 사라지며 드물게 혈관 파열로 인해 붉은 반점이 생길 수 있는데 이는 1주일 정도 지나면 사라진다. 냉찜질을 해주면 좋다.

너무 두꺼워도 고민! 입술 축소

평균적인 입술의 두께는 윗입술이 6~8mm, 아랫입술이 10~12mm 정도다. 입술을 축소하는 수술은 평균 범위 외의 입술 조직을 잘라 내고 봉합하는 방식으로 이루어진다. 흉터가 보이지 않도록 입 안을 통해 입술 점막과 조직의 일부, 필요에 따라 근육의 일부를 잘라 낸다. 이때 가장 중요한 것은 입술에 대한 미적인 이해를 바탕으로 약간 모자란 듯이 교정하는 것이다.

간혹 입술이 두꺼운 것이 아니라 잇몸이 앞으로 나와 입술이 앞으로 밀려 나와 두꺼워 보이는 경우가 있는데 이 경우에는 돌출입 수술을 받아야 하므로 근본적인 원인을 잘 확인해야 한다.

수술시간	약 10분	일상생활	바로 가능
마취방법	부분마취	입원치료	불필요

수술 방법 수술 전 적합한 입술의 두께를 판단한 후 제거할 입술의 양을 결정한다. 부분마취 후 입 안의 점막을 통해 입술 조직을 잘라 내고 안쪽으로 당겨 봉합한다. 비교적 시술이 간단하며 수술 자국도 바깥으로 보이지 않는다. 수술 직후 식사가 가능하며 회복도 빠르다.

수술 후 관리 수술 다음날이면 일상생활에 지장이 없을 정도로 거의 회복되지만 4~5일 정도는 입술을 많이 움직이거나 딱딱한 음식을 먹지 않는 것이 좋다. 전체 치료 기간은 1주일 정도 소요된다.

Surgery - 5

동안의 최대 적! 주름 제거

피부 노화는 언제부터 일어나는 것일까? 나이가 들면 피부 역시 나이를 먹는 것이 당연지사지만 여성이라면 누구나 탱탱하고 윤기 나던 피부에 점점 그늘이 드리워지고 주름이 지는 것에 대해 속상해 할 수밖에 없을 것이다.

피부는 20세 이후부터 노화하기 시작한다고 한다. 20세 이후로 피부는 점차 건조해지고 얇아지며 피부의 탄력을 유지하는 콜라겐과 탄성 섬유의 생성이 저하되어 볼륨감이 사라지고 주름이 생기게 된다. 특히 폐경기에는 호르몬의 급격한 변화로 인해 피부 탄력을 유지하는 수분이 줄어들어 더욱 주름이 지게 된다.

외부적인 요소로는 햇볕에 의한 반복적인 손상이 있는데 이는 자외선에 노출된 양과 시간에 비례하므로 지나친 일광욕으로 자외선을 많이 쏘이면 노화가 앞당겨져 주름이 생긴다. 흡연 자체도 주름의 원인이 되며 자외선에 의한 광노화를 2배 이상 촉진한다는 연구 결과가 나와 있다. 또한 얼굴의 주름은 표정 근육의 운동과도 밀접한 관계가 있는데, 표정 근육을 오랫동안 과도하게 사용하면 깊은 주름이 생기게 된다.

세월을 거스를 수 없기에 노화의 결과물인 주름 역시 완전히 피할 방법은 없지만 대신 10년은 더 젊어 보이게 해줄 주름 성형에 대해 알아보자.

주름의 종류, 정확히 알고 대처하자

주름은 원인에 따라 표정 근육에 의한 표정 주름, 중력에 의해 아래로 처지는 처진 주름, 얼굴 전체 또는 부분적으로 생기는 잔주름 등이 있다. 주름의 위치에 따라서는 눈밑 주름, 눈꼬리 주름, 미간 주름, 팔자 주름, 이마 주름, 얼굴 전체적으로 생기는 미세한 잔주름 등으로 나눌 수 있다.

1. 이마와 미간 주름

중년층의 이마와 미간에 '내 천'(川)자 모양으로 생기는 미간 주름은 표정 근육의 과도한 움직임에 의해서 생기기 때문에 표정 근육을 마비시키는 보톡스가 최우선의 해결책이다. 이마 주름은 눈썹을 찌푸릴 때 눈썹과 눈살의 근육이 수축되면서 생기는데, 보톡스를 주입하면 이러한 근육들이 약화되거나 마비되면서 주름이 펴지게 된다. 장기간 반복해서 한 곳에 주름이 잡히면 표정 근육과 무관하게 깊은 골이 생기는데 이런 경우에는 레스틸렌이나 싸이메트라 같은 충전제로 채워 준다.

나이가 더 들어서 피부 탄성을 잃게 되고 이마와 눈썹이 중력에 의해 점점 처지게 되면 처진 이마를 끌어올리는 이마거상술을 통해 이마의 주름을 펴 준다. 최근에는 흉터가 작게 남는 내시경 이마거상술이 보편적으로 시술되고 있다.

2. 눈가 주름

표정 근육에 의해 눈가에 생기는 주름으로, 눈 주변에 까치 발 모양처럼 겹겹이 생긴 주름이라고 해서 일명 '까치발 주름'이라고도 하는데 이 경우 보톡스가 가장 효과적이다.

3. 처진 눈꺼풀 주름

노화로 인해 얇은 눈꺼풀 피부가 늘어져 처진 것으로 늘어진 만큼 잘라 내어 팽팽하게 당겨 주는 상안검 성형술이 적합하다. 이마가 함께 늘어져서 눈썹이 처진 경우 정도가 더 심하게 느껴지는데 이럴 때는 무엇을 먼저 교정해야 하는지 확인한 후 시술해야 한다.

4. 눈밑 주름

눈밑 주름은 다양한 시술로 교정할 수 있다. 첫 번째는 2, 30대 젊은 연령층에 주로 적용되는 방법으로 결막을 통해 눈밑 지방만을 제거하는 것이다. 이 시술은 바깥으로 흉터가 남지 않는 것이 장점이다. 두 번째는 눈밑 지방을 싸고 있는 늘어진 막을 골막에 고정시키는 것이며, 세 번째는 눈밑 지방을 제거하지 않고 몰려 있는 지방을 주름 부위로 이동시켜 채워 줌으로써 주름을 펴 주는 방법이다. 네 번째는 기존의 눈밑 주름 성형술로 눈밑의 처진 피부와 근육, 과다한 눈밑 지방을 모두 함께 제거하는 방법이다.

이 밖에 보톡스 주사, 레이저 박피, 히알루론산 주사 등의 보조적인 방법을 통해서도 눈밑 주름을 제거할 수 있다. 수술은 부분마취로 이루어지며 수술 시간은 약 1시간 정도다. 수술 후 약 4일이 지나면 실밥을 뽑게 되고 실밥을 뽑을 때면 부기는 70~80% 정도 빠지게 된다. 나머지 부기는 수술 후 7~10일 정도면 90% 이상 빠지게 되므로 일상생활에 큰 지장이 없다. 수술 당일과 그 다음날이 가장 많이 붓게 되므로 냉찜질을 열심히 해주는 것이 좋다. 실밥을 뽑고 난 다음날부터 세안과 가벼운 화장이 가능하며 이후부터는 온찜질이나 사우나 등이 부기와 멍을 빼는 데 도움이 된다.

성형외과 전문의에게 시술받은 경우 후유증이 거의 발생하지 않으며 행여 발생하더라도 지극히 경미한 경우가 대부분이다. 그러나 수술과 상관없는 약물 복용 또는 흡연, 당뇨병, 고혈압 등의 질환으로 인해 혈종이나 감염, 치료 지연 등의 부작용이 일어날 수 있고, 드물지만 마취제에 의한 이상 반응이 생기는 경우가 있다. 수술 후 일시적으로 당겨져서 보기에 어색한 경우도 있는데 3~6개월이 지났는데도 그러한 증상이 계속해서 남아 있다면 전문의와 상담 후 해결책을 생각해 봐야 한다.

5. 콧등 주름

나이가 어린데도 웃을 때 콧등에 주름이 심하게 잡히는 경우가 있다. 양 눈가 사이와 콧등의 주름은 습관적으로 콧등의 근육을 찡그려 생기는 것이므로 보톡스 시술이 도움이 된다.

6. 입가 주름

입가와 입술의 주름에는 보톡스나 충전제를 사용한다. 특히 조심해야 할 주름은 코의 옆에서부터 양쪽 입가로 연결된 팔자 주름과 입술의 붉은 점막과 피부 연결 부위에 잘게 수직으로 난 주름이다. 주사를 맞으면 약간 호전될 수 있지만 자칫 잘못하면 입이 오므라져 보이거나 입을 벌리기가 어렵게 되므로 시술 전 전문의와 충분히 상담하도록 한다.

7. 팔자 주름

깊게 패인 팔자 주름은 흔히 빈티 나고 궁해 보이기 쉽다. 팔자 주름은 상당히 복합적인 요인에 의해 생기는 주름으로 피하지방이 부족하여 깊은 골이 패인 경우 미세 지방 이식을 시행한다. 뼈가 들어가서 골이 생긴 경우에는 함몰된 부분에 보형물을 넣거나 자기 뼈를 이식하는 귀족 수술이 도움이 된다. 나이가 들면서 볼살이 처져 골이 깊어진 경우에는 안면 거상술이 효과적이다.

8. 안면 주름

나이가 들면서 피부 탄력의 감소와 중력에 의해 처지게 되는 안면 주름은 안면 거상술을 통해 해결해야 한다. 이 방법은 처진 뺨을 위로 올려 줌과 동시에 팔자 주름과 늘어진 목 주름을 함께 없앨 수 있어 좋다. 수술은 양쪽 귀의 앞과 뒤를 절개하므로 흉터가 귀 주변의 경계나 머리카락 속에 감춰져 잘 보이지 않는다.

9. 목 주름

목은 사람이 일생에서 가장 많이 움직이는 부위 중 하나로 많이 움직이기 때문에 주름 또한 잘 생긴다. 나이가 젊은 경우 보톡스가 효과적이며 나이가 많은 경우에는 안면 거상술과 함께 늘어진 목 피부를 끌어올리는 목 거상술을 시행한다.

10. 턱 주름

턱 주름의 경우 보톡스로 어느 정도 효과를 볼 수 있지만 보톡스가 근육을 마비시키면서 입술을 받치고 있는 힘이 약해져서 아랫입술이 약간 아래로 처지는 부작용이 발생할 수도 있다.

손쉽고 간단한 주름 제거법 – 보톡스

보톡스는 주름을 만드는 데 관여하는 안면 근육을 한시적으로 마비시켜 주름을 치료하는 방법이다. 수술 없이 간편하게 시술할 수 있으며 효과가 빨리 나타난다는 것이 장점이지만 지속 기간이 3~4개월 정도밖에 되지 않아 정기적인 추가 시술이 필요하다는 것이 단점이다. 최근의 경향은 보톡스 단독 시술보다 리펌써마지나 스타룩스와 같은 레이저 시술을 병행하여 시너지 효과를 내고 있다.

시술 시간은 5~10분 정도로 짧고 간단하며 가는 주사 바늘을 사용하여 3~6군데에 소량의 보톡스를 주사한다. 주사 맞을 때의 통증은 사람에 따라 차이는 있으나 약간 따끔한 정도이고 통증이 걱정될 경우 바르는 마취제를 사용할 수도 있다. 자세한 사항은 Part 5에서 다루기로 한다.

수술시간	부위별 1~2분 정도	일상생활	바로 가능
마취방법	국소 크림 마취	입원치료	불필요

피부 탄력 개선을 위한 – 메조테라피

메조테라피는 효과가 입증된 약물 3~4가지를 혼합하여 해당 부위에 주입하는 방식이다. 일반적인 주사와는 달리 한 번에 수십, 수백 군데에 주사를 하게 되는데 아주 가는 바늘로 얕게 주사하므로 통증은 거의 없다. 보습, 미백, 잔주름 개선 기능이 특히 뛰어나며 경구나 근육, 정맥 주사 요법보다 조직 내 농도가 훨씬 높고 효과가 오래 지속된다. 또한 소량의 약물을 사용하므로 경제적이며 부작용이 거의 없다.

주사는 자동 주사기를 사용하기도 하고 숙련된 의사가 직접 손으로 주사하기도 한다. 보톡스가 표정 주름을 만드는 근육을 이완시켜 표정 주름을 없애는 효과가 있다면 메조테라피는 피부의 진피층에 피부 탄력을 증가시키는 약물을 주입함으로써 피부 탄력을 근본적으로 되찾게 해준다. 비타민C, 성장촉진제, 각종 미네랄과 진피 성분 등을 피부에 직접 주입함으로써 주름을 없애고 탄력 있는 피부로 만드는 원리다. 경우에 따라 보톡스와 함께 주사하여 시너지 효과를 얻을 수도 있다.

깊은 주름에 효과적 – 필러 주입

필러란 채워 주는 물질이라는 뜻으로 현재 여러 가지 물질들이 개발되어 주로 깊은 주름의 제거에 사용되고 있다. 골이 패인 부위에 필러를 주입하여 꺼진 피부를 채워 올려 평평하게 만드는 것으로, 주입량에 제한이 있는 보톡스로 해결되지 않는 깊은 주름이나 입가의 팔자 주름에 효과적이다. 필러로는 레스틸렌이나 아테콜, 주사용 알로덤인 싸이메트라 등이 사용되고 있으며 자가지방을 쓰기도 한다.

수술시간	약 10분	일상생활	바로 가능
마취방법	국소 크림 마취	입원치료	불필요

효과가 큰 주름 제거법 – 거상술

외과적인 주름 제거술은 오랜 역사와 함께 현재도 계속 개발되고 있으며 주름의 치료법 중 가장 확실한 효과를 기대할 수 있다. 수술의 기본 원리는 늘어진 피부와 근육을 노화가 일어나는 반대 방향으로 당겨 주고 여유 있는 부분을 제거하여 수술 자국이 눈에 잘 띄지 않도록 세심하게 봉합하는 것이다.

수술시간	약 1시간 이내	일상생활	바로 가능
마취방법	수면마취와 부분마취 병행	입원치료	불필요

흉터가 거의 없는 주름 제거법 – 내시경 이마 거상술

첨단 장비인 내시경을 이용하여 최소한의 절개로 미간과 이마 주름을 제거하고 처진 눈썹과 눈꺼풀을 끌어올리는 방법이다. 내시경 수술의 장점은 작은 절개창을 통해 정확한 해부학적 구조를 모니터로 확인하면서 수술할 수 있어 흉터가 적게 남으며 신경과 혈관 및 림프 통로의 손상을 피할 수 있어 수술 후 감각 이상이나 멍, 부기를 최소화할 수 있다는 것이다.

지방의 재활용 – 미세 지방 이식

복부나 엉덩이, 허벅지 등에서 불필요한 지방을 채취하여 주름 제거에 사용하는 방법이다. 먼저 지방을 채취할 부위에 지방 용해제를 주입한 후 지방을 흡입한다. 흡입한 지방은 원심분리기를 이용해 순수 지방 성분만을 남기고 공기와 접촉이 없는 상태에서 지방 주입용 주사기를 통해 주름 부위에 이식한다.

수술 직후에는 부은 것처럼 뺨이 불룩해지지만 2주 정도 지나면 자연스러운 모양을 얻을 수 있다.

수술시간	약 40분	일상생활	바로 가능
마취방법	수면마취와 부분마취 병행	입원치료	불필요

Surgery - 6

단숨에 S라인을 완성한다! 가슴 성형

크고 탐스러운 가슴에 대한 로망은 남자들보다 여자들이 더 강할지도 모른다. 대한민국 여자 치고 한 번쯤 가슴 성형을 생각해 보지 않은 사람이 있을까? 10명 중 7~8명은 A컵 브래지어를 착용하는 동양인의 타고난 체형 덕에 실리콘으로 만든 '누드 브라' 내지는 일명 '뽕 브라'가 날개 돋친 듯 팔리고 있는 것이 현실이다. 유명한 속옷 브랜드 빅토리아 시크릿의 지젤 번천처럼 섹시한 클레비지 라인을 갖고 싶다거나 김혜수처럼 깊게 패인 V라인 드레스를 한 번쯤 입어 보고 싶은 것이 여자의 마음.

이상적인 가슴은 쇄골을 중심으로 양 유두를 연결해 정삼각형을 이루고 겨드랑이에서 가슴을 잇는 곡선이 부드럽게 내려온다. 또한 양쪽 유두가 20cm 이상 벌어져 있고 각 유두는 약간 바깥쪽을 향해 있다. 남자들의 '출렁이는 가슴'에 대한 환상을 나무랄 수만은 없는데, 신체의 움직임에 따라 다이내믹하고 리듬 있게 출렁이는 가슴, 누우면 옆으로 몰리고 달리면 가슴의 파동이 티셔츠 위로 그대로 전해지는 가슴, 만졌을 때 손에 충분한 탄력을 느끼게 하는 가슴. 크기도 중요하지만 이처럼 자연스러운 가슴을 갖는 것 또한 중요하다.

가슴 성형 리얼 스토리

가슴에 대한 여자들의 관심을 증명이라도 하듯 주위에서 리얼한 가슴 성형 체험담을 들려 줄 사람들을 어렵지 않게 찾아볼 수 있었다. 몇 년 전 여름, 신인 탤런트 B양과 화보 촬영을 위해 태국에 간 적이 있다. 촬영을 위해 비키니를 입은 그녀는 생각보다 훨씬 깡마른 몸매에 납작한 가슴을 지니고 있었다. '미리 확인하고 촬영을 왔어야 했어' 라며 볼멘소리를 했던 기억이 거의 지워져 갈 때쯤 우연히 다시 만나게 된 그녀. 살이 붙은 것도 아닌데 어딘지 모르게 옷 태가 달라 보였다.

"언니, 나 가슴 했잖아."

연신 훔쳐보는 나의 눈길을 느꼈는지 그녀가 귀에 대고 속삭였다.

"정말? 어쩐지 허리도 가늘어 보이고 몸매가 완전히 달라졌다 했어."

"다른 건 한 거 없어. 가슴만 했는데 정말 효과 짱이지?"

"그냥 보기에는 전혀 모르겠어. 너무 자연스러워서……."

"B컵 사이즈가 제일 예뻐. 너무 크면 백치미만 흐르고……."

"아프지는 않아?"

"생각보다 별루……. 그냥 살짝 아픈 정도야."

가슴 덕택에 S라인이 살아나니 다른 부위마저 수술한 듯 더 탄력 있어 보였다. 쇄골 라인은 완만하게 부풀어 오른 가슴 라인에 의해 더욱 도드라져 보이고, 허리는 더욱 잘록해 보이며 무엇보다 클레비지 라인이 단숨에 주위의 시선을 사로잡을 만큼 매력적으로 변해 있었다.

하지만 친한 언니의 경험담을 들으면 얘기가 또 다르다. 그녀는 청순한 얼굴 아래로 시선을 집중시키는 크고 풍만한 가슴이 압권이었다. 앉아서 얘기를 나누거나 멀리서 걸어오는 모습을 보면 가슴밖에 보이지 않을 정도.

"언니, 솔직히 말해 봐. 그 가슴 수술한 거 아냐?"

어느 날 도저히 궁금증을 참을 수 없어 물어보았다.

"응, 했지. 아파 죽는 줄 알았어. 특히 마사지."

"마사지하러 들어오는 간호사가 저승사자보다도 무섭다는 그 마사지? 나도 취재할 때 들었는데 수술 후 마사지에 따라 성패가 달라진다고 하던데?"

"맞아. 수술 후 정기적으로 마사지를 받아야 하는데 난 남자친구의 도움을 많이 받았지."

"남자친구?"

"수술 직후에 남자친구를 처음 만난거야. 거의 밤마다 남자친구가 마사지를 해준 덕에 가슴도 빨리 자리 잡고 모양도 예뻐졌다니까."

오, 그런 일석이조의 효과가? 그녀의 입가에 퍼지는 웃음을 보니 고통만큼 행복도 큰 것 같았다. 수술을 하면 누구나 이렇게 '완벽한 가슴'을 가질 수 있는 걸까? 나는 가슴 수술을 10년 간 소망해 온 한 후배를 데리고 성형외과를 찾아 질문을 던졌다.

"어느 부위건 수술의 결과는 사람마다 차이가 날 수 있습니다. 하지만 너무 말라 가슴 조직이 거의 없는 사람보다는 살집이 어느 정도 있는 사람이 더 풍성하고 자연스러운 결과를 얻을 수 있겠죠."

"그럼, 마른 여자들은 완벽한 가슴을 얻기가 어렵다는 건가요?"

"아무래도 쉽지 않죠. 보형물이 위치할 공간이 넓게 확보되면 보형물이 자유롭게 처지면서 자연스러운 모양이 만들어질 수 있지만 너무 마른 가슴은 확보할 수 있는 공간이 절대적으로 부족하니까요."

누구나 다 파멜라 앤더슨처럼 크고 풍만한 가슴을 가질 수 있는 건 아니라는 결론. 주의할 점은 수술을 하더라도 타고난 가슴 모양과 체질에 맞는 적합한 크기를 계획해야 한다는 것이다.

S라인 살려 주는 크고 풍만한 가슴 유방 확대

유방을 확대하기 위해서는 유방에 절개를 한 후 식염수나 실리콘 등의 보형물을 삽입한다. 수술 방법은 기본적으로 같지만 절개선의 위치에 따라 구분할 수 있다. 주로 겨드랑이, 유륜, 가슴 밑 주름 등을 절개하는데, 최근 새로 개발되어 많이 사용하는 방법으로는 배꼽을 통해 접근하는 것이 있다. 과거에는 배꼽을 통하면 조직의 박리가 힘들고 정확한 대칭을 만들기가 어려워 잘 사용하지 않았지만 기계의 발달로 그러한 단점을 극복하게 되어 이 방법의 사용이 늘고 있는 추세다.

수술시간	약 2시간	일상생활	약 5일 후
마취방법	전신마취	입원치료	불필요

1. 겨드랑이 절개

겨드랑이 털이 난 부위에 피부선과 나란하게 2~3cm가량 절개한 후 유방 아래 있는 대흉근이나 유선 조직 밑에 보형물을 삽입한다. 유선 조직을 손상시키지 않고 흉터가 작다는 것이 장점이다. 하지만 통증이 다소 따

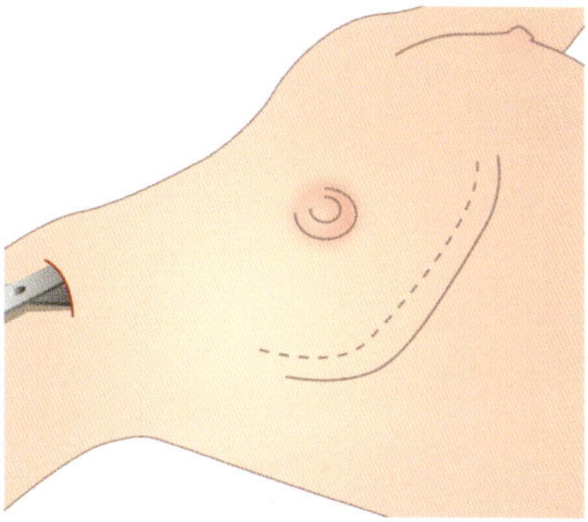

겨드랑이 절개 유방 확대술의 원리

르고 회복 기간이 길며 대중적으로 잘 알려진 방법이어서 시술 흉터에 민감한 사람에게는 단점이 될 수도 있다.

2. 유륜 절개

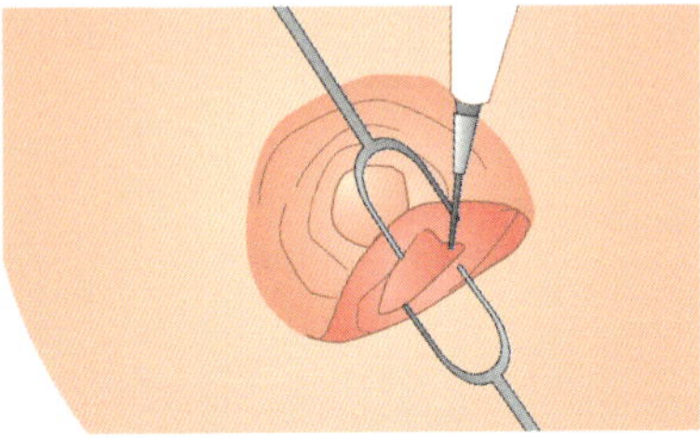

유륜 절개 유방 확대술의 원리

유륜 아래를 2~3cm가량 절개하여 보형물을 삽입하는 방법으로 출산 경험이 있거나 유륜의 색이 짙고 큰 경우에 적합하다. 유두를 노출할 일이 거의 없으므로 팔을 많이 쓰거나 겨드랑이가 노출되는 옷을 선호할 경우 좋은 방법이지만 유선 조직을 손상시킬 수 있고 유두의 일시적인 감각신경 손상을 일으킬 수도 있다.

3. 가슴 밑 주름 절개

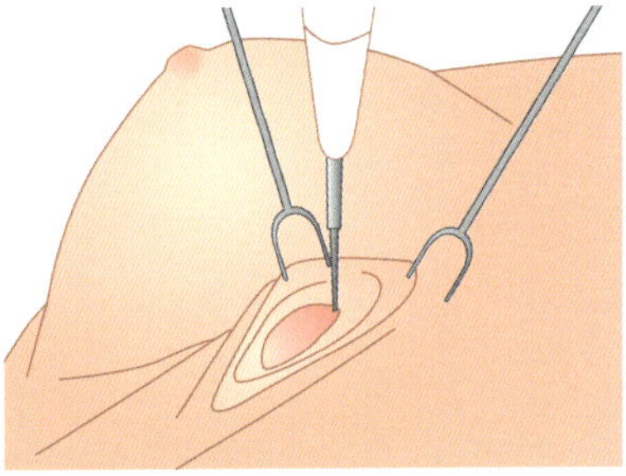

가슴 주름 절개 유방 확대술의 원리

동양인보다 서양인에게 적절한 방법으로 수술을 하면서 원하는 모양의 보형물이 들어갈 공간을 손쉽게 정확히 만들 수 있다는 것이 장점이다. 가슴의 밑 주름이 선명한 경우 특히 유용한 방법이지만 누웠을 때 흉터가 보이는 것이 단점이다.

4. 배꼽 절개

배꼽 안쪽에 1~2cm가량을 절개하고 이를 통해 유방의 근육 아래까지 터널을 만든다. 그리고 내시경을 사용하여 공간을 만들고 보형물을 삽입하는 방법이다. 수술 후 통증이나 혈종 등의 부작용이 현저히 적고 흉터가 거의 보이지 않으며 수술 후 회복 기간이 짧은 장점이 있다. 단점은 수술 방법이 복잡하고 고가의 장비가 필요하며 오로지 식염수만을 보형물로 사용할 수 있다는 것이다. 그러나 수술 경험의 축적과 기계의 발달로 극복될 수 있는 장점이 있어 앞으로 더 인기를 모을 방법이다. 최근에는 이 방법을 사용한 시술 사례가 늘고 있는 추세라, 숙련된 전문의와 첨단 장비가 갖추어진 병원을 찾는 것이 중요하다.

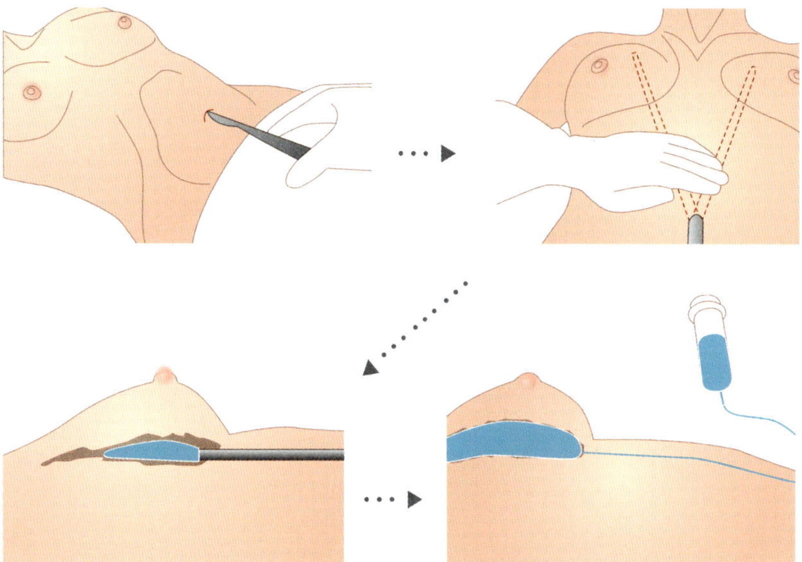

배꼽 절개 유방 확대술의 원리

수술 후 관리 수술 당일 하루 정도 입원이 필요하며 수술 후 3~4일째와 일주일째 드레싱 치료를 받는다. 2~3개월 동안은 7~10일에 한 번 병원을 방문해 가슴 모양을 확인하고 마사지 교육을 받는 것이 좋다. 이 기간 동안에는 특수 브래지어를 착용하여 가슴 모양을 잡아주게 된다.

⊕ 보형물의 종류

실리콘 젤 백 고체로 된 실리콘 막 속에 액체로 된 실리콘이 들어 있는 형태로, 보형물 중 촉감이 가장 우수하지만 암이나 류머티즘을 유발할 수 있다는 문제로 미국에서 소송이 벌어지기도 했다. 현재는 과거의 실리콘 젤과 달리 안전성이 보강된 젤을 내용물로 하는 코히시브 젤이 FDA의 승인을 받고 시술에 이용되고 있다.

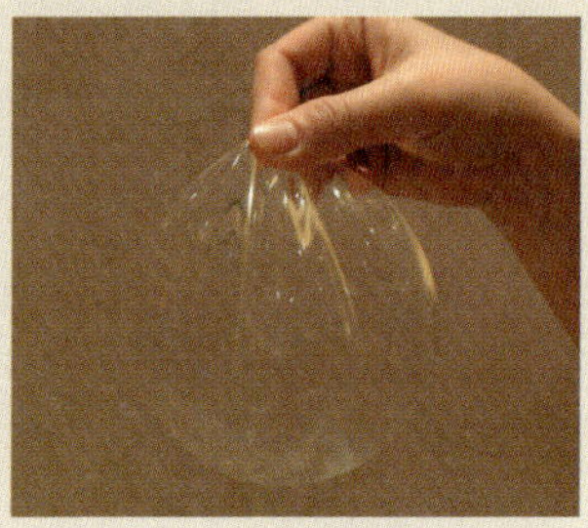

코히시브 젤

식염수 백 고체 실리콘 막 속에 생리 식염수가 들어 있는 형태. 전 세계적으로 안전성이 입증되어 널리 사용되고 있으며 비교적 수술에 용이하다는 장점이 있지만 유방 조직보다 단단하여 촉감이 부자연스러울 수 있다. 수술 중 주입식과 수술 전 주입식이 있는데 촉감의 차이는 별로 없다. 수술 전 주입식은 크기가 몇 가지로 고정되어 있지만 밸브가 없어 샐 염려가 적고 염증을 우려하지 않아도 된다.

하이드로겔 백 유럽 등지에서 일부 사용되고 있는 새롭게 개발된 보형물이다. 경도는 실리콘 젤과 식염수의 중간 정도로, 비교적 원래의 유방과 촉감이 비슷하여 사용이 증가하는 추세지만 일부 국가에서는 안전성의 이유로 사용을 제한하기도 한다. 현재 우리나라에서도 안전성이 검증될 때까지 사용 보류 결정이 내려진 상태다.

더블 루멘 백 유방암 수술 후 유방 재건 목적으로 사용되던 더블 루멘 백을 미용적 측면에서 사용하기도 한다. 더블 루멘 백은 이중막 형태의 보형물로 바깥은 실리콘 젤(노란색)이, 내부는 주입식 식염수(푸른색)가 자리하고 있어 크기 조절이 가능하다. 촉감이 실리콘 젤 백과 유사하며 위험도 역시 실리콘 젤 백과 동일하다. 가격이 3배 이상 비싼 단점과 위험도의 차이가 없다는 점 때문에 광범위하게 쓰이지는 않지만 촉감을 우선시 한다면 더블 루멘 백을 선택하는 것이 더 좋을 수도 있다.

100명 중 3명 발생 함몰 유두

대개 예쁜 가슴이라고 하면 가슴의 크기나 모양을 중요시 여기지만 유두의 크기나 모양 또한 중요하다. 가슴 자체가 아무리 예쁘더라도 유두가 함몰되어 있으면 이미지가 반감될 수 있다. 함몰 유두를 가진 여성들이 의외로 많은데, 전 세계 여성 100명 중 3명이 함몰 유두라고 하며 국내의 경우 그 비율이 더 높다고 한다. 함몰 유두는 미관상으로도 좋지 않지만 유두 주변에 분비물이 잘 끼게 돼 염증이 생기기 쉽고 이로 인해 유선 조직이 파괴될 위험도 있다. 특히 임신을 하게 되면 이러한 증상이 더욱 심해진다.

함몰 유두는 대개 유전되는 경향이 강하고 선천적으로 타고 나게 되는데 영아기 때 유두를 빼내 주려고 강한 자극을 가하면 오히려 안쪽으로 연결된 유관을 손상시켜 나중에 주변 유선 조직의 영구적인 손상을 가져오기도 한다. 유두가 함몰되는 이유는 유두 밑을 지지하는 조직이 부족하고 유관이 짧아 유두를 안쪽으로 잡아당기거나 단단한 섬유 조직이 유두의 돌출을 막아서이다.

함몰 유두는 임상적으로 크게 두 가지로 분류되는데 첫째는 자연 치유가 가능한 상태, 즉 자극이나 흡인에 의해 돌출될 수 있는 상태로 이때는 수술적인 교정보다는 유축기를 사용하여 지속적인 흡인과 같은 물리적인 방법을 사용하는 것이 좋다. 둘째는 어떤 자극에도 돌출되지 않는 상태로 유두의 아래쪽이 넓고 피부도 부족한 상태이므로 유두 자체가 평평한 모습을 보이는 경우다. 크고 늘어진 가슴에서 많이 보이는 현상인데 반드시 수술로 인한 교정이 필요하다.

함몰 유두는 임신, 분만, 수유 과정에서 자연 치유되기도 하지만 대부분의 경우 오히려 악화되는 경향을 보이기 때문에 수술을 하는 것이 좋다. 수술 전에는 수유 문제에 대해 전문의와 상담을 하는 것이 좋으며, 함몰의 정도가 심할수록 재발 가능성이 높아 약 10%가 다시 함몰되기도 하지만 이 경우 재수술이 가능하기 때문에 크게 걱정할 필요는 없다.

수술시간	약 30분	일상생활	바로 가능
마취방법	수면마취와 부분마취 병행	입원치료	불필요

수술 방법 함몰된 정도나 모양, 수유 가능 여부 등 여러 가지 상황을 고려하여 적절한 방법을 선택하는 것이 중요하다. 기본적인 원칙은 먼저 유두 주변을 부분마취하고 유두의 양쪽을 절개한 후 유두를 밑으로 잡아당기는 섬유조직을 절단하고 안쪽에서 밖으로 밀어내 줄 수 있도록 보강한 후 원상태로 봉합하는 것이다.

수술 후 관리 수술은 대부분 부분마취를 통해 이루어지므로 따로 입원할 필요는 없다. 수술 후에는 유두를 바깥쪽으로 당겨 주는 드레싱을 1주일 정도 하게 된다. 실밥은 대략 5~7일 후에 뽑고 그 후에는 샤워가 가능하다. 수술 후 바로 일상생활이 가능하지만 1~2개월 정도는 조심하는 것이 좋다.

너무 커도 고민 유방 축소

지나치게 큰 가슴은 작은 가슴과 달리 정신적인 스트레스뿐 아니라 육체적 고통 또한 야기한다. 큰 가슴의 무게로 인해 척추에 심한 무리가 가거나 가슴 아래쪽에 습진과 같은 피부병이 생기기도 하며 혈액순환이 제대로 되지 않아 생리 시 심한 통증을 느끼기도 한다. 특히 성장기에 너무 큰 가슴을 지니면 이로 인해 자꾸 어깨를 움츠리게 되어 체형이 왜소해지거나 운동 부족으로 인해 비만이 되기도 한다.

수술시간	약 3시간	일상생활	약 5일 후
마취방법	전신마취	입원치료	불필요

수술 방법 비대해진 유방 조직의 일부를 제거하고 적당한 크기의 예쁜 가슴을 만드는 것이 목적이다. 또한 수술 후에도 수유나 유두의 감각을 유지하는 것이 중요하다. 수술은 유방의 크기와 모양, 처진 정도, 유륜의 위치 등에 따라 방법이 달라진다. 축소 수술의 경우 어떠한 방법으로도 흉터를 안 보이게 할 수 없으므로 어느 정도 흉터는 감수해야 한다. 흉터를 최소화하면서 가슴을 효과적으로 예쁘게 줄일 수 있는 방법의 선택이 중요하다.

1. 오자형 절개

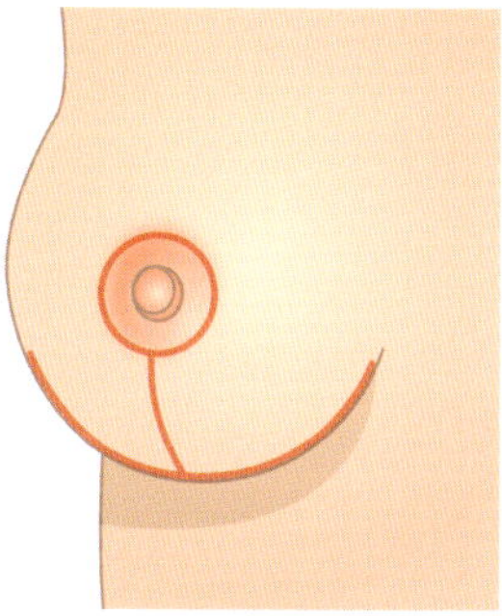
오자형 절개법

가장 전통적인 방법으로 수술 후 유륜 주위와 그 아래로 뒤집힌 T자 모양의 흉터가 남는데 한글 '오' 자와 비슷한 모양이어서 붙여진 이름이다. 유륜 둘레와 유두에서 가슴 밑까지를 수직으로 절개한 후 유선 조직과 지방, 피부를 제거한다. 결과를 예측하기 쉽고 유방이 클수록 결과가 좋다.

따라서 유방이 많이 커서 피부의 탄력 손실이 심하고 유방이 처진 정도가 심한 경우에 주로 사용한다. 하지만 수술 후 흉터가 너무 크게 남는 단점이 있어 대체가 가능하면 다른 방법을 고려하는 것이 좋다.

2. 유륜 절개

오자형 절개는 흉터가 크게 남고 동양인의 경우 이러한 흉터가 부풀어 오르며 붉게 보이는 비후성 반흔이 잘 생기기 때문에 유륜 주위만 절개를 하는 방법이 개발되었다. 유륜 둘레만 절개한 후 마치 주머니에서 내용물을 꺼내고 다시 입구를 조이는 것과 같은 원리를 이용한 방법인데, 흉터가 유륜 주위에만 국한되므로 흉터가 잘 보이지 않고 자연스러운 가슴의 형태와 기능을 유지할 수 있으며 시술이 비교적 간단하고 출혈이 적어 회복이 빠르다.

유륜 주변의 피부 상태가 좋을수록 흉터가 눈에 덜 띄게 되는데, 원활한 수술을 위해서는 유륜의 둘레가 4cm를 넘는 것이 좋다. 그러나 이 방법으로는 유방 조직을 줄이는 데 어느 정도 한계가 있기 때문에 중간 정도 수준의 유방 비대증을 지닌 사람에게 효과적이다.

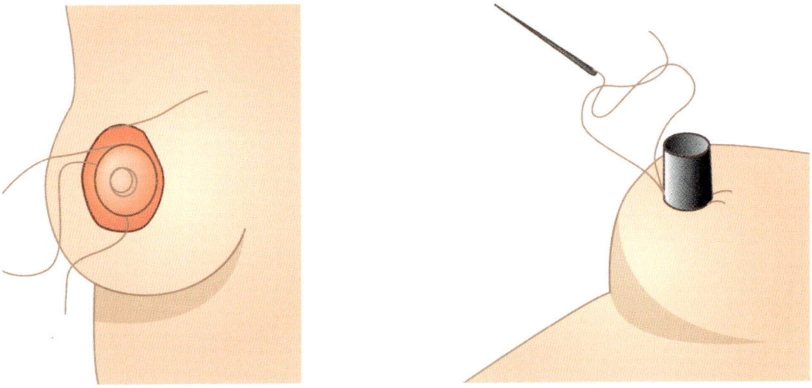

유륜 절개법

3. 수직 절개

오자형 절개와 유륜 절개의 장단점을 보완한 방법으로 현재까지 개발된 방법 중 가장 좋은 것으로 인정받고 있다. 유륜 절개의 경우 흉터를 최소화할 수 있지만 가슴을 많이 줄일 수 없으며 오자형 절개의 경우 가슴의 크기는 확실히 줄일 수 있지만 흉터가 너무 크게 남는다는 점을 보완, 가슴 밑으로는 흉터가 생기지 않도록 하면서 원하는 양만큼 유방 조직을 제거하는 방법이다.

하지만 기술적으로 어려운 점이 많아 경험이 많은 전문의에 의해서만 좋은 결과를 낼 수 있다. 유륜 둘레와 가슴 밑 주름까지 수직으로 4~5cm가량 절개한 후 유선 조직과 지방, 피부를 제거한다. 어떤 크기의 가슴에도 적용 가능하며 절개선이 작아 전체적인 수술 시간도 짧고 가슴 모양을 둥글고 풍만하게 잡아 주는 것이 가능하다. 또한 수술 결과를 예측하기 쉽고 수술 시 출혈이 적어 회복이 빠르다.

4. 지방 흡입

비만으로 인해 유방 안에 유선 조직보다는 지방 조직이 더 많은 경우 흉터를 최소화하며 지방 성분만 흡입해 가슴을 줄여 주는 지방 흡입술이 좀더 효과적이다. 흉터가 거의 남지 않고 유선을 다치지 않아 수술 후 수유에 지장이 없고 유두의 감각이 감소되는 위험도 없다. 가슴 축소 수술의 흉터에 부담을 느끼는 낮은 수준의 유방 비대증의 경우 좋은 결과를 얻을 수 있는 방법이다.

수술 후 관리 수술은 대개 전신마취를 통해 이루어지므로 안정을 원한다면 하루 정도 입원하는 것이 좋다. 수술 후 3~4일 후에는 압박붕대를 풀고 교정용 브래지어를 착용한다. 실밥은 대략 1주일 후에 뽑게 되고 이때부터 샤워가 가능하다. 수술 후 1~2주 정도면 정상적인 생활이 가능하다. 하지만 수술 후 1개월가량은 심한 운동을 피하는 것이 좋다. 출혈, 감염 등의 수술 후 합병증이 나타날 수 있지만 그런 경우는 매우 드문 편이다. 충분히 조심해서 수술한다면 안전하면서도 효과적으로 수술이 가능하다. 가슴 축소 수술은 어떤 방법이 가장 효과적인지를 선택, 해부학적 지식이 풍부한 의사에게 시술한다면 좋은 결과를 얻을 수 있다. 수술 방법마다 장단점은 있지만 해부학적 상태를 신중하게 판단하고 가슴의 확실한 미적 기준을 적용한다면 그에 맞는 올바른 수술 방법을 선택하는 데 큰 어려움은 없다.

수술 후 불만과 파열로 인한 유방 재수술

가슴은 수술 후 모양과 크기, 촉감에 대한 불만 및 보형물의 파열로 인해 재수술하는 경우가 많다. 이 중 촉감에 대한 불만으로 수술하는 경우가 가장 많은데, 대표적인 가슴 성형의 부작용인 수술 후 가슴이 딱딱해지는 현상 때문에 많은 여성들이 재수술을 결정한다. 재수술의 경우에는 처음 수술과 달리 피막 제거, 이전 수술에 대한 처리에 많은 시간이 소요되고 예상치 못한 출혈도 생길 수 있어 시간이 많이 소요된다. 하지만 처음 수술 시 느끼는 극심한 통증이 없고 수술 후 회복 속도 또한 빠르다. 수술 후 3~5일 정도면 출근이 가능하기 때문에 연휴나 휴가 기간을 통해 시술할 수 있다.

수술 방법 가슴 성형 재수술에서는 무엇보다 단단한 피막을 분리하는 것이 중요하다. 내시경을 이용하면 수술 부위를 눈으로 직접 확인하면서 필요한 피막 부위를 절제할 수 있다. 이때 출혈을 전기 소작하여 수술 후 혈종이 생기는 것을 방지하는 것이 중요하다.

수술 후 관리 재수술의 경우 수술 시간이 길고 출혈도 많은 편이어서 좀더 철저한 관리가 필요하다. 정기적인 마사지가 필요하며 교정용 브래지어를 착용해야 한다. 구형구축을 줄여 주는 약을 복용하기도 한다.

⊕ 유방 재수술이 필요한 경우

구형구축 보형물을 삽입하면 신체의 방어기작으로 인해 보형물 둘레로 피막이 형성되는데 이러한 피막은 보통보다 강하고 두꺼우며 질기거나 심지어는 강하게 수축하여 유방의 모양을 일그러뜨리기도 한다.
이로 인해 가슴에 딱딱한 돌덩이가 있는 듯한 느낌을 받게 되고 심한 경우 통증을 유발하기도 한다. 이를 예방하기 위해서는 수술 중 항생제의 적절한 사용과 수술 환경의 올바른 관리가 필요하다. 구형구축은 약물 치료로도 해결이 가능하지만 심할 경우에는 재수술을 해야 한다.

보형물의 파손 기본적으로 인체에 삽입되는 보형물은 식약청의 허가를 받은 제품을 사용하기 때문에 보형물이 파손되어 수술하게 되는 경우는 극히 드물다. 하지만 식염수 백의 경우 주입한 식염수가 백 바깥으로 서서히 새거나 일시적으로 새는 경우가 있어 이때는 재수술이 필요할 수 있다.

비대칭 혹은 비정상적인 외관 처음 수술 시 보형물이 들어갈 공간을 충분히 확보하지 못해 보형물의 위치가 어긋난 경우 모양이 불만족스러울 수밖에 없다. 또는 환자 본래의 가슴에 맞는 보형물의 크기를 잘못 선택했을 경우도 있다.
가슴 양쪽의 비대칭, 벌어져 보이는 가슴, 중앙으로 모인 가슴, 보형물의 위치와 유두, 유륜의 위치가 일치하지 못한 경우 등 문제는 다양하다. 수술을 적절하게 잘했더라도 자리를 잡는 시기 동안 보형물의 위치가 변하는 경우도 있기 때문에 처음 수술 시 철저한 사후 관리를 통해 이러한 문제를 예방하는 것이 중요하다.

만족스럽지 못한 크기 체형에 비해 너무 과도하게 큰 보형물을 삽입했거나 너무 작은 보형물을 삽입했을 때 재수술이 필요하다.

보형물 종류의 교체 과거에 삽입한 식염수 백을 코히시브 젤로 교체하는 경우다. 이 경우 촉감에서 더욱 만족스러운 결과를 얻을 수 있다.

남자들의 말 못할 고민 여성형 가슴

여성형 가슴이란 지방 축적 또는 유선 조직의 발달이 원인이 되어 남성이 여성처럼 큰 가슴을 갖게 된 경우를 말한다. 남성과 여성 모두 태어날 때는 같은 모양의 가슴을 지니는데 여성의 경우 자라면서 여성 호르몬의 영향으로 인해 가슴 안에 유선과 유관 등의 구조물이 발달하고 이로 인해 가슴의 모양이 변한다. 호르몬에 문제가 있을 경우 남성 역시 여성의 가슴을 가지게 될 가능성이 충분히 있다. 해외 자료에 따르면 대략 인구 1만 명당 1명꼴로 발병하는 것으로 알려져 있다.

이 경우 먼저 내분비 계통에 이상이 있는지 확인하는 것이 중요하다. 청소년기의 경우 호르몬의 영향으로 일시적으로 이런 증상이 생길 수도 있는데 보통 21세가 되기 전에 없어지기도 하므로 3~4년 정도 기다려 보는 것이 좋다. 일시적인 현상이 아니거나 내분비 문제가 아닌 다른 이상이 있어 여성형 가슴이 된 경우에는 수술적 치료로만 교정이 가능하다.

수술시간	약 2시간	일상생활	다음 날부터 가능
마취방법	부분마취 또는 전신마취	입원치료	불필요

수술 방법 여성형 가슴의 교정 수술은 유선 조직의 발달 정도에 따라 크게 두 가지로 나누어진다. 유선 조직이 많이 발달한 경우에는 유선 절제술이 필요하고 지방 조직이 발달한 경우에는 지방 흡입술이 필요하다. 대개는 두 가지를 병행한다. 겨드랑이나 유륜에 약 1cm 가량을 절개하여 내시경으로 유선 조직을 적출하고 나머지 지방 조직을 흡입하면 크게 흉터를 남기지 않고 좋은 결과를 얻을 수 있다.

수술 후 관리 수술 당일 퇴원이 가능하며 수일 내 일상생활이 가능하지만 실밥을 풀기 전까지는 수술 부위에 물이 닿지 않도록 주의한다. 수술 후 5일 동안은 무거운 것을 들지 말고 과도한 팔 운동을 하지 않는다. 3주 정도는 술과 담배를 금하는 것이 좋다. 수술 후 2주까지는 아침저녁으로 밴드를 착용하고 이후 1개월 정도는 잘 때만 착용한다. 수술 2주 후 가벼운 조깅이나 스트레칭이 가능하며 1개월 후부터는 격렬한 운동도 가능하다.

Surgery -7

배둘레햄은 이제 그만!
복부 지방 제거

한 설문조사에서 20대 여성은 허벅지, 30대 이상 여성은 아랫배가 가장 고민되는 신체 부위라고 대답한 내용을 읽은 적이 있다. 나이가 들면서 쉽게 살이 찌는 반면 쉽게 빼기 어려운 부위인 복부. 복부는 남녀 구별 없이 가장 고민하게 되는 부위 중 하나다. 복부 비만은 잘못된 식습관과 운동 부족이 원인이며 여성의 경우 출산 및 폐경 이후 특히 복부에 지방이 쌓이기 쉽다.

특별히 비만 체형이 아닌 이상 겉으로 드러날 정도로 아랫배가 문제가 되는 경우는 운동 부족뿐 아니라 잘못된 자세와 음주 등 후천적 요인에 의해 체지방이 불균형적으로 복부에 쌓이게 된 경우다. 이렇게 되면 아무리 다이어트나 운동을 한다 해도 쉽게 빼기가 어려워진다. 지방 흡입 시술은 현재 대중적으로 많이 시행되고 있으며 다이어트나 운동으로 줄이기 어려운 지방을 제거하는 데 효과적이다. 적절한 식이요법과 운동을 병행하면 체중 감량 효과까지 얻을 수 있다.

지방 흡입 시술이나 주사 요법으로 시술하는 부분 비만은 다른 곳은 날씬한데 복부, 허벅지, 엉덩이 등 특정 부위에 유난히 살이 찐 경우를 말한다. 이유는 무엇일까? 바로 지방의 구조 때문이다. 예를 들어 허벅지에 살이 많은 경우 살이 섬유질 조직에 갇히게 되고 혈액순환이 제대로 이루어지지 않아 울퉁불퉁하게 뭉치게 되는데 이런 부위를 셀룰라이트라고 한다. 이렇게 살이 찌면 허벅지가 더 찌고 살이 빠지면 다른 부위가 먼저 빠지게 되는 악순환이 반복되게 된다. 셀룰라이트는 혈액순환이 안 되는 것이 원인이기 때문에 운동이나 식사 조절만으로는 없애기가 어렵다. 셀룰라이트는 여성에게 특히 많이 발견되는데 주름이 지듯 겹쳐져 있는 지방이 그것으로, 주로 둔부, 허벅지, 아랫배, 팔 위쪽에 위치한다.

그렇다면 셀룰라이트는 보통 우리가 말하는 지방과는 다른 것일까? 대답은 예스! 첫째, 겹겹이 쌓여서 눌린 모양이라 보통의 지방과는 모양 자체가 다르다. 둘째, 셀룰라이트는 잘못된 다이어트법이나 질환으로 인해 생기는 독성 있는 부산물을 보통 지방보다 많이 함유하고 있다. 셋째, 셀룰라이트 지방은 보통 지방보다 제거하기가 매우 어렵다.

운동으로 빼기 어려운 뱃살 지방 흡입으로 손쉽게

복부는 피하지방과 심부지방이 발달하여 많은 양의 지방이 축적되기 쉬운 부위로, 이를 제거하기 위해서는 지방 흡입이 매우 효과적이고 시술 또한 비교적 간단하다. 다만 복부 안쪽에는 내장 기관이 자리하고 있어 수술 중 환자가 움직이면 위험하기 때문에 전신마취를 하는 것이 안전하다. 1회 시술로 보통 1,500~3,000cc가량의 지방을 흡입하게 되며 이로 인해 체중은 2~3kg 감량, 복부 둘레는 2~3인치 정도 감소되는 것이 일반적이다. 그리고 윗배보다 아랫배의 변화가 훨씬 크다. 출산 등으로 인해 복부의 피부가 과도하게 늘어진 경우 복부 성형을 병행하기도 하며 잘록한 허리 라인을 원한다면 복부뿐 아니라 허리와 옆구리의 지방 흡입도 고려할 수 있다. 특히 허리와 힙 중간에 훌라후프처럼 살이 삐져나오는 부위를 가리켜 연인이 팔을 두르는 곳이라고 해서 '러브 핸들', 또는 우스개로 '배둘레햄' 이라고도 부르는데, 이곳에서는 약 1,000~2,000cc가량의 지방을 제거할 수 있다. 다이어트나 운동으로는 쉽게 뺄 수 없는 부위이기 때문에 지방 흡입으로 좋은 효과를 얻을 수 있다.

수술시간	흡입량에 따라 2~3시간 정도	일상생활	약 5~7일 후
마취방법	전신마취	입원치료	1일

수술 방법 배꼽 안쪽과 치모 부위를 2~3mm가량 절개한 후 지방 흡입기를 사용하여 약 1,500~3,000cc의 지방을 제거한다. 잘 보이지 않는 부위에 최소한의 절개를 하므로 흉터를 걱정하지 않아도 된다.

수술 후 관리 수술 당일에 하루 정도 입원해서 안정을 취하는 것이 좋고 5~7일 후 일상생활이 가능하다. 약 10일 후에는 실밥을 제거하며 가벼운 샤워가 가능하고 운동은 2주 정도 후에 하는 것이 좋다. 골프나 수영 같이 격렬한 운동은 1개월 정도 후에 하는 것이 좋다. 수술로 지방이 빠져나간 공간을 압착하기 위해 압박복을 착용하는데 부기 감소와 수술 부위의 피부 탄력 회복에 도움이 된다.

⊕ 지방 흡입에 사용되는 다양한 방법

지방 흡입기 음압을 일으키는 기계와 여러 가지 두께의 흡입관, 음압에도 유지되는 단단한 플라스틱 튜브로 이루어진 장비 세트를 이용하는 방식으로, 많은 양의 지방 흡입을 처음으로 가능케 했던 기술이다. 시술 부위를 절개하여 통로를 만들고 이곳으로 흡입관을 넣어 손으로 직접 앞뒤로 움직여 지방을 흡입한다.
하지만 움직임의 반복으로 인해 시술 부위의 지방뿐 아니라 혈관 등 다른 조직의 손상을 유발할 수 있다. 어느 정도 출혈이 동반되며 간혹 부위에 따라 멍이 생길 수도 있지만 지방 흡입이 처음 도입된 시기부터 현재까지 폭넓게 사용되고 있다.

초음파 기계 장비에 초음파의 원리를 가미한 방법으로 좀더 진화된 수술법이라 할 수 있다. 시술 부위에 초음파 발생기를 넣고 이것을 움직여 지방층에 자극을 주어 지방 세포의 벽을 터뜨린 다음 터져 나온 지방을 음압을 이용하여 흡입한다.
초음파를 사용하므로 기계로 하는 방법보다 출혈이 적지만 초음파로 인해 장액종을 유발할 수 있고 열을 발생시켜 내부 조직에 화상을 입힐 수도 있다. 이러한 단점을 극복하기 위해 최근에는 피부 바깥에서 초음파를 발생시키는 방법이 등장했다.

리포매틱(Lipomatic) 미세 공기압을 이용하여 진동을 유발, 흡입하는 방법으로 단단하게 밀착되어 있어 흡입이 곤란했던 부위의 지방도 쉽게 흡입할 수 있고, 초음파와 달리 열을 발생시키지 않으며, 수술 시 통증이 적다는 것이 장점이다.

워터 젯(Water Jet) 물을 분사하는 방식으로 마취제를 분사하여 동시에 지방 조직을 분해한 후 지방과 마취제를 함께 흡입하는 새로운 개념의 지방 흡입 방식이다. 미세하게 분사하므로 혈관이나 신경을 손상시키지 않고 선택적으로 지방 세포를 제거할 수 있다. 따라서 멍과 부종이 거의 없고 회복 또한 빠른 편이다. 흡입관이 가늘기 때문에 절개 부위를 최소화하여 흉터가 작은 것도 장점이다.

스마트 리포(Smart-Lipo) 1mm 두께의 얇은 관에 0.3mm 두께의 가느다란 광섬유를 넣은 후 피부에 구멍을 내어 이 관을 피하지방 세포층까지 삽입, 광섬유의 끝부분에서 레이저를 쏘아 지방을 제거하는 방식이다. 레이저를 쏘면 지방이 세포 밖으로 유출되고 이렇게 유출된 지방은 저절로 녹아 몸 밖으로 배출되므로 별도의 지방 흡입이 필요치 않다.
부분마취를 하기 때문에 통증과 출혈이 없고, 마취제와 함께 튜메슨트(tume scent)라는 용해제를 주사하여 지방 흡입을 돕는다. 대량보다는 소량의 지방 제거에 적합한 방법으로 이중턱이나 윗배, 팔, 겨드랑이, 옆구리, 허벅지 등의 일부 튀어나온 부분에 사용하며, 종아리나 발목 등의 기존 방식으로는 시술이 힘든 부위 또는 1차 시술 후 일부 남아 있는 지방을 제거할 때 효과적이다.

처진 뱃살도 성형이 필요하다 복부 성형

상체 및 복부 비만은 고혈압이나 당뇨병 같은 성인병을 유발하기 쉬우나 식이요법이나 운동을 통해 조절이 용이하다. 여성의 경우 출산 후 복부 비만이 생기는 경우가 많고, 젊은 여성들 또한 스트레스와 잘못된 식습관, 자세, 알코올 섭취, 근무 환경의 영향 등으로 정상 체중임에도 복부만 유난히 비만인 경우가 많아 수술을 필요로 하는 사례가 늘고 있다.

출산이나 체중 조절의 실패로 배가 나오고 피부가 처져 탄력이 없는 경우 지방 흡입과 함께 복부 성형을 고려할 수 있다. 늘어진 복부 근육을 당겨서 조이고 비정상적으로 늘어난 피부 및 피하지방을 제거하여 날씬한 복부와 허리 라인을 만든다. 40세를 기점으로 복부의 피부 탄력도가 크게 떨어져 피부가 늘어난 경우 지방 흡입만으로는 자칫 피부가 쭈글쭈글해지기 쉽기 때문에 복부 성형을 병행하는 것이 효과적이다. 또한 임신선이 심하게 남아있거나 배꼽 아래에 흉터가 심하게 난 경우 이를 없애기 위해 성형하는 경우도 있다. 젊더라도 복부의 근육이 많이 약할 경우 복부 성형을 통해 아랫배가 늘어지는 것을 교정할 수 있다.

수술시간	부위에 따라 3~5시간	일상생활	약 2~3주 후
마취방법	전신마취	입원치료	1~3일

수술 방법 양쪽 골반을 연결하는 가로절개선을 따라 복벽 근육 위로 올라가면서 흉골 아래까지를 커다란 하나의 판으로 분리해 낸 후 불필요한 지방층을 제거한다. 필요에 따라 지방 흡입기를 사용하여 제거하기도 한다. 지방을 제거한 후 늘어진 피부는 알맞은 크기로 잘라 내고 복벽 근육을 촘촘히 당겨 조인다.

성형 후에는 아랫배의 볼록하게 튀어나온, 흔히 말하는 '똥배'가 없어지게 되며 배꼽의 위치는 필요에 따라 새로 만들기도 한다. 마지막으로 배관 튜브를 넣고 처치한 후 탄력 붕대를 감아준다.

1. 풀(Full) 복부 성형

배꼽 아래 늘어진 대부분의 피부를 절제하면서 상복부의 근육까지 탄력 있게 조이고 파 묻힌 배꼽의 위치를 바로잡는다. 성형이 지속되는 기간은 긴 편이지만 수술 시간이 3~4시간 정도 걸리며 1주일 정도 후에 일상생활이 가능해진다. 속옷에 감춰지기는 하지만 흉터가 비교적 오래 남게 된다.

2. 미니(Mini) 복부 성형

배꼽 아래의 일부 피부를 절제하고 복부 근육도 배꼽 아래쪽만 조인다. 하복부만 문제될 경우 시술하며 풀 복부 성형보다는 효과가 제한적이지만 회복이 빠르며 수술이 좀더 간편하다.

3. 내시경 복부 성형

복부 지방 흡입 후 내시경을 통해 복부 근육을 탄탄하게 하는 방식이다. 피부 자체보다는 근육의 약화가 문제될 경우 시술하며 흉터가 거의 남지 않는 것이 장점이다.

수술 후 관리 수술 후 2~3일 동안은 많이 붓고 아랫배가 당기는 등의 통증이 있기 때문에 이 기간 동안에는 무리한 실외 활동은 피하는 것이 좋다. 다른 부위에 비해 많은 양의 피부와 지방이 절제되는 만큼 수술 후 1주일가량은 허리를 펴지 않고 구부리고 있는 것이 좋다. 누울 때 역시 허리를 구부린 상태로 누워야 봉합 부위가 벌어지지 않는다.

압박복을 약 2개월간 지속적으로 입어 주는 것이 좋으며 1개월가량은 배에 무리가 가는 운동을 하지 않는다. 의사의 지시에 따라 샤워나 가벼운 운동은 할 수 있는데 가벼운 운동은 증상 및 상처 치유에 도움을 준다.

Surgery - 8

YO 힙 업!

최근 레드카펫에서의 연예인 의상이나 파티 룩을 보면 등이 깊숙이 파여 뒤태를 강조한 드레스가 인기라는 것을 알 수 있다. 아름다운 뒤태를 갖기 위해서는 슬림한 등, 어깨 라인과 함께 탄력 있고 볼륨감 있는 엉덩이 라인이 중요하다. S라인을 완성하는 것은 바로 자신감 있는 뒷모습, 탄력 있는 엉덩이, 이 두 가지라고 해도 과언이 아닐 정도.

하지만 엉덩이 부위는 식이요법이나 운동을 통해서는 큰 효과를 기대하기가 어려운 부위이기도 하다. 허벅지와 마찬가지로 단단한 섬유질이 포함되어 있는 저장성 지방세포가 심부에 층을 형성하고 있기 때문이다. 최근 여배우들 사이에서 은밀하게 입소문으로 퍼지며 청담동, 압구정동에서 가장 상담 문의가 많은 것이 바로 힙 업 수술이라고 한다.

그만큼 미묘한 차이로 드라마틱한 효과를 볼 수 있다는 얘기. 엉덩이 아래쪽과 허벅지 위쪽의 지방을 제거하고 엉덩이 위쪽에 볼륨을 넣어 주면 다리가 훨씬 길어 보이는 효과를 얻을 수 있다.

옷맵시 망치는 바나나 지방

엉덩이는 출산을 하거나 몸매 관리에 조금만 방심해도 지방이 쉽게 축적되는 부위 중 하나다. 특히 팬티 라인 부근에 불룩하게 튀어나오는 일명 '바나나 지방'은 옷맵시를 망치는 주요 공신 중 하나다. 엉덩이의 바나나 지방은 운동이나 식이요법으로는 쉽게 교정되지 않지만 지방 흡입으로 이를 제거하면 탄력 있고 섹시한 라인을 얻을 수 있다. 엉덩이에 살이 많거나 양쪽이 비대칭일 경우 크기를 줄이거나 비슷하게 맞추기 위해 지방 흡입을 시행하기도 한다.

부분마취로 엉덩이만 시술하는 경우도 있지만 허벅지 윤곽 개선을 동반하는 경우에는 전신마취를 할 수도 있다. 지방 흡입시 너무 많은 양을 빼거나 엉덩이 피부의 탄력이 떨어지는 경우에는 엉덩이가 심하게 처질 수 있으므로 주의해야 한다. 엉덩이 지방 흡입은 많은 양을 제거하기보다는 모양을 예쁘게 다듬는 데 목적을 두는 것이 좋다. 엉덩이가 심하게 처진 경우에는 지방 흡입만으로는 근본적인 교정이 어려우므로 힙 업 수술을 병행하는 것이 좋다.

수술시간	약 1시간	일상생활	약 1일 후
마취방법	부분마취 또는 전신마취	입원치료	불필요

수술 방법 팬티 라인 안쪽 부분을 5~7mm가량 절개한 후 미세한 관을 삽입하여 500~1,000cc 정도의 지방을 제거한다. 실밥은 7~10일 정도 후에 뽑게 되며 흉터는 잘 보이지 않는다.

수술 후 관리 큰 멍과 부기는 보통 1~2주 사이에 빠지며 수술 후 산책과 같은 가벼운 운동을 해주는 것이 좋다. 수영 등의 격렬한 운동은 약 2~3주 후부터 가능하다. 수술 후에는 타 부위의 지방 흡입과 마찬가지로 압박복을 착용해 몸매를 교정해야 한다.

볼륨 있는 엉덩이 라인을 완성한다 힙 업 수술

힙 업 수술은 말 그대로 살이 늘어져 아래로 처진 엉덩이를 위쪽으로 올리고 빈약한 엉덩이에 볼륨을 보충하여 탄력 있고 맵시 있는 형태로 가꿔 주는 수술이다. 납작하고 빈약한 엉덩이는 둥글고 탄력 있게, 아래로 늘어졌거나 옆으로 퍼진 엉덩이는 가운데로 모아 전체적인 윤곽을 교정한다. 선천적으로 엉덩이가 처지고 빈약한 동양인에게 큰 효과를 가져다주는 수술로, 엉덩이가 너무 커서 균형이 맞지 않거나 처진 엉덩이로 인해 다리가 실제보다 짧아 보이는 경우 특히 효과적이다.

1. 보형물 삽입

지방이 없어 납작하거나 약간 처진 상태의 엉덩이에 효과적이며 지속적이면서 뚜렷한 변화를 원하는 경우 적합하다. 엉덩이 성형에 쓰이는 보형물은 가슴 성형에 쓰이는 보형물과는 다르게 앉거나 누웠을 때 터지지 않도록 제작된다. 엉덩이에는 지방과 근육이 많기 때문에 가슴 성형시와 달리 마사지와 같은 사후 관리를 특별히 하지 않아도 촉감에 별다른 문제가 없다.

수술시간	약 2시간	일상생활	약 1주일 후
마취방법	전신마취	입원치료	1일

수술 방법 엉덩이 중앙 부위(양쪽 엉덩이가 만나는 곳)를 일자로 약 4~5cm가량 절개한다. 보형물을 근육 혹은 근막 아래에 삽입하면 뚜렷한 변화를 줄 수 있다. 수술은 전신마취로 이루어지며 2시간 정도 소요된다. 흉터는 엉덩이 주름 안쪽에 가려 잘 보이지 않으며 수술 후 형태와 촉감이 비교적 자연스러워 만족도가 높은 수술 중 하나다.

2. 특수 실 활용

피부 절개 없이 특수한 실과 바늘을 이용하여 엉덩이의 지방 조직을 모아주어 간편하면서도 만족스럽게 처진 엉덩이를 올려 주는 방법으로, 3mm가량의 최소 절개로 수술하므로 흉터에 대한 부담이 없으며 수술 후 바로 일상생활 복귀가 가능하다. 탄성을 지닌 특수 실을 조직 안으로 집어넣어 당겨 주는 원리인데, 처진 부위는 끌어올리고 퍼진 부위는 안으로 조인다.

조직을 모아서 당겨 주면 엉덩이에 볼륨을 더할 수 있고, 반대로 지방 흡입을 병행해 처진 부분의 볼륨을 줄여 줄 수도 있다. 엉덩이가 아래로 처졌거나 복잡한 수술에 대한 부담감이 있는 경우, 또는 빠르고 간단한 수술을 원할 경우 적합하다.

수술시간	약 30분	일상생활	다음날 가능
마취방법	부분마취	입원치료	불필요

수술 방법 부분마취 후 3mm가량 절개하여 특수 실을 집어넣고 엉덩이의 피하지방과 피하막을 위쪽의 대둔근 근막에 고정하여 쌈지처럼 모아 올린다. 남은 실을 단단한 부위인 골막에 잘 고정한 후 마무리한다.

수술 후 관리 수술 후 2시간 정도 후면 퇴원이 가능하다. 약 2일 후에는 수술 부위를 소독하고 경과를 확인한다. 4주 정도 지나면 운동 및 흡연과 음주가 가능하게 된다.

3. 자가지방 이식

엉덩이에 탄력은 있으나 지방이 부족하여 빈약하고 납작하게 처진 느낌을 주거나 다리를 더 길어 보이게 하고 싶을 경우, 또는 시간적인 여유가 없는 경우에 적합한 방법이다. 엉덩이 아래쪽 또는 허벅지, 배, 옆구리 등에서 남는 지방을 흡입하여 엉덩이 위쪽에 이식함으로써 엉덩이의 전체적인 위치를 올려 준다.

수술시간	약 1시간	일상생활	약 5일 후
마취방법	부분마취	입원치료	불필요

〔 *Surgery - 9* 〕

날씬한 다리, 열 얼굴 안 부럽다!

여름이면 핫팬츠와 미니스커트, 겨울에는 스타킹과 레깅스로 늘 노출될 수밖에 없는 여성들의 다리 라인. 하지만 튼실한 허벅지와 툭 불거져 나온 종아리의 알통은 매끄러운 실루엣을 연출하고픈 여성들에게 큰 오점이 되곤 한다. 엉덩이와 허벅지는 단단하고 치밀하며 섬유질이 많이 포함되어 있는 저장성 지방 세포가 심부에 지방층을 이루고 있다고 한다. 따라서 운동이나 다이어트만으로 멋진 라인을 만들기가 어렵고 노력만큼 큰 효과를 기대하기도 쉽지 않다.

특히 한국 여성들의 대부분이 다리가 길지 않고 하체 비만 체형을 가진 경우가 많아 더더욱 쉽지 않은 일. 살을 빼더라도 원치 않는 부위만 빠지고 하체는 그대로 남아 있는 경우가 많다. 게다가 운동을 심하게 하면 허벅지 근육이 단단히 잡히면서 더욱 보기 싫어지기도 한다. 반면 지방 흡입 시술의 효과는 그만큼 확연하게 나타나는 부위이기도 하다. 허벅지 바깥쪽과 힙 아래쪽의 지방을 제거하면 단시간에 꿈에 그리던 이상적인 다리 라인을 만들 수 있다.

또한 허벅지에 이어 각선미를 결정하는 가장 중요한 부위, 종아리만 날씬해도 어떤 옷이든 충분히 아름답게 소화해 낼 수 있게 된다. 종아리는 다른 부위에 비해 지방이 상대적으로 적기 때문에 주로 근육의 양에 의해 굵기가 정해진다. 그 중에서도 특히 '비복근' 이라는 근육이 종아리 라인에 결정적인 영향을 주며 이 근육이 바로 종아리 알통이다. 다행히 비복근이 종아리 기능에 미치는 영향은 전체 종아리 근육의 20% 미만이기 때문에 이 근육을 교정해 종아리 라인을 가다듬는 종아리 축소술이나 퇴축술이 가능해진다.

맥주병 그만 굴려도 된다 종아리 성형

종아리가 굵거나 확연히 불거진 종아리 알통의 발달 원인은 크게 근육과 지방 때문인데 이 중 근육에 의한 경우가 대부분이라고 한다. 종아리의 알통이 도드라지는 것은 종아리 근육인 비복근이 발달했기 때문으로 비복근과 연결된 운동 신경을 선택적으로 차단해 근육의 수축을 막으면 알통이 줄어들게 된다.

시술 후 바로 알통이 줄어드는 것을 확인할 수 있으며 약 5~6개월 후에는 근육의 퇴화가 일어나 볼륨이 더욱 줄게 된다. 재발의 염려가 적고 특별한 관리가 필요없다. 하지만 두께를 줄이는 것보다 모양을 예쁘게 만드는 것이 시술의 목적임을 알아야 한다.

수술시간	약 30분	일상생활	바로 가능
마취방법	수면마취 또는 부분마취	입원치료	불필요

1. 비절개식 종아리 퇴축술

절개 없이 매우 가는 침 형태로 된 신경 차단 기기를 종아리 근육에 삽입한 후 미세 전류를 통해 비복근을 지배하는 운동신경의 주행 경로를 파악한다. 다른 조직에 손상을 주지 않으면서 선택적으로 근육의 부피 및 활동성을 약화시킨다. 절개를 하지 않으므로 흉터가 없고 시술 후 근육의 퇴화에 따른 약간의 당기는 느낌이 있을 수 있다. 시술 후 다음날부터 눈에 띄는 효과를 확인할 수 있다.

수술 후 관리 시술 1시간 정도 후 퇴원이 가능하며 감염을 막기 위해 처음 3일 동안은 항생제를 복용하며 냉찜질을 하는 것이 부기를 줄이는 데 도움이 된다. 시술 후 3~4주 정도는 시술 부위가 당길 수 있으므로 압박복을 지속적으로 착용하면 부기와 통증 완화에 도움이 된다. 또한 4cm 이상 되는 힐을 신으면 뻐근한 느낌을 감소시킬 수 있다. 1주일가량은 근육에 무리를 주는 행위를 삼가며 이후 서서히 가벼운 운동부터 시작하는 것이 좋다.

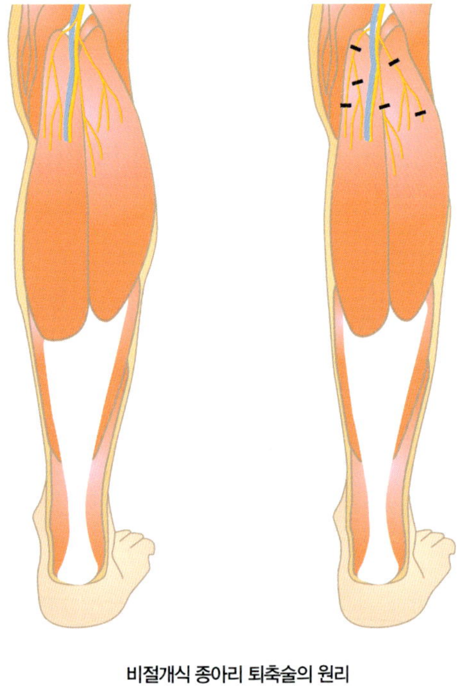

비절개식 종아리 퇴축술의 원리

2. 보톡스

보톡스 주사를 통해 근육을 마비시켜 퇴축시키는 방법으로 시술 시간이 약 5분가량으로 짧고 간편하다는 것이 장점이다. 시술 후 1주일 정도부터 효과가 나타나기 시작하며 보통 6개월가량 지속된다. 효과가 지속되기를 원할 경우 1년에 3회 정도 연이어 시술하면 2년 정도 유지가 가능하다.

3. 미니 지방 흡입

종아리가 굵지만 발뒤꿈치를 들었을 때 알통이 생기지 않는다면 근육보다 지방이 원인인 것으로 이 경우 지방 흡입을 통해 좋은 결과를 얻을 수 있다. 종아리 부위는 지방층이 두껍지 않으므로 200~400cc 정도만 흡입해도 큰 효과를 볼 수 있다.

초음파나 레이저로 시술 부위의 지방을 용해시킨 후 종아리의 얇은 피부에 손상을 적게 주는 미세 지방 흡입기를 이용해 지방을 흡입한다. 지방층이 두껍지 않은 경우 큰 효과를 기대하기 어려우므로 지방층이 두껍게 만져지는 경우에 한해 지방 흡입을 고려하는 것이 좋다.

수술 후 관리 시술 후 1~2일 정도는 다리에 부기가 있을 수 있으며 3~4일이 지나면 어느 정도 일상생활이 가능하다. 4~6주 후부터는 꽉 조이는 특수 스타킹을 신어 종아리의 모양을 잡아 준다.

⊕ 셀프 진단! 증상별 종아리 해법

1. 지방형 종아리 힘을 준 상태에서 종아리를 잡았을 때 지방이 무릎 안쪽에서 3㎝, 종아리에서 2㎝ 이상 잡히는 경우
→ 식이요법과 운동 또는 국소 비만 치료, 미니 지방 흡입

2. 부종형 종아리 혈액순환이 잘 되지 않거나 피로가 쌓여 생기는 경우
→ 짠 음식을 피하고 수시로 마사지하여 혈액순환을 도움

3. 근육형 종아리 발뒤꿈치를 들고 섰을 때 종아리 알통이 불룩하게 튀어나오는 경우
→ 비절개식 종아리 퇴축술

몰라보게 달라지는 다리 라인 허벅지 지방 흡입

우람한 허벅지로 고민하는 여성들이 의외로 많다. 허벅지 안쪽과 바깥 부위에 피하지방이 몰려 있는 경우가 대부분인데 지방 흡입을 시술하면 확연한 변화를 체험할 수 있다. 주로 엉덩이가 접히는 라인이나 상체와 다리가 만나는 주름 부근과 같이 눈에 잘 띄지 않는 부위를 절개하여 지방을 흡입한다.

허벅지 자체가 원통 구조이고 정면, 측면, 후면에서의 모양 모두 중요하므로 흡입 시 입체적으로 접근해야 한다. 시술 전 허벅지 앞쪽과 뒤쪽, 안쪽과 바깥쪽 네 부분으로 나누어 각 부위의 지방 분포를 개별적으로 평가한 후 흡입해야 실제 시술에서 고르게 지방을 흡입할 수 있다.

수술시간	약 1시간 30분 ~ 2시간	일상생활	다음날부터 가능
마취방법	전신마취	입원치료	수술 당일 입원

수술 방법 팬티 라인에 의해 가려지는 곳을 절개해 대략 2,000~5,000cc의 지방을 흡입한다. 필요한 경우 무릎 주름 부위도 3~5mm가량 함께 절개할 수 있다. 양쪽 허벅지를 한 번에 시술하므로 비교적 시술 시간이 길어 전신마취를 하는 것이 일반적이다. 허벅지는 엉덩이와 연결되므로 엉덩이 시술이 동시에 이뤄져야 하는지 시술 전에 반드시 함께 상담을 받아야 한다.

수술 후 관리 1주일 정도 당기는 느낌이 있으나 일상생활에 큰 지장은 없으며 3개월 동안 교정용 거들을 착용해야 한다.

[Surgery - 10]

이런 성형도 있다?
그 밖의 성형

성형 수술이 전문화, 세분화되면서 이제 못할 수술이 없다고 해도 과언이 아니다. 게다가 수술의 목적도 다양해졌다. 미용 성형이 목적이라 해도 단지 예뻐지기 위해서뿐 아니라 이미지 변신을 위해서, 인상을 좋게 하기 위해서, 관상을 좋게 하기 위해서 등 이유도 다양하다. 16살 연하 남편을 위해 무릎 성형까지 감행했던 데미 무어의 이유도, 귓불이 두툼해야 재복이 많다고 해서 필러 성형을 받은 한 친구의 이유 역시 모두 성형 쇼핑의 이유가 될 수 있다.

트렌스 젠더 성형이 대중들에게 알려지면서 갈비뼈를 빼서 허리를 20인치로 만들었다는 소문, 권상우 가슴 만들기 수술이 유행이라는 소문, 치골 패션이 유행하면서 모 가수가 골반뼈 수술을 했다는 소문 등 이색 성형에 대한 사람들의 관심 또한 부쩍 높아진 것이 현실이다.

하지만 갈비뼈 제거 수술이나 골반뼈 수술, 권상우 상체 만들기 수술과 같은 것은 미용 성형 쪽에서는 이뤄지지 않는다고 한다. 방법적으로는 가능하다고 해도 신체 기능상 반드시 필요한 경우가 아니라면 위험을 감수하면서까지 무모한 수술에 도전할 필요는 없기 때문이다.

팔

팔 부위에 특히 살이 많은 경우는 임신 등에 의한 호르몬 불균형, 스트레스에 의한 순환 장애가 원인이다. 팔 비만의 특징은 팔과 연결된 겨드랑이와 등 쪽에도 함께 살이 붙는 경우가 많다는 점. 그래서 전체적인 상체 비만 체형을 이루게 된다. 운동으로도 좀처럼 살을 빼기가 힘든 팔은 소량의 지방 흡입으로 큰 효과를 볼 수 있는 부위다. 지방층이 두껍지 않은 부위이기 때문에 보통 500cc 미만의 지방을 흡입한다. 팔이나 종아리 같은 부위는 과도하게 지방을 흡입할 경우 근육의 윤곽이 드러날 수 있어 섬세한 시술 테크닉이 요구된다. 자연스러운 팔 라인은 살리면서 둘레에 걸쳐 고르게 지방을 흡입하는 것이 포인트. 팔의 지방을 흡입할 때에는 보통 어깨와 겨드랑이 라인 및 앞가슴 부위까지 연계해 동시에 시술하는 경우가 많다.

수술시간	약 1~2시간	일상생활	다음날부터 가능
마취방법	수면마취 또는 부분마취	입원치료	불필요

수술 방법 팔꿈치 주름 부위와 겨드랑이 근처를 3mm 정도 작게 절개한 후 초음파와 레이저로 지방을 용해시킨 다음 지방을 흡입하여 제거한다. 부기가 어느 정도 빠지면 결과를 확인할 수 있다.

수술 후 관리 시술 후 2~3일 정도 어깨나 팔 부위에 통증이 있을 수 있으므로 무거운 물건을 드는 것은 삼가도록 한다. 수술 후 1주일 정도 지나면 어느 정도 팔이 가늘어진 것을 느낄 수 있으며 부기가 완전히 빠지기까지는 1개월가량 소요된다. 샤워는 5~6일 후에 가능하고 수술 후 2~3개월가량은 압박복을 착용하여 팔 윤곽이 자연스러워지도록 돕는다.

등

등에 지방이 과도하게 축적된 경우에는 군데군데 주머니 모양으로 살과 주름이 삐져나와 옷을 입었을 때 맵시가 나지 않는다. 특히 브래지어가 닿는 자리가 심하게 눌릴 경우 외관상으로 좋지 않다. 등은 피부가 두껍고 지방이 다른 부위에 비해 단단하며 섬유조직이 많고 치밀한 구조로 구성되어 있다.

따라서 단단하게 뭉쳐 있는 지방을 풀어 흡입하기 좋은 상태로 만들고 조심스럽게 제거해야 매끄러운 표면을 유지하며 탄력을 잃지 않는다. 곡선을 잘 살리기 위해서는 숙련된 의사에게 시술을 받는 것이 좋다.

수술시간	약 1시간	일상생활	약 1~2일 후
마취방법	부분마취	입원치료	불필요

수술 방법 시술 전 레이저와 외부 초음파로 지방을 용해한 후 등 중앙에 3~5mm 정도를 절개하여 지방을 제거한다.

수술 후 관리 시술 직후 압박복을 착용하며 약 2~3일 이 지나면 시술 시 주입한 약물과 혈액이 흘러나오게 된다. 이후부터는 흘러나오는 양이 거의 없거나 아주 적다. 약 5일 후부터는 샤워가 가능하고 이후 3~4개월 동안은 압박복을 착용하는 것이 좋다. 시술 후 바로 효과를 볼 수 있지만 부기로 인해 일시적으로 반감되다가 1~2개월 후부터 다시 효과가 나타나기 시작, 3~6개월이 지나면 어느 정도 안정된 결과를 확인할 수 있다.

배꼽

배꼽티와 비키니로 인해 배꼽 노출이 잦아지면서 배꼽의 모양에도 신경을 쓰는 사람들이 많아졌다. 배꼽이 기형적으로 생겼거나 예쁘지 않은 경우 성형으로 이를 교정할 수 있다. 일반적으로 선호하는 모양은 일명 '효리 배꼽'이라 불리는, 위에서 아래로 길쭉하게 파인 배꼽이다.

비교적 간단한 수술이며 수술 후 치료나 회복도 쉬운 편이지만 배꼽 모양이 사람에 따라 제각각인 만큼 적절한 방법을 사용하지 않으면 수술 흔적만 남고 달라진 것은 없는 경우도 있다. 따라서 경험이 많은 전문의에게 시술 받는 것이 좋다.

수술시간	약 30분~1시간	일상생활	다음날부터 가능
마취방법	부분마취	입원치료	불필요

수술 방법 시술 전에 구체적인 성형 방법에 대해 의사와 충분히 상담한 후 결정한다. 대체로 참외 배꼽의 경우에는 돌출된 부분을 절개하고, 늘어진 배꼽의 경우에는 불필요한 피부를 제거한 후 봉합하여 배꼽 안쪽으로 말아 넣는 방법을 사용한다. 수술 전 배꼽 부위에 탈장이 있는지 미리 확인하여 가벼운 탈장이 있다면 함께 교정해 줘야 한다. 배꼽 성형은 주로 배꼽 내부에서만 이루어지기 때문에 겉으로 보기에는 수술 흔적을 잘 찾을 수 없다.

수술 후 관리 약 2일 후부터 샤워가 가능하며 1~2개월 동안에는 복부에 지나친 힘이 가해지지 않도록 주의한다.

쇄골

쇄골은 여성미를 상징하는 하나의 부위로 일직선으로 쭉 뻗어 적당히 돌출된 쇄골은 가장 쉽게 여성스러움을 강조할 수 있다. 최근 연예인들을 중심으로 '쇄골 미녀' 가 각광받고 있는 만큼 쇄골 성형에 대한 관심도 높다. 아직까지는 미용을 목적으로 쇄골을 직접 수술하는 방법은 없지만 지방 흡입을 적용해 볼 수는 있다.

쇄골 부위는 지방이 많지 않으므로 미니 지방 흡입을 적용하면 보다 날렵한 M라인의 쇄골 모양을 정교하게 드러낼 수 있다. 최근에는 예비 신부들이 시술을 받는 경우가 많다고 하는데 어깨를 드러내는 웨딩드레스가 유행하면서 쇄골을 강조하려는 욕구가 늘고 있기 때문이다.

수술시간	약 30분~1시간	일상생활	약 1~2일 후
마취방법	부분마취	입원치료	불필요

수술 방법 지방 흡입으로 쇄골 주위의 지방을 제거해 묻혀 있던 쇄골을 드러내는 방식으로, 겨드랑이 주름 부위를 3mm 정도 절개한 뒤 흡입 기구를 넣어 쇄골 주위의 지방을 빼낸다.

귓불

귀와 관련된 성형은 비정상적인 형태나 크기를 교정하는 경우가 대부분이었지만 최근 들어 복과 재물운을 기대하는 관상적 측면에서의 귓불 성형이 늘고 있다. 귓불의 크기가 매우 작거나 두께가 얇을 경우 이를 도톰하게 만드는 수술로, 귓불이 뾰족한 경우 자가지방 이식으로 이를 두툼하게 해주거나 귓불을 늘여서 보기 좋은 모양으로 만들어 준다. 수술은 부분마취로 이루어지며 1시간 반 정도 소요된다.

무릎

늘어진 무릎살을 당겨 팽팽하게 만드는 무릎 성형은 데미 무어 때문에 특히 유명해진 수술로 정확한 명칭은 무릎 리프팅 수술이다. 무릎 리프팅은 얼굴이나 복부에 비해 자주 시술되는 부위가 아니다.

서양인의 경우 피부색이 밝아 수술 흉터가 눈에 잘 띄지 않기 때문에 무릎과 같은 노출 부위에도 리프팅 수술을 적용할 수 있지만, 동양인의 경우 늘어진 피부를 잘라 낸 자국이 문제가 될 수 있어 그리 적합한 수술은 아니다.

보조개

보조개가 생기는 원리는 웃을 때 뺨을 당겨 주는 근육의 일부가 피부에 달라붙어 뺨을 살짝 들어가게 만드는 것이다. 따라서 보조개 수술은 입 꼬리를 당겨 주는 근육의 일부와 뺨 피부 사이에 새로운 유착을 만드는 방식으로 진행된다. 먼저 입 안 점막에 작은 구멍을 내고 원하는 위치의 뺨 피부를 입 안 조직에 고정시켜 유착을 만든다. 강한 유착을 위해 점막 조직을 일부 절제하거나 볼의 지방을 제거하기도 한다. 몇 개월 동안은 웃지 않아도 보조개가 계속 생기는데 약 3~4개월 이후부터는 웃을 때만 자연스럽게 생기게 된다.

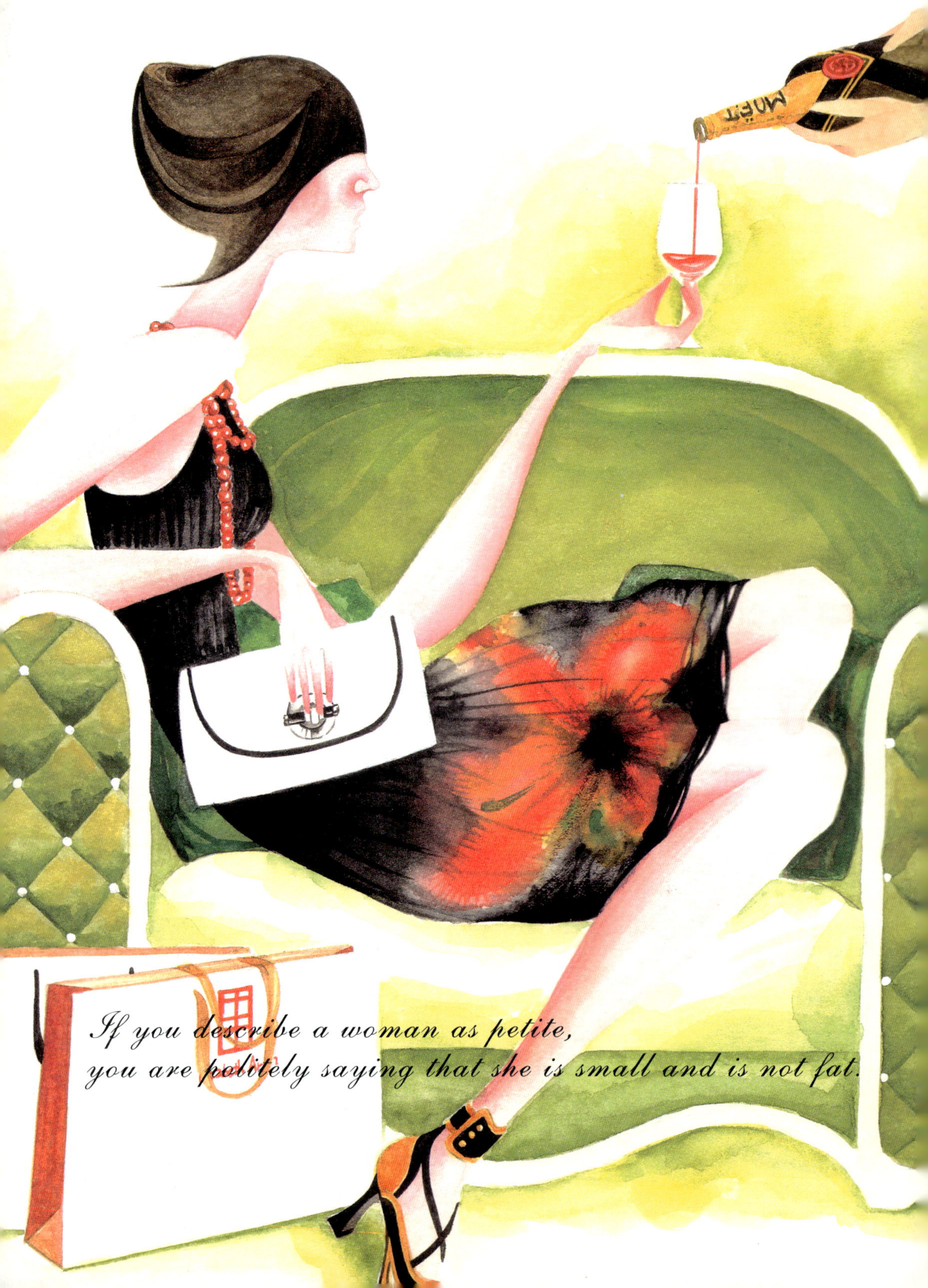

If you describe a woman as petite,
you are politely saying that she is small and is not fat.

최근 수술 없이 주사를 이용한 간단한 주입만으로 원하는 부위의 볼륨을 줄이거나 늘이는 보톡스, 필러 등의 쁘띠 성형이 인기를 모으고 있다. 이들 시술의 대표적인 특징은 시술 시간이 짧고 표가 거의 나지 않아 직장인의 경우 점심시간을 이용해 간단히 시술받을 수 있다는 점. 지속 기간이 짧아 반복시술이 불가피하지만 대신 그만큼 수정이 자유롭고 수술과 부작용에 대한 부담 또한 적다는 것이다.

Part 5
수술 없이 간단하게, 쁘띠 성형의 모든 것!

【 Petit - 1 】

꿀맛 나는 독을 발라라! 보톡스

"가끔 보톡스 맞으면서 관리해요."

보톡스를 맞아 팽팽한 피부로 관리한다는 옥주현. 이와 반대로 보톡스를 너무 많이 맞아 얼굴에서 표정이 사라져 버린 여배우들. 대선 직후 이마의 주름을 펴기 위해 보톡스를 맞았다고 해서 화제가 됐던 노무현 대통령까지……. 유명 인사뿐 아니라 주변에서도 시술한 사람들을 쉽게 찾아볼 수 있을 정도로 보톡스는 이제 '국민 성형 시술'의 대표 주자로 자리 잡았다.

최근 피부과와 성형외과를 통틀어 조금이라도 더 어려 보이는 '동안'이 대세가 된 상황에서 보톡스는 '페니실린 이후 제2의 기적의 신약' '세월의 흔적을 지워 주는 마법의 약' 등으로 불리며 가장 인기 있는 시술 중 하나로 각광받고 있다. 과거에만 해도 보톡스 시술은 30대 이후가 일반적이었지만 요즘에는 20대 젊은 층도 조그만 잔주름이 보이면 보톡스를 맞는다고 한다. 한 해 동안 국내에서 행해지는 보톡스 시술이 무려 10만 명 가까이 된다는 통계가 그리 놀랍지 않을 정도다.

보톡스라는 명칭의 기원은 트렌치코트의 대명사로 굳어진 버버리의 경우와 같다. 미국의 제약회사 앨러간(Allergan)이 판매하는 제품이 바로 보톡스(Botox)인데, '클로스트리듐 보툴리늄'(Clostridium Botulinum)이라는, 통조림이 부패하거나 고기가 썩을 때 생기는 박테리아에서 추출한 독소를 상품화한 것이다. 프랑스의 제약회사 입센(Ipsen)도 디스포트(Dysport)라는 제품을 출시했고, 중국과 우리나라에서도 보툴리늄 제품을 선보인 바 있다. 각각의 제품은 제조 및 정제 방법이 다르고 안전성이나 효과 면에서도 어느 정도 차이가 있다.

1989년 미국 식품의약국(FDA)에서 안정성을 공인받은 후부터 지금까지 보톡스는 미용 성형뿐 아니라 기타 질환 및 통증 치료에 일등공신 노릇을 톡톡히 해왔다. 국내에 선보인 지도 벌써 11년이나 되었는데, 처음 안과에서 사시 치료제로 사용된 이래 안면 경련, 근강직 등 신경근 질환에 사용되어 오다가 현재는 얼굴의 주름을 제거하는 주름 치료제의 대명사가 되었다.

보톡스를 표정 근육에 주사하면 근육이 약화되고 마비되면서 근육의 움직임이 없어져 표정 주름이 펴지는 효과를 볼 수 있다. 신경 독소이지만 인체에 영향을 미치지 않는 용량 이하를 사용하여 주사하는 부위의 근육만 국소적으로 마비시키기 때문에 안전에 대해서는 크게 염려하지 않아도 된다.

미용 성형에 있어 보톡스가 사용되는 대표적인 부위는 눈가, 미간, 입가, 이마, 표정 주름, 사각턱, 종아리 등이며 미용 외에도 눈꺼풀 떨림증, 사시, 뇌졸중으로 인한 근육 강직증, 목 근육의 뒤틀림으로 인해 머리가 기울어지는 사경(斜頸), 소아 뇌성마비 등의 다양한 질환에 사용된다. 단, 보톡스는 반드시 FDA의 승인을 받은 제품을 사용해야 한다.

하지만 이렇게 놀라운 효용에도 불구하고 보톡스의 유효 기간은 길어야 6개월 정도밖에 되지 않는다. '칼 대는 수술' 보다 가격이 저렴하다고 해서 좋아할 일이 아닌 것이다. 보톡스 시술로 인한 상태를 계속 유지하려면 반복적으로 주사를 맞아야 한다.

지속성이 짧다는 단점만 빼면 보톡스의 장점은 많다. 무엇보다 10~15분 정도로 시술 시간이 짧기 때문에 일상생활로 빨리 복귀할 수 있다는 점이 가장 크다. 일명 '런치타임 보톡스'라는 말이 그래서 나온 것이다. 또한 수술 없이 주름 및 사각턱 교정이 가능하며 마취가 필요 없고 통증이나 출혈, 부기, 부작용도 거의 없다. 시술 후 바로 세안 및 화장이 가능하고 시술 받은 표시 또한 전혀 나지 않는다. 한때 내가 일했던 잡지사 에디터들 사이에서는 힘든 마감을 끝낸 한가로운 오후면 휴식 시간을 활용해 밖에 나가 보톡스를 맞고 들어오는 게 유행인 때도 있었다. 주로 사각턱이나 광대뼈가 두드러져 인상이 강해 보인다, 볼 살이 많다 등의 이유였고, 얼굴에 바짝 다가서서야 간신히 주사 바늘 자국을 확인할 수 있을 정도라 말해 주지 않으면 성형 사실을 전혀 눈치 챌 수 없었다.

"약간 따끔거릴 정도? 근데 하루 지나니까 얼굴선이 몰라보게 달라졌어. 선배도 해봐."

술 권하는 사회가 아니라 보톡스 권하는 사회가 된 것이다. 이렇게 보면 보톡스는 실제 모든 주름을 한 방에 없애 주는 신비의 묘약처럼 보일 수 있겠지만 꼭 그렇지만은 않다. 안면의 표정 근육을 마비시킴으로써 주름을 없애는 원리이기 때문에 주름 자체가 근육에 의해 유발된 것이어야 효과를 얻을 수 있다. 하지만 양쪽 눈가에 생기는 주름, 인상을 쓸 때 생기는 미간의 주름, 이마 한가운데 옆으로 길게 생긴 주름 등에는 보톡스만큼 효과적인 방법은 없을 것이다.

쉬즈애비뉴 피부과의 유상희 원장에 따르면 "주름을 펴 주기도 하지만 주름을 예방하기도 하는 것이 바로 보톡스"라고 한다. 잠을 잘 때나 골똘히 생각할 때 사람들은 무의식적으로 얼굴을 찡그리는데 보톡스를 맞게 되면 이러한 버릇이 교정되어 주름의 생성을 미리 막을 수 있다는 것이다. 표정 근육을 붙잡아 두는 것만으로도 앞으로 생길 수 있는 주름의 약 80%는 예방할 수 있다고 한다.

이건 의외로 놀라운 사실이다. 단지 사후 처리에 불과하다고 생각했던 보톡스가 주름을 사전에 예방하는 안티에이징의 역할까지 한다면 나이가 들어 주름이 생길 때까지 손 놓고 기다릴 게 아니라 어린 주름이 자라서 자리를 잡는 30대 초중반 즈음에 한 대 정도 맞아 주면 좋을 것이다. 그러면 4, 50대 이후 생겨날 이마와 눈가의 굵은 주름을 어느 정도 예방할 수 있을 게 아닌가.

한편 메조테라피의 방법을 응용한 '메조보톡스'는 여러 안면 윤곽 수술보다 쉽고 간편하게 작은 얼굴을 만들 수 있어 주목 받고 있는 새로운 보톡스 시술 방법이다. 기존의 보톡스를 메조테라피 방식으로 표정 근육이 아닌 피부에 주사하는 것인데, 메조보톡스는 피부 잔주름과 탄력을 함께 개선하며 리프팅 효과가 뛰어나고 눈가의 미세한 잔주름을 제거한다. 또한 탄력을 증진시켜 얼굴선을 잡아 줌으로써 얼굴을 작아 보이게 만든다. 무엇보다 자연스럽다는 것이 장점. 성형한 티를 내지 않으면서 젊어 보이고 싶은 최근의 성형 트렌드가 반영된 시술법이다. 단, 메조보톡스 역시 2~3개월에 한 번씩 반복 시술을 받아야 효과를 유지할 수 있다.

현재 보톡스와 같은 비교적 간단한 성형 요법들은 성형외과 전문의가 아닌 다른 의사들에 의해서도 시술되고 있다. 아무리 간편하다고는 하지만 전문 지식과 경험 없이는 시술에 영향을 줄 수 있으므로 숙련된 전문의를 찾는 것이 중요하며 반드시 사전에 충분히 상담할 것을 권한다.

반복 시술을 해야 효과가 유지될 수 있다는 점 때문에 보톡스는 '성형 중독'이라는 유행어를 만들어 낸 장본인이라고도 할 수 있다. 한 번 맞으면 어쩔 수 없이 계속 맞을 수밖에 없는 것이 아닐까 하고 생각했었는데, 정작 보툴리눔 독소 자체에는 중독성이 전혀 없다고 한다. 다만 보톡스를 한 번 경험한 사람들이 그 효과에 중독되어 헤어 나오기 힘들어 하는 것이다. 단 5분 만에 오랫동안 괴롭혀 온 지독한 콤플렉스가 사라진 자신의 얼굴을 마주하고 난 후 또다시 보톡스의 달콤한 유혹에 빠지지 않을 사람이 과연 몇이나 될까.

수술시간	약 10분 이내 (부위에 따라 차이 있음)	일상생활	바로 가능
마취방법	마취 연고 사용	입원치료	불필요

수술 방법 우리 뇌는 자극을 받게 되면 신경 말단에서 '아세틸콜린'(Acetylcholine)이라는 신경 전달 물질이 분비되고 이 물질이 근육을 움직이도록 자극하게 된다. 보톡스는 바로 이 아세틸콜린의 분비를 억제하여 신경 전도를 차단, 근육 수축을 억제한다.

시술 방법은 사전에 의사와 충분히 상담한 후 30~40분 전 미리 마취 연고를 발라 피부 표면을 마취한다. 그 후 원하는 부위의 근육 또는 피부에 적정량을 주사한다. 미세한 바늘을 사용하기 때문에 통증이 크지는 않지만 시술 후 냉찜질을 하면 통증을 완화할 수 있다.

지속 기간 및 부작용 개인차가 있으나 주름 제거나 리프팅의 경우 시술 약 3~5일 후부터 효과가 나타나기 시작하여 1~2주 후면 최고조에 이르고 이후 6개월 정도 지속된다. 종아리의 경우에는 1~2개월 후부터 줄어드는 효과를 확인할 수 있으며 1년가량 유지된다. 일정 시간이 지나면 처음의 상태로 돌아가기 때문에 부작용이 있더라도 일시적이다.

가벼운 통증이나 주사 부위의 멍, 만졌을 때 아픈 경우가 있을 수 있다. 간혹 눈썹이 처지는 경우가 있는데 2~3주 내에 가라앉으며 약을 사용하면 더 빨리 이런 증상을 없앨 수 있다.

수술 후 관리 시술 부위에 주사 자국이나 붉은 기가 남을 수 있지만 대부분 2~3일 내에 사라지며 주사 부위의 멍 또한 1~2주 내에 사라진다. 시술 당일부터 세안과 화장 등의 일상생활이 가능한데, 시술할 부위의 화장만 지운 채 시술하여 5~10분 후 다시 화장을 하는 것이 가능할 정도다. 진통약이나 해열제는 멍을 유발할 수 있으므로 시술 2주 전부터는 복용하지 않는 것이 좋으며 시술 부위를 마사지하거나 운동이나 사우나 같이 땀을 흘리는 것도 피하도록 한다.

눈가나 미간 주름 시술의 경우 가벼운 세안을 하는 것이 좋고 세게 문지를 경우 안검하수가 생길 수 있으므로 주의한다. 사각턱 시술 후에는 심한 턱 운동을 요하는 오징어나 껌 등의 음식물을 피하는 것이 좋다.

⊕ 보톡스로 교정 가능한 주름은?

웃을 때 잡히는 눈가의 주름

찡그림의 반복으로 인한 이마의 주름

미간 주위의 주름

심한 팔자 주름

눈밑 잔주름

부위별 시술 방법과 관리

1. 표정 주름

굳어 버린 주름 때문에 완고해 보이는 인상을 부드러운 이미지로 바꾸고 싶을 때 시술한다. 웃으면 눈 아래가 튀어나오거나 콧잔등에 주름이 잡히는 경우, 입을 오므릴 때 생기는 표정 근육 대부분이 보톡스로 교정 가능하다. 주름을 생성하는 근육의 강도에 따라 3~5곳가량 주사를 놓는다. 코, 입주위, 뺨, 목 등의 주름을 없애는 데 이용되며 이마, 미간, 눈가의 주름에 특히 효과적이다. 리펌써마지나 스타룩스 같은 레이저 주름 제거 시술에 보조적으로 사용하면 효과를 극대화할 수 있다. 일정 시간이 지나면 효과가 감소하므로 3~6개월 간격으로 주기적인 반복 시술이 필요하다.

2. 사각턱

사각턱 중 근육이 특히 발달하고 턱뼈나 지방이 거의 없는 경우라야 보톡스의 효과를 볼 수 있다. 보톡스는 저작근에 작용하여 일반적으로 그 부피를 3분의 1가량 줄여 주는 효과를 낸다. 하지만 저작근의 부피는 사람에 따라 다르며 보톡스에 대한 반응에도 차이가 있으므로 효과 역시 개인차가 있을 수 있다.

어금니를 문 상태에서 턱 근육을 확인한 후 보톡스를 주사한다. 일반적으로 한쪽 턱에 5곳가량 주사하며 시술에 쓰는 양은 제조사에서 제공한 정보에 근거한다.

약 2~3주 후 점점 갸름해지는 것을 느낄 수 있고 2~3개월 후에는 눈에 띄게 갸름해진 턱을 확인할 수 있다. 정면에서 보았을 때 턱에 각이 있거나 근육 발달로 턱이 각진 경우 특히 효과적이며 지속 기간은 보통 6~12개월 정도다. 최적의 효과를 유지하기 위해서는 시술 후 6개월이 지난 후 추가 시술을 받는 것이 좋다. 5~6개월 간격으로 3~4회 정도 반복 시술하고 주의사항을 준수할 경우에는 어느 정도 영구적인 효과를 기대할 수도 있다.

시술 후 뼈에 인접한 근육과 지방층에 부기가 생길 수 있는데 보톡스를 이용해 근육을 위축시켜 놓으면 부기가 발생할 공간이 줄어들어 회복을 도울 수 있다. 사각턱 보톡스 시술은 전신마취가 필요하고 부기가 오래 가는 여타의 안면윤곽 수술에 비해 간편하면서도 안전하다는 것이 장점이다. 시술 후 표시가 나지 않고 바로 세안 및 화장이 가능하다.

3. 코끝

보톡스 코 성형은 내려앉고 옆으로 퍼진 콧날을 오뚝하게 세우는 데 효과적이다. 코끝의 비중격과 콧등의 딱딱한 뼈가 만나는 부위, 그리고 콧방울 양쪽에 시술할 경우 오뚝한 콧날을 만들 수 있다. 대개 시술 1시간 후부터 코의 모양이 변하기 시작하는 것을 느낄 수 있으며, 약 2일 정도 지나면 그 효과를 뚜렷하게 확인할 수 있다. 콧대가 군데군데 움푹 들어간 경우에는 레스틸렌이나 주비덤 같은 필러를 함께 활용하면 곧은 콧대를 만들 수 있다. 나이에 따라 코의 높이나 모양을 조절할 수 있으며 효과는 보통 3~6개월 동안 지속되고 매년 2~3회 정도 주기적인 반복 시술이 필요하다.

4. 종아리 알통

고주파 시술이나 신경 절제를 하지 않고 보톡스 시술만으로 보기 흉한 종아리 알통을 축소하는 것 또한 가능하다. 발뒤꿈치를 들고 섰을 때 종아리 안쪽으로 불룩하게 튀어나오는 부위에 보톡스를 주사하면 사각턱 치료 시와 마찬가지로 종아리 알통의 크기를 줄여 줄 수 있다. 시술 후 1개월 후부터 줄어드는 것을 확연히 느낄 수 있으며 이후 6개월 정도 효과가 지속된다.

5. 다한증

부담스러운 수술 없이 보톡스만으로도 다한증을 치료할 수 있다. 땀샘은 근육이 아니지만 신경 말단에서 분비되는 아세틸콜린이 땀을 유발하고 이 현상이 지속되는 것이 바로 다한증이다. 따라서 보톡스로 이 아세틸콜린의 분비를 억제하면 땀의 분비 또한 억제할 수 있다.

1회 치료로 4~6개월 정도 효과가 유지되는데 더운 여름 땀 때문에 괴로워 못

견딜 정도라면 시도해 볼 만하다. 하지만 이 역시 지속 기간이 짧다는 것이 단점이다.

6. 안검경련

안검경련은 한쪽 또는 양쪽 눈이 자신의 의지와 관계없이 떨리는 현상으로 공해, 스트레스, 피로, 광선 등에 의해 유발된다. 심할 경우 눈을 뜨는 것이 힘들 정도인데 안검경련에는 보톡스가 매우 효과적이다.

눈 주위의 근육 4~8곳 정도에 주사하며 시술 후 심각한 부작용은 없지만 1~2일 동안에는 일시적으로 눈꺼풀의 힘이 약해질 수 있고 약간의 멍이나 부기가 있을 수 있다. 2주 정도 후 효과가 최대로 나타나고 3~4개월가량 지속된다.

7. 목 주름

얼굴 주름 외에 목에 일자로 나타나는 목 주름의 경우 역시 보톡스를 사용하면 효과를 볼 수 있다. 목의 일자 주름은 목 내부의 피하 근막이 유착되어 나타나는 것으로, 보톡스로 이 유착을 해결하면 특별한 부작용 없이 수술보다 더 효과적으로 주름을 제거할 수 있다.

8. 처진 눈꺼풀

피부 노화로 인해 눈꺼풀이 처져 눈이 작아 보이는 경우, 처진 눈꺼풀과 눈 아래 부분에 소량의 보톡스를 주입하면 눈꺼풀이 올라가 눈을 커 보이게 하는 효과를 얻을 수 있다.

Petit - 2

채워 넣기의 마력, 필러

잡지의 뷰티 에디터들은 누구보다 성형의 유혹에 크게 노출되어 있다. 늘 성형의 최신 트렌드를 접하는데다 완벽하게 다듬어진 얼굴의 연예인들을 가까이에서 접하기 때문이다. 눈으로 보고 글로 쓰다 보면 행동으로 옮기고 싶은 마음 또한 간절해지는 것이 당연지사다.

얼마 전 모 잡지사의 디렉터인 친구를 패션쇼 장에서 만났다. 단아한 외모에 개성 있는 눈매가 매력적인 그 친구는 자신의 낮은 코에 대해 오랫동안 콤플렉스를 갖고 있었고 결국 6개월 전 콧대를 높이는 수술을 받았었다.

"어때? 코 높이고 나니까 자신감이 마구 솟아?"

"아니…… 나 다시 보형물 뺐잖아. 아무래도 콧대가 어색해서 인상이 이상하게 변하더라고. 수술은 이제 안 하려고."

예전과 크게 달라진 게 없어 보여 수술한 코가 진짜 자연스럽게 자리 잡았다고 생각했던 나는 깜짝 놀랐다. 사실 주위에서는 아무도 그녀의 수술한 코를 이상하다고 생각하지 않았다. 단지 완벽주의 성향의 그녀가 자신의 수술 결과에 100% 만족하지 못했던 것이다. 어쨌든 다시 되돌릴 수 있었으니 다행이었다.

그렇지 않았다면 평생 후회하며 살게 되었을 것이 아닌가.

하지만 이제는 상황이 또 다르다. 주사 한 방으로 일시적인 성형이 가능하기 때문이다. '칼을 대는' 수술이 아닌 '채워 넣는' 수술인 필러를 통해 페이스 디자인과 수정이 훨씬 자유로워졌다. 얼굴뿐 아니라 손, 귀, 다리, 엉덩이 또한 가능하다.

쉬즈애비뉴 피부과의 유상희 원장에 따르면, "필러는 얼굴의 연한 조직 부위에 수술 없이 인체 조직과 흡사한 인공 조직을 채워 넣는 미용 교정 시술"이라고 한다. 예를 들면 주름의 안으로 패인 부분에 외부 물질을 주입해 채워 넣음으로써 주름을 제거하는 것이다. 보톡스를 이용한 안면 윤곽 교정과 함께 최근 각광받고 있는 대표적인 쁘띠 성형 중 하나가 바로 이 '필러'라고 한다. 특히 필러는 원하는 대부분의 부위에 시술이 가능하며 주로 턱이나 코, 팔자 주름, 볼 부위에 많이 시술한다고 한다.

필러는 그 종류만 해도 세계적으로 200가지 이상이 존재하며 국내에서 사용이 허가된 제품만 해도 30가지가 넘는다. 도대체 이 제품들의 정확한 성분은 무엇이며 인체에 어떤 영향을 끼칠까? 혹 잘못 시술하면 방송으로 소개되어 성형에 대한 경각심을 불러일으켰던 '선풍기 아줌마'처럼 되는 것은 아닐까? 대표적인 필러에 대해 자세히 알아보자.

필러의 대표 성분 – 히알루론산

히알루론산(Hyaluronic acid)은 아미노산과 우론산으로 이루어진 다당류의 하나로, 이는 인체를 구성하는 대부분의 기관에 일정량 포함되어 있는 성분이다. 즉, 피부와 매우 유사한 '비동물성 천연 물질'이라 할 수 있다. 콜라겐과 달리 동물성 단백질이 아니기 때문에 세균 등에 의한 감염 걱정이 없고, 시술 전 피부 반응

⊕ 부위별 필러 시술의 효과 및 특징

이마, 볼 꺼진 볼이나 이마를 볼록하게 만들어 얼굴선을 입체적으로 만들 수 있다. 사용되는 필러 중 펄레인은 융비술, 입술 확대 및 흉터 제거 등의 안면 윤곽 시술에 쓰이고, 서브큐는 레스틸렌 제품군 중에서 젤의 입자가 가장 큰 제품으로 움푹 파인 볼과 무턱 성형에 사용된다. 젤의 입자가 크므로 효과의 지속 기간은 약 2년 정도로 길다.

턱 무턱을 교정하거나 경우에 따라 턱을 도드라지게 하여 입체적인 얼굴선을 만들 수 있다.

코 콧등을 높이는 방법과 코끝을 높이는 방법이 있으며 두 가지를 동시에 할 수도 있다. 이미 융비술을 통해 다른 보형물을 삽입한 경우에는 혈액순환에 장애를 일으킬 수 있으므로 추가적인 필러의 주입을 피해야 한다.

눈밑 필러 주입으로 눈밑 애교살을 도톰하게 하면 밝고 상큼한 이미지로 바뀐다. 과거에는 눈밑에 실리콘이나 파라핀을 주사하여 부작용을 낳기도 했는데 필러를 사용하면 부작용을 어느 정도 최소화할 수 있다.

다크서클 레스틸렌을 이용해 눈밑을 그늘지게 하는 눈밑 피부 조직의 형태를 바꿔 줌으로써 다크서클을 완화시킬 수 있다. 얇은 눈밑 피부와 혈관 사이에 필러를 주입하여 혈관이 비쳐 보이지 않게 하는 원리. 눈밑의 전체적인 형태를 수정하는 것이므로 숙련된 전문의와 상담하는 것이 좋다.

입술 확대의 경우 레스틸렌이나 펄레인 같은 제품을 사용해 입술의 윤곽과 부피를 수정한다. 한 가지 제품만을 사용할 수도 있지만 대부분의 경우 두 가지 이상의 제품을 용도에 맞춰 함께 사용한다.

팔자 주름 일명 '귀족 성형'이라 불리며 필러 시술이 가장 많이 이루어지는 부위. 일반적인 필러보다 약간 더 깊이 주입되는 펄레인이나 서브큐 등을 이용해 볼에 볼륨감을 더해 줌으로써 팔자 주름을 완화할 수 있다. 지나치게 주입하여 얼굴 아래쪽이 너무 부피 있어 보이지 않도록 주의해야 한다.

흉터, 깊은 주름 수두나 여드름 흉터에 필러를 주입하면 살이 차오른 효과를 낼 수 있으며, 같은 방법으로 깊게 패인 주름 또한 채워 넣어 개선할 수 있다.

검사를 하지 않고도 바로 시술이 가능하다. 히알루론산은 1분자당 214개의 물 분자를 끌어당기는 특성이 있어 피부의 수분을 유지하고 볼륨과 탄력을 유지하는 데 중요한 역할을 한다. 보통 6개월이 지나면 처음 주입량의 50~70%가 남게 된다. 히알루론산 필러에는 레스틸렌과 펄레인 두 종류가 가장 대표적이며, 이밖에 테오시알, 쥬비덤, 매트리덱스, 로필란 하일란 겔 등이 있다.

1. 레스틸렌

레스틸렌(Restylane)은 잔주름이나 깊게 패인 주름 부위를 채워 동안 효과를 얻는 데 주로 사용된다. 소량의 레스틸렌을 주름 부위의 진피층에 주입해 골진 부분의 볼륨을 채워 주면 즉각적으로 주름 제거 효과가 나타나는 것을 확인할 수 있다. 효과는 보통 9~12개월 정도 지속된다. 레스틸렌 제품군은 주름 제거 및 안면 윤곽 교정, 입술 확대, 융비술 등 안면 조직 확대를 위한 여러 가지 시술

⊕ 레스틸렌 제품군의 비교

레스틸렌 서브큐 (Restylane Sub-Q)	무턱, 움푹 파인 볼 등 안면 볼륨 증대에 사용. **주입부위** 피하 하층, 골막 상층
레스틸렌 펄레인 (Restylane Perlane)	깊은 주름 및 입술 확대, 융비술 등 안면 윤곽 교정에 사용. **주입부위** 진피 하층
레스틸렌 (Restylane)	주름 제거 및 입술 확대에 사용. **주입부위** 진피 중층
레스틸렌 터치 (Restylane Touch)	눈가 주름 제거 및 눈밑 애교살 구축에 사용. **주입부위** 진피 상층
레스틸렌 바이탈 (Restylane Vital)	피부 재생에 사용. **주입부위** 진피 상층

에 적합하도록 레스틸렌, 레스틸렌 터치, 레스틸렌 펄레인 등의 5가지 제품으로 구성되어 있다. 각 제품은 모두 진피 상층, 중층, 하층 등의 주입 부위에 알맞은 크기의 투명한 젤 입자로 되어 있다. 시술 효과를 극대화 하기 위해서는 의사의 경험과 처방에 따라 용도에 알맞은 제품을 선택해서 주입해야 한다.

2. 펄레인

펄레인(Perlane)은 레스틸렌보다 입자가 큰 히알루론산 종류로 진피 깊은 곳이나 피하층 표면의 깊은 주름 개선에 사용된다. 보통 18개월 정도 지속된다.

콜라겐

피부 진피층의 70%를 차지하는 대표적인 탄력 단백질인 콜라겐(Collagen)이 줄어들면 피부는 탄력을 잃게 된다. 시술에 사용하는 콜라겐은 동물에서 추출하기 때문에 반드시 시술 1개월 전에 피부 반응 검사를 통해 알레르기 유무를 검사해야 한다. 그러나 광우병 등의 문제로 최근에는 잘 사용하지 않는 추세다. 이런 문제점을 보완하기 위해 자신의 피부에서 콜라겐을 추출해 사용하기도 한다. 주름이나 잔주름 개선, 입술 확대 등에 효과적이다. 붉은 반점과 부기가 나타날 수 있으며 약 3~4%의 환자에게서 알레르기 반응이 있을 수 있다. 보통 효과는 5~12개월 정도 지속된다.

1. 아테콜

아테콜(Atecoll)은 콜라겐과 가공된 '폴리메틸메타크릴레이트'(PMMA)라는 성분의 혼합 물질로 피부에 존재하는 자생 콜라겐의 형성을 유도한다. 이 과정은 6개월 정도면 안정화가 된다. PMMA의 안정성 때문에 5년 이상 지속적인 유지가 가능한 제제인 만큼 다른 필러보다 시술에 더 많은 테크닉을 요한다. 주로 이마, 미간, 입가의 팔자 주름 등에 사용하며 최근에는 불균일한 콧대를 교정하거나 턱의 볼륨을 늘일 때 아테콜을 주입하여 얼굴선을 살리는 효과를 얻고 있다. 또한 성대마비 환자의 목소리를 정상으로 되돌리는 데에도 사용된다.

2. 오토로겐

오토로겐(Autologen, 자가 콜라겐)은 자기 몸에서 추출한 콜라겐을 주입하는 것으로, 정제하는 데 시간과 경비가 추가로 들기는 하지만 비교적 영구적인 것으로 보고되고 있다. 시술 후 결과가 자연스러워 인기를 끌고 있는 성분이다. 얼굴 주름에 시술하면 6개월~1년 정도 효과가 지속되며 추가 시술을 통해 형태를 변형시키거나 효과를 증대시킬 수 있다.

그 밖의 필러

1. 레디어스

레스틸렌 같은 히알루론산이 아니라 '칼슘 하이드록실아파타이트'(Ca-HA)라는 뼈 성분 중 하나로 기존 필러와 달리 단단한 느낌을 주므로 볼륨을 높이는 데 효과가 있다. 최근 소개된 레디어스(Radiesse)는 꺼진 부위를 채우는 기존 필러의 기능은 물론, 해당 부위의 콜라겐 생성을 촉진하여 피부 조직을 재생하는 효과까지 주고 있다. 눈과 입술을 제외한 모든 안면 주름의 교정에 효과적이다.

하지만 레디어스는 pH가 6.8~8.0 사이로 인체와는 다소 차이가 있어 시술시 통증을 심하게 느낄 수 있다. 고체 입자이므로 두꺼운 주사 바늘을 사용하고 멍이 들거나 혈관이나 근육 신경 등의 손상도 있을 수 있다.

시술 후에는 감염에 주의해야 하고 부작용이 생길 경우 수술을 통해 제거해야 한다. 지속 기간이 1년 6개월~2년으로 비교적 길며 나이가 많은 사람의 경우 레스틸렌보다 더 확실한 효과를 얻을 수 있는 필러다.

2. 매트리덱스

매트리덱스(Matridex)는 히알루론산과 덱스트라노미어(Dextranomere)의 혼합물로 필러 중 가장 많은 히알루론산(50mg)을 함유하고 있다. 덱스트라노미어는 피부의 주요 구성요소인 콜라겐 생성을 촉진하여 피부에 볼륨감을 주고 주름을 펴 주는 성분이다. 두 성분 모두 생체 구성 물질로 인체에 흡수되어도 부작용이 없다.

팔자 주름, 입가 주름 등의 굵은 주름 개선과 입술 윤곽선 성형, 입술 확대, 여드름 자국 제거 등에 사용된다. 코끝 성형에도 사용하는데 최근 유행하는 버선코 모양을 만드는 데 특히 효과적이다. 지속 기간은 18~24개월 정도로 기존 필러에 비해 길다.

3. 아쿠아미드

2.5%의 폴리아크릴아마이드겔(PAAG) 성분과 97.5%의 물로 이루어진 필러 성분이다. 점성과 탄력성, 신축성을 가진 물이 주성분이어서 주변 근육의 움직임이나 미세한 피부의 움직임에도 필러가 자연스럽게 순응한다는 것이 장점이다.

정형외과에서 뼈와 뼈를 붙이는 뼈 시멘트의 원료로 50년간 사용되어 왔고, 안과, 신경외과 등의 영역에서도 사용되면서 인체 합성에 문제 없음이 입증된 물질이다. 아쿠아미드(Aquamid)를 피부 내에 주입할 경우 주입된 겔 주위로 얇은 피막이 형성되므로 필러 종류 중 지속 기간이 가장 길다.

⊕ 필러 시술에 성공하려면 어떻게 해야 할까?

1. 숙련된 전문의를 만나야 한다 숙련된 전문의란 좋은 학교를 나왔거나 상담을 잘해 주는 의사를 말하는 게 아니다. 사실 의사들은 학교에서 필러 시술을 따로 배우지 않는다. 각종 레이저 학회, 필러 학회, 제약 회사 등에서 기본적인 트레이닝을 받은 후 연습과 실습을 통해 경험을 쌓으면서 배우는 것이라고 한다. 따라서 주사의 깊이나 위치 조절을 정확하고 노련하게 조절할 수 있는 의사를 만나면 그만큼 좋은 결과를 얻게 될 것이다.

2. 시술 후 약간의 관리가 필요하다 필러 시술은 숙련된 전문의의 경우 주입 시간이 보통 20~30초 정도 걸린다. 시술 후 부위가 붉어질 수도 있는데 이는 2~3일 내에 사라지며 멍이 생겼을 경우에는 1~2주 안으로 치유된다. 가벼운 비누 세안과 화장은 6시간 정도 후에 가능하고 시술 후 강한 열이나 추위에 노출되지 않도록 주의해야 한다. 필러로 효과를 볼 수 있는 부위는 주로 미간이나 코 옆 주름과 같은 두꺼운 주름이다. 눈가나 눈밑처럼 피부가 얇은 부위는 시술 후 울퉁불퉁해질 수 있으니 주의해야 한다.

3. 필러의 성분을 체크해야 한다 '싼 게 비지떡'이라는 말이 여기에 해당된다. 최근 필러 시술이 각광을 받으면서 피부관리실이나 미용실 등을 통한 불법 시술 역시 암암리에 이뤄지고 있다. 또한 같은 병원이라고 해도 어떤 제품을 사용하느냐에 따라 안전성과 효과가 달라진다는 점도 알아야 한다.

가령 히알루론산의 함유량이 어느 정도인지, 수입한 장소가 어디인지에 따라 원래의 가격과 차이가 많이 나고 시술 결과도 차이 날 수 있다. 원가가 비싼 유럽이나 미국 대신 중국산이나 공업용 콜라겐, 파라핀 등을 사용하면 저렴한 가격에 수술을 할 수 있지만 부작용에 대해서는 아무도 책임져 주지 않으니 신중하게 결정하는 것이 좋다.

Petit - 3

지방의 알뜰한 재활용, 미세 지방 이식

"넘치는 지방을 부족한 부위로 옮긴다고요?"

2004년이었던 것 같다. 한 성형외과를 찾아 몸매 성형에 대한 인터뷰를 진행하던 나는 귀가 솔깃할 정도로 매력적인 시술을 소개받은 적이 있다. 운동을 해 본 사람은 알겠지만 다른 부위에 비해 엉덩이는 그 효과를 보기가 몇 배나 더 힘들다. 타고난 다리 길이와 엉덩이 모양이 있으니 웨이트 트레이닝과 고난이도의 스트레칭, 특정 요가 자세를 반복하지 않으면 힙 업 효과를 얻기 어렵다. 허벅지도 마찬가지. 당시 운동에 빠져 있던 나는 허벅지 살을 빼기 위해 1시간의 러닝과 또 1시간의 웨이트 트레이닝, 30분간의 스트레칭을 규칙적으로 하고 있었다. 결국 허리 라인이나 배는 탄탄해지고 팔과 전체적인 다리 라인도 슬림해지는 효과를 얻었다. 하지만 허벅지 안쪽과 바깥쪽 살은 아무리 해도 원하는 만큼 살이 빠지지 않았다.

"30분 정도면 허벅지에 있는 지방을 흡입해 가슴이나 엉덩이 위쪽에 주입할 수 있어요."

아니, 이게 웬 마법 같은 이야기란 말인가! 1년 해도 안 되는 일이 단 30분 만에 가능하다니. 자가지방 주입 또는 미세 지방 주입으로 불리는 미세 지방 이식은 쉽게 말하면 불필요한 지방을 추출해 필요한 부위에 다시 주입하는 것을 말한다. 이른바 균등 분배. 내 몸의 지방을 다른 부위로 균등하게 분배해 주는 아주 고마운 시술인 것.

선천적으로 탄력이 부족하거나 노화가 진행되면서 생기를 잃은 피부에 자신의 배나 허벅지 또는 엉덩이 등에서 채취한 지방을 이식, 탄력 있고 볼륨 있는 라인을 만들 수 있다. 주로 얼굴살이 없어 날카로워 보이는 인상을 부드럽게 바꾸고 싶거나 팔자 주름을 비롯한 각종 주름이 있는 부위에 주입하여 어려 보이는 동안 효과를 얻기를 원하는 경우, 그리고 볼륨 있으면서 자연스러운 가슴과 엉덩이를 원하는 사람들에게 각광받고 있는 시술이다. 이때 지방은 주로 아랫배, 옆구리, 허벅지 등에서 채취하며 등이나 종아리는 섬유조직이 많아 적당하지 않다.

하지만 지방이 많지 않은 보통 체형이라면 몸무게에 큰 차이가 날 만큼 많은 양의 지방을 채취할 수는 없다고 한다. 또한 채취량에 한계가 있으므로 지방을 뽑은 부위가 갑자기 날씬해지는 마술은 일어나지 않는다고 한다. 그러니 볼륨을 만드는 데 만족해야 하며 단순히 체중 감량이 목적이라면 지방 흡입 시술을 받는 것이 좋다.

미세 지방 이식의 장점은 무엇보다 자가지방 이식이므로 이물반응이나 부작용이 거의 없고 한 번 채취한 지방으로 재차 이식이 가능해 활용도가 높고 간편한 데 있다. 또한 수술 흉터가 거의 없으며 필요 없는 지방을 제거할 수 있어 일석이조의 효과를 얻을 수 있다. 다만 얼굴에 이식할 경우에는 혈관과 신경 때문에 좀더 세심한 주의가 필요하다. 1~2cc의 양으로도 결과에 큰 차이를 보일 수 있기 때문에 시술을 받고 싶다면 반드시 정확한 해부학적 지식과 경험을 갖춘 전문의를 찾는 것이 중요하다.

단점은 이식한 지방의 생착률에 대한 부분이다. 우리 몸의 특성상 지방을 다른 부위에 의식하면 평균 약 20~30% 정도가 체내로 흡수된다. 개인의 체질이나 주입한 부위에 따라 적게는 10% 많게는 50% 가까이 흡수되기도 한다. 따라서 시술 1~2개월 후 필요에 따라 냉동 보관해 둔 자신의 지방으로 추가 시술을 받기도 하는데 이런 식으로 2~3회 정도 보정해 주면 효과를 지속시킬 수 있다.

하지만 보형물과 달리 영구적인 것이 아니라 6개월에서 1년 정도 지나면 다시 지방 이식 시술을 받아야 하므로 시술 전 비용이나 기간에 따른 효율 등을 잘 고려해 봐야 한다. 미세 지방 이식은 부작용이 거의 없지만 체질에 따라 지방을 이식한 부위가 단단해지거나 염증이 생길 수 있다. 하지만 간단한 치료 및 관리로 개선이 가능하므로 크게 걱정할 필요는 없다.

수술시간	부위에 따라 1~2시간 내외	일상생활	바로 가능
마취방법	부분마취 또는 수면마취	입원치료	불필요

수술 방법 이식할 부위를 정해 펜으로 표시한 후 수면마취를 한 상태에서 가느다란 관이 달린 주사기로 배나 허벅지 등에서 지방을 채취한다. 흡입한 지방은 원심분리기를 이용, 순수 지방으로 정제한 후 미리 표시해 둔 부위에 주입한다. 순수 지방을 주입해야 시술 후 효과가 오래 지속될 수 있다. 부분마취로 진행할 경우에는 약간의 통증을 유발할 수도 있다.

수술 후 관리 시술 후 3일 정도 부기가 있을 수 있어 경과에 따라 냉찜질을 해주면 좋다. 멍이 생길 수도 있는데 이는 자연스럽게 없어지며 염증 예방을 위해 항생제를 3~5일 정도 먹어야 한다. 세안과 화장 등의 일상생활은 시술 후 5~7일가량 지나서부터 가능하다. 술과 담배는 가능한 피하는 것이 좋고 지방이 어느 정도 몸에 생착될 수 있도록 3주 동안은 이식한 부위를 문지르지 않도록 해야 한다. 또한 1~2개월 동안은 충분한 칼로리를 섭취하여 이식한 지방 세포가 건강하게 살아남도록 돕는다.

부위에 따른 시술 효과

1. 주름

입가, 미간, 이마, 눈가의 주름을 자연스럽게 제거할 수 있다. 팔자 주름의 경우 안면 근육의 움직임이 많은 부위라 이식한 지방의 흡수율이 가장 높지만 보형물 삽입이 꺼려지는 경우 시술한다. 시술 후 얼굴이 좀더 입체적으로 변하므로 지방을 주입해도 오히려 얼굴이 작아 보이는 효과를 얻을 수 있다. 관자놀이 이식의 경우 꺼진 관자놀이가 올라와 얼굴 윗부분이 돋보이게 되어 얼굴이 전체적으로 작아 보이며 처진 눈썹과 눈꼬리가 올라가는 효과도 노릴 수 있다.

2. 이마 및 볼

좁은 이마는 넓게, 울퉁불퉁한 이마는 자연스럽게 메워 인상을 부드럽게 바꾸는 이마 교정은 코 라인과 자연스럽게 연결되어 이목구비가 뚜렷해 보이는 효과까지 얻을 수 있는 시술이다. 볼륨을 좀더 원할 경우에는 추가 시술도 가능하다. 볼의 경우 동안 얼굴을 만드는 가장 중요한 부위로, 원래 얼굴살이 없어 볼이 빈약하거나 나이가 들면서 볼살이 줄어든 경우 볼에 지방을 주입하면 튀어나온 광대를 감춰 주는 동시에 볼 주변 주름을 개선할 수 있다. 코 옆 그림자 부분 혹은 귀 앞에서 볼 쪽으로 주입한다.

3. 콧등

자가지방 이식으로 코를 세우는 것은 연골이나 귓볼 등을 통한 융기술보다 자연스럽고 부작용이 없으며 회복도 빠른 방법이다. 하지만 코는 볼이나 이마 등 다른 부위에 비해 지방의 생착률이 떨어지는 편이다. 30~50% 정도가 흡수되고 나머지가 남아 효과를 유지하게 되므로 콧등의 높이를 원하는 만큼 높이기 위해서는 추가 시술이 필요하다. 추가 시술을 받을수록 점차 누적이 되어 더 높일 수 있기 때문이다. 하지만 콧대를 자연스럽게 살짝만 높일 때 가능한 방법으로, 콧대가 낮아 많이 올리고 싶을 때나 코의 모양을 바꾸고 싶을 때는 한계가 있으므로 다른 시술을 고려하는 것이 좋다.

4. 눈

다크서클, 눈밑 애교살, 눈꺼풀 등 다양한 부위에 시술이 가능하다. 눈꺼풀이 심하게 꺼진 경우 나이가 훨씬 들어 보이고, 자칫 시야를 가릴 수 있으므로 자가지방 이식이 효과적이다. 특히 위쪽 눈꺼풀의 경우 지방을 이식하면 안구와 피부 사이에 완충 작용을 해줘 눈이 뻑뻑하고 피곤한 증상을 완화시켜 준다.

다크서클은 눈밑의 안와지방이라고 부르는 일종의 지방층이 처져 깊게 골이 파여 그늘진 것인데 이런 경우는 지방을 제거하거나 지방을 이동, 재배치하면 교정이 가능하다. 눈밑 애교살에는 알로덤이나 레스틸렌을 사용하기도 하지만 자가지방을 이용하는 시술이 비교적 안전하며 부작용이 적다.

5. 손등

얼굴은 나이보다 어려 보일 수 있지만 손은 그 사람의 나이를 알려 준다고 한다. 손이 원래 마른 편이거나 노화로 인해 손등의 피부가 쭈글쭈글하고 늘어졌다면 자가지방 이식으로 매끈하고 탄력 있는 손을 만들 수 있다. 시술에 걸리는 시간은 약 1시간가량. 시술 후 통증이 거의 없고 1주일 정도 지나면 이식한 지방이 어느 정도 자리를 잡는다. 이때까지는 문지르지 않는 것이 좋고 흡연은 이식된 지방의 생착률을 낮추기 때문에 1개월가량 피한다.

시술 직후 손등 부분을 테이핑하는데 이는 2~3일 후 제거하면 되고 제거 후부터는 씻는 것도 가능하다. 최종 결과가 나오기까지는 3개월가량 걸린다. 추가 시술을 하고 싶다면 이식이 안정되는 3개월 이후에 하는 것이 좋다.

6. 가슴

자가지방 이식을 통한 가슴 확대는 보형물 삽입이 두렵거나 자연스러운 모양과 크기를 선호할 경우 적합하다. 출혈, 염증, 이물반응, 보형물 파손 등의 부작용이 거의 없고 비교적 안전하지만 100~150cc 정도의 확대만 가능하므로 200cc 이상의 확대를 원할 경우에는 보형물을 활용하는 것이 좋다.

150cc 정도의 확대를 원한다면 한쪽 가슴 당 250~300cc 정도의 정제된 순수 지방이 필요한데 이를 위해서는 1,500~2,000cc 정도의 많은 양을 채취해야 한다. 주로 복부와 허벅지에서 채취하므로 체형에 자신이 없는 경우 만족도가 크지만, 반면 이식 부위에 석화가 생길 수 있다는 것이 단점이다. 유방암 검사 시 암 세포와 혼동될 수 있으므로 전문의와 충분히 상담한 후 시술받도록 한다.

7. 엉덩이

엉덩이 아랫부분에 살이 많아 엉덩이가 처진 경우 다리가 실제보다 짧아 보일 수 있는데 이런 경우 아래쪽 지방을 채취, 위쪽으로 400~600cc 정도 옮겨 준다. 복부나 허리, 허벅지 등의 지방 축적이 많아 몸매가 흐트러진 경우 지방 이식으로 교정하는 것이 효과적인데 허리와 복부를 날씬하게 하면서 동시에 엉덩이의 볼륨도 높일 수 있어 다리가 길어 보이고 체형이 개선되는 효과를 얻을 수 있다.

Petit - 4

그 밖의 쁘띠 성형

점심시간을 활용해 시술을 받을 수 있을 정도로 시술 시간이 짧고 과정이 용이하다 하여 일명 '런치 타임 성형' 으로 불리는 쁘띠 성형은 일반적으로 보톡스나 필러 정도만 알려져 있다. 하지만 이 밖에도 짧은 시간 내에 놀라운 효과를 얻을 수 있는 다양한 쁘띠 성형이 있다. 앞장에 소개됐던 쌍꺼풀 수술시의 매몰법이나 비절개식 종아리 퇴축술, 고주파 사각턱 축소술이 이에 해당되며, 이번 장에서는 고주파 사각턱 축소술에 대한 자세한 설명과 함께 런치 타임 리포, 이지 리프트에 대해 알아보자.

깎지 않고도 갸름하게 고주파 사각턱 축소술

네모 공주 박경림을 한가인의 역삼각형 얼굴로 변신시켜 줄 수 있는 사각턱 축소술. 물론 이목구비야 다르겠지만 얼굴형의 변화만으로도 그만큼 '미인' 의 기준에 한층 가까워질 수 있다는 얘기다. 인터넷을 달구었던 개그우먼 겸 가수

김미려의 사각턱은 교정 후 훨씬 부드러워졌다.

얼굴형을 결정짓는 가장 중요한 부분은 광대뼈와 턱이다. 딱딱한 음식을 많이 먹는 사람의 경우 사각턱이 원래 발달했다면 턱 근육인 저작근도 함께 발달하게 된다. 이 경우 저작근을 일부 퇴축시키면 튀어나온 턱 근육을 줄여 부드러운 얼굴선을 만들 수 있다.

칼을 대지 않고 저작근을 퇴축시키는 방법은 보톡스와 고주파 사각턱 축소술, 이렇게 두 가지다. 보톡스는 주사만으로 해결되는 간편한 시술이기는 하지만 보통 6개월마다 반복 시술해 줘야 효과를 유지할 수 있다. 반면 고주파를 이용해 저작근의 세포를 파괴하여 그 숫자를 줄이는 방법으로 퇴축시키는 고주파 사각턱 축소술은 1회 시술만으로도 턱선이 갸름해지는 효과를 얻을 수 있다.

근육 세포의 수는 파괴되어 없어지면 회복이 불가능하기 때문에 효과는 반영구적이라고 볼 수 있다. 또한 시술 후 부기가 적어 일상생활로 바로 복귀가 가능하므로 시술에 대한 부담이 적다. 개인의 체질이나 피부 특성에 따라 수술 후 1~2주 정도 부기가 있을 수 있다. 3~6주 후부터는 살이 빠졌다는 느낌과 함께 아래턱이 갸름해진 것을 확인할 수 있다.

수술시간	약 30분 가량	일상생활	바로 가능
마취방법	부분마취	입원치료	불필요

수술 방법 초음파로 근육의 크기를 측정한 후 시술에 필요한 고주파 에너지의 양을 계산한다. 입 안을 소독하고 부분마취 후 약 10분가량 특수 제작된 고주파 바늘을 이용해 근육을 퇴축시킨다.

수술 후 관리 입 안 위생에 주의하고 수술 후 약 1주일 동안 술, 담배 등을 피하면 합병증 없이 빠른 시간 내에 좋은 결과를 얻을 수 있다.

점심시간을 이용해 간단히 런치 타임 리포

필러가 모자란 부분을 채워 주는 것이라면 런치 타임 리포는 반대로 늘어진 살을 빼내 탄력 있게 올려 주는 시술이다. 모 브랜드의 마케팅 디렉터로 근무하는 한 친구는 회사 눈치 보며 어렵게 휴가를 내지 않아도 고민을 해결할 수 있다며 좋아했다. 35살의 그녀는 나이가 들면서 늘어진 턱살이 문제였다. 그래서 성형외과를 찾아 스마트 리포를 받기로 했고 나는 〈섹스 앤 더 시티〉의 캐리가 미란다의 라식 수술 1일 보호자를 자청했던 것처럼 그녀의 시술 친구가 되어 주기로 했다. 그녀가 선택한 스마트 리포는 외국 출장시 현지 PR 매니저가 유행하는 최신 시술이라며 추천했다는데 국내에도 도입되었다는 소식을 듣고 병원을 찾은 것이다.

스마트 리포는 점심시간에 간단히 지방을 제거한다는 뜻의 '런치 타임 리포'(Lunch Time Lipo) 시술법 중 하나로, 미국에서는 꽤 대중화된 시술이며 라스베이거스에서는 카지노를 즐기러 온 관광객들 사이에 유행처럼 번지고 있다고 한다. 스마트 리포는 보톡스와 마찬가지로 짧은 시간 안에 시술받을 수 있고 수술한 티가 거의 나지 않으며 운동이나 다이어트로 빼기 어려운 비만 부위를 해결할 수 있다는 점에서 '똑똑한(스마트) 지방 제거술'이란 명칭이 붙여졌다.

피하에 가느다란 광섬유를 삽입하여 이를 통해 지방에 레이저를 직접 쏘아 지방을 녹이는 방법이다. 지방을 흡입하지 않는 대신 인체의 대사 작용을 통해 자연적으로 배출할 수 있도록 하는 것이 특징이다. 여성들의 최대 고민 부위인 굵은 팔뚝, 허벅지뿐 아니라 면적이 좁은 이중턱이나 볼 등에도 시술이 가능하다.

"스마트 리포를 받으러 오는 사람이 많은가요?"

나는 친구와 함께 찾아간 성형외과 원장에게 이것저것 궁금한 것을 물었다.

"아직 어떤 시술인지 정확히 아는 사람이 적어요. 1주일에 5~6명가량 받고 있죠. 스마트 리포는 인체에 무리가 없고 즉시 일상생활에 복귀할 수 있어서 남녀 불문하고 직장인들이 많이 찾아요."

"간단하고 빠르다는 거 외에 지방 흡입보다 나은 게 있을까요? 혹시 다시 지방이 붙을 가능성은 없나요?"

"지방을 흡입하거나 녹여 없애거나 효과는 마찬가지예요. 체중이 갑자기 는다거나 관리 잘못을 제외하고는 거의 영구적이라고 할 수 있죠."

"얼굴 부위에 시술하는 건 좀 위험하지 않을까요?"

"피부를 절개하는 것이 아니라 피부 아래 쌓여 있는 지방을 녹이는 시술이라 크게 위험하지 않아요. 그래서 스마트하다는 거죠."

스마트 리포 외에 또 다른 런치 타임 리포로 이지 리포가 있다. 스마트 리포보다 더 쉽게 지방을 제거한다고 해서 붙여진 이름이다. 이지 리포는 지방용해제를 투여하여 지방이 더 잘 녹게 만든 후 주사기로 흡입해 내는 시술인데, 지방용해제에 마취 성분이 들어 있어 따로 마취를 받을 필요가 없다.

일반적으로 지방 흡입 시술 시 마취와 회복을 위해 3~4시간 이상 병원에 머물러야 한다. 또한 통증이 심해 바로 일상생활에 복귀하기 어렵다. 이지 리포는 마취 시간을 줄여 더욱 빠르고 간편하게 지방 제거를 할 수 있다는 점에서 효과적이다.

"마취 시간이 짧다는 거 외에 스마트 리포와 또 다른 점은 없나요?"

"있어요. 스마트 리포가 한 달 동안 지방이 서서히 배출되기를 기다려야 한다면 이지 리포는 시술 즉시 지방이 제거된 것을 확인할 수 있습니다. 이지 리포는 시술 면적이 좁은 부위의 지방을 제거하기 위해 기존의 지방 흡입술을 아주 단순화한 것이라고 보면 돼요."

정리하면 스마트 리포와 이지 리포는 부분 비만과 노화로 늘어진 부위의 탄력 및 쉐이핑 문제를 해결해 주는 고마운 시술이다. 얼굴선이 점점 무너져 내리는 경우, 배와 엉덩이 부위가 점점 내려앉는 경우, 허벅지나 팔 라인이 점점 흐트러지는 경우 이들 시술을 통해 효과적으로 끌어올릴 수 있다는 것. 물론 전체적인 비만의 경우에는 지방 흡입이 가장 확실하다.

1. 스마트 리포

외부에서 레이저나 초음파를 발사해 지방을 녹이는 기존의 방법과 달리 스마트 리포(Smart-Lipo)는 아예 피부 밑 지방층에 직경 1mm의 미세한 관을 집어 넣은 후 레이저를 발사, 지방 세포를 녹여 내는 시술이다. 시술 시 피부 밑으로 불빛이 보여 진행 과정을 확인할 수 있기 때문에 잘못해서 피부가 울퉁불퉁하게 될 염려가 적고 섬세한 적업이 가능하다. 또한 피부 진피층에 자극을 주어 콜라겐 생성을 유도하기 때문에 피부 탄력이 높아지는 효과도 기대할 수 있다.

턱, 볼, 팔, 등, 종아리, 발목의 군살 제거에 효과적이며 복부 전체 비만과 같은 넓은 부위의 지방 흡입에는 적절치 않다. 일반적으로 1회 시술을 원칙으로 하지만 정도에 따라 2~3회 시술을 하기도 한다. 시술 후 1주일 정도가 지나면 파괴된 지방 세포가 체내로 흡수, 림프관을 통해 배출되면서 서서히 효과가 나타난다. 1개월 후 눈에 띄게 크기가 줄어드는 것을 확인할 수 있으며 2~3개월에 걸쳐 지속적으로 감소한다.

수술시간	약 20~30분 (부위에 따라 차이 있음)	일상생활	바로 가능
마취방법	부분마취	입원치료	불필요

수술 후 관리 시술 후 살이 붙게 되면 효과가 감소할 수 있으므로 관리에 신경 쓰는 것이 중요하며, 탄력 있는 밴드를 착용하고 4~5주 동안 심한 마사지는 피하는 것이 좋다.

2. 이지 리포

이지 리포(Easy-Lipo)는 레이저 지방 흡입술에 기존의 지방 흡입술을 결합한 방법으로, 스마트 리포의 경우 녹은 지방이 몸 밖으로 잘 배출되지 않거나 시술 후 체중이 늘어나면 효과를 보지 못하는 단점을 보완한 것이다. 지방용해제를 주사하고 외부에서 레이저를 쏘아 지방을 녹인 후 바로 그 자리에서 주사기를 통해 바깥으로 빼낸다. 주로 팔, 아랫배, 다리 부위에 시술하는 경우가 많으며 시술 즉시 효과를 눈으로 확인할 수 있어 좋다.

시술 초기에 시술 부위가 붓거나 딱딱해지는 과정을 거쳐 1개월 후에는 약 80% 정도 효과가 나타나며 3개월이 지나면 효과가 극대화된다. 이 방법 역시 레이저를 이용해 피부를 자극하므로 피부 탄력이 회복되는 효과도 기대할 수 있다.

수술시간	부위에 따라 약 30~70분	일상생활	바로 가능
마취방법	부분마취	입원치료	불필요

수술 후 관리 시술 다음날 저녁부터 붕대를 풀게 되며 시술 부위에 방수 밴드를 붙이면 샤워도 가능하다. 시술 후 10일 정도가 지나면 다른 부위의 시술이 가능하며 2주 정도는 몸

에 밀착되는 탄력 속옷을 입는 것이 좋다.

간편하면서도 오래 가는 리프팅 이지 리프트

일반적으로 리프팅이라고 하면 나이든 사람들이 받는 주름 제거 시술로 생각하는 경우가 많다. 하지만 최근에는 나이에 상관없이 갸름한 턱선을 만들기 위해 리프팅 시술을 받는 경우가 많다고 한다. V라인 얼굴이 인기를 얻으면서 사각턱, 주걱턱, 무턱 교정 등의 안면 윤곽 수술의 인기가 치솟고 있는데, 이와 달리 간단한 시술로 팔자 주름을 없애고 늘어진 턱선을 당겨 주는 리프팅 시술이 다양한 방법으로 선보이고 있다.

먼저 미국에서 소개된 이지 리프트는 특수실을 피하층에 넣어 처진 뺨과 눈썹을 올리고 주름을 펴는 시술법이다. 시술 부위를 칼로 1cm 정도 절개한 뒤 실을 넣어 여러 근육층과 깊은 골막을 연결해 고정시키고 꿰매는 방식이다.

이지 리프트는 몇 년 전 국내에도 소개되어 수많은 시술이 이루어졌고 획기적인 방법으로 언론의 주목은 물론, 병원에서도 큰 인기를 모은 시술법이다. 최근에는 강력한 고주파로 피부 진피층의 깊은 주름을 완화시키고 늘어진 피부를 리프팅시켜 주는 아토스 레이저와 피부에 안전한 실을 삽입하여 처진 피부를 끌어올려 주는 이지 리프트를 접목시킨 아토스 이지 리프트가 새로운 방법으로 떠올랐다.

또한 사각형으로 실을 고정시켜 더욱 강력한 고정점을 확보하는 미라클 리프트는 폴리프로필렌이 주성분인 특수실을 사용, 톱니바퀴 같은 미세한 날이 피부를 잡아 줘 피부가 밑으로 처지지 않게 하는 방법이다. 실을 넣을 구멍만 있으면 되기 때문에 부분마취를 통해 시술한다.

매직 리프트는 돌기를 가진 실을 이용한 주름 제거법으로 피부 가운데 실을 고정하여 양쪽의 피부를 당겨 주는 원리를 이용하는 리프팅 수술법. 양 끝에 실을 고정하여 피부를 당겨 주는 이지 리프트와 방법은 비슷하지만 실을 어떻게 고정시키느냐의 차이가 있다.

이지 리프트에 사용되는 실은 식약청의 허가를 받은 실을 사용한다. 이 실에 의해 피부 자체의 탄력을 회복시켜 주는 근본적인 케어 효과까지 볼 수 있다고 한다. 피부의 탄력은 피부 속 탄력 섬유의 재생력과도 관계가 있는데, 이지 리프트는 피부 자체의 탄력을 회복시켜 근본적인 치료까지 가능하게 하는 방법이다. 실제로 이지 리프트로 시술한 환자의 임상 사례에서 실 주위에 새로운 콜라겐이 생겨난 것이 발견되었다고 한다. 이는 시술에 이용된 실의 돌기가 피부 속 탄력 세포를 자극해 콜라겐의 생성을 촉진시키는 효과를 내기 때문이다. 따라서 시술 후 피부의 재생 능력까지 상승하는 일석이조의 효과를 얻을 수 있다.

수술시간	30~60분 내외	일상생활	바로 가능
마취방법	부분마취	입원치료	불필요

수술 방법 시술 시 피부를 절개할 필요가 없으며 주름 부위에 6~10가닥의 특수실을 삽입해 끌어올린 후 움직이지 않도록 단단하게 고정시킨다. 절개를 하지 않으므로 시술 후 바로 일상생활이 가능하다. 시술 시 원하는 정도에 따라 당김을 조절할 수 있으며 약간의 부기가 있을 수 있다. 시술 직후 어느 정도 효과를 확인할 수 있다.

수술 후 관리 시술 직후 일상생활이 가능하지만 1개월 정도는 얼굴에 자극이 되는 운동을 피하는 것이 좋다. 화장은 3주 정도 후부터 하는 것이 좋다.

[*Petit - 5*]

집에서도 간편하게? 바르는 성형 화장품

화장품이 성형을 대신한다? 보톡스, 필러 등의 보편화와 함께 고가의 시술을 집에서도 간편하고 빠르게 누려 보고자 하는 소비 심리를 반영한 새로운 개념의 기능성 화장품이 선보이고 있다. 기능성 화장품은 예전부터 존재해 왔지만 최근 출시되는 기능성 제품들을 살펴보면 말 그대로 '최첨단 기술' 로 무장했다고 할 수 있을 정도다. 제조 기술의 발달과 '쌩얼' 열풍으로 인해 등장한 새로운 '고기능성 화장품' 들은 칼을 대지 않고도 쁘띠 성형의 효과를 낸다고 하여 일명 '성형 화장품' 이라 불리기도 한다.

예전의 기능성 화장품이 노화 방지, 주름 개선에 국한되었다면 현재의 기능성 화장품은 안티에이징은 물론이요, 주름 제거, 얼굴선 수정, 몸매 보정 등의 기능까지 아우르며 더욱 세세하고 다양해졌다는 것이 특징이다.

하지만 성형 화장품에는 어느 정도 한계가 있다. 병원에서 수술을 받은 만큼 즉각적인 효과를 기대하기는 어렵고 오랫동안 꾸준히 사용해야 효과를 얻을 수 있다. 또한 피부 깊숙이 접근할 수는 없다는 점에서 기대치에 크게 미치지 못할 수도 있다. 하지만 이러한 한계를 감안하고 받아들인다면 수술로 인한 부작용과 후유증에 대한 부담감 없이 성형에 접근할 수 있는 또 하나의 방법이 될 수 있을 것이다.

성형 화장품, 어떤 것이 있을까?

그렇다면 성형 화장품에는 어떤 것들이 있을까? 최근까지 선보인 성형 화장품 중 큰 인기를 모으고 있는 머스트 해브 아이템 10가지를 소개한다.

1. 갸름한 V라인을 만들고 싶다면?

클라란스, 쉐이핑 훼이셜 리프트 에센스 V라인 열풍을 타고 백화점에서 하루 판매량 600개 이상을 기록할 정도로 큰 인기를 얻고 있는 제품이다. 카페인 성분이 피부의 부기를 완화하고 탄력을 주어 얼굴을 작아 보이게 한다. 클라란스에서 제안하는 오토 리프팅 마사지를 동반하면 갸름한 얼굴선을 만들 수 있다.

2. 얼굴의 볼륨을 살리고 싶다면?

르비브, 인텐시테 볼류마이징 세럼 KGF(Keratinocyte Growth Factor) 성분이 얼굴의 볼륨이 손실되는 것을 막아 주며 집중적으로 피부 세포의 재생 속도를 8배 빠르게 촉진시켜 준다. 또한 브라이트닝 복합체가 여드름 자국과 피부 잡티를 완화시켜 준다. 또한 강력한 항산화 시스템이 매연, 스트레스, 자외선 등의 유해 환경으로부터 피부를 보호해 주는 복합 기능의 세럼이다.

3. 크림으로 보톡스를 대신하려면?

스트라이벡틴, SD 크림 처음 튼살 제거용으로 개발되었다가 일부 사람들이 얼굴에도 사용해 효과를 봄으로써 피부 주름 개선 능력이 입증되었다. 브랜드의 유명세 없이 제품의 효능만으로 주목 받은 스트라이벡틴 SD 크림은 할리우드 스타들도 즐겨 사용하는 것으로 유명하다. 올리고펩타이드 성분이 얼굴 주름 및 튼살을 감소시키며 다크서클 및 홍조 현상도 개선해 주는 고농축 크림이다.

4. 피부과에서 구입할 만한 성형 화장품은?

라로슈포제, 리더믹 95% 정제된 마데카소사이트 성분이 콜라겐 합성을 촉진하고 피부 진피의 깊은 주름을 개선해 주며, 5% 정제된 순수 비타민 C 성분이 피부에 탄력을 주는 단백질인 엘라스틴을 보호, 피부 지지력을 강화하고 재생을 촉진한다. 또한 히알루론산이 함유되어 있어 피부 내 수분 밸런스를 유지하는 데도 도움이 된다. 컨투어링 효과가 있어 얼굴선을 탄력 있게 마무리해 준다.

5. 한 번의 터치로 간편하게 주름을 관리하고 싶다면?

엘리자베스아덴, 세라마이드 플럼 퍼펙트 타겟티드 라인 컨센트레이트 알저린 성분과 해조류에서 추출한 탈라신 성분이 표정 주름의 생성을 2중으로 막아준다. 또한 페파타이트와 플루란이라는 해조류 추출물이 피부를 팽팽하게 당겨주어 모두 3중으로 깊은 표정 주름과 미세 주름의 감소를 돕는다. 특정 부위에 집중적으로 사용하는 스팟 트리트먼트 제품으로 표정 주름을 따라 정확히 바를 수 있도록 펜 모양으로 고안된 패키지가 눈에 띄는 제품이다.

6. 집에서 IPL 관리를 받고 싶다면?

아이오페, 리뉴잉 아이디얼 퍼펙트 루미너스 이펙터 레이저 피부 시술의 일종인 IPL(Intense Pulsed Light)은 여러 파장의 빛을 이용하여 각각의 피부층에 도달, 각기 존재하는 다양한 피부 질환을 치료하는 시술이다. IPL을 연상시키는 재치 있는 네이밍을 활용한 아이오페 리뉴잉 아이디얼 퍼펙트 루미너스 이펙터는 잡티, 주름 등이 존재하는 피부 각 층에 각각의 유효 성분을 작용시켜 복합적인 피부 고민을 해결해 준다. 첨단 '스마트 레이어 시스템'(Smart Layer System)으로 IPL의 원리를 화장품에 재현시켰다.

7. 노화가 두려운 35세 이상 여성들을 위한 화장품

랑콤, 레네르지 모포리프트 레어 TM 라인 성형 수술 기법 중 처진 피부를 끌어올려 고정시키고 위치를 다시 잡는 리포지셔닝 원리를 응용한 제품이다. 올리고펩타이드 성분이 콜라겐 고정력을 강화시켜 피부 탄력과 주름을 개선하고, 얼굴선을 매끄럽게 가꿔 준다. 최신 안티에이징 테크놀로지를 이용한 화장품.

8. 콜라겐 성분으로 팽팽한 피부를 가꾸고 싶다면?

로레알, 링클 디크리스 콜라겐 필러 보스웰록스와 바이오-스피어 콜라겐 성분이 피부 속에서 작용해 주름 없는 팽팽한 피부로 가꿔 준다. 특히 피부 수축과 이완 작용으로 생기기 쉬운 자국, 표정 주름이 잡히는 입가와 이마 미간의 흔적들을 관리해 주는 제품이다.

9. 표정 주름을 커버하고 싶다면?

에스티로더, 퍼펙셔니스트 코렉팅 컨센트레이트 포 디퍼 훼이셜 라인/링클 미간과 눈가, 표정 주름부터 나이 들어 생기는 깊은 주름까지 커버해 주는 주름 케어 세럼이다. 폴리 콜라센 펩다이드가 들어 있어 피부 속 천연 콜라겐의 생성을 돕는 작용을 한다. 세럼 외에 파워 코렉팅 패치 포 아이는 눈 전용 패치 제품으로 눈가에 20분간 붙이면 눈밑과 눈꼬리 부위의 주름이 줄어들도록 도와준다.

Special Advice 1

성형 수술에 관한 99가지 궁금증

개인에 어울리는 쌍꺼풀 라인은 어떻게 결정하는 걸까? 매몰법의 경우 수술 후 잘 풀린다고 하던데 괜찮을까? 이미 쌍꺼풀이 있는 경우에도 쌍꺼풀 성형이 가능할까? 비염이나 축농증의 경우에도 코 성형이 가능할까? 코 수술 후 안경은 언제쯤부터 쓸 수 있을까? 턱 수술을 하고 나면 발음이 이상해질 수 있다는데 정말일까? 유방 확대를 하면 수유에 지장이 생길 수 있을까? 지방 흡입 후 요요현상이 나타날 수 있을까? 지금 이 순간 성형을 계획 중인 당신에게 꼬리에 꼬리를 물고 생겨나는 궁금증. 성형에 대한 99가지 해답을 들어보자.

※ 시술 명칭은 병원에 따라 차이가 있을 수 있습니다. 개인의 상태에 따라 다를 수 있으므로 직접적인 상담을 통해 결정하는 것이 좋습니다.

Q1 개인에게 어울리는 쌍꺼풀 라인은 어떻게 결정하게 되나요? 일반적으로 먼저 환자의 의견을 들어 본 후 객관적인 진찰 소견을 제시합니다. 그리고 기구를 이용하여 직접 쌍꺼풀 라인을 만들어 보며 눈으로 확인하게 됩니다. 충분한 상담과 시뮬레이션을 통해 환자에게 잘 어울리고 만족도를 높일 수 있는 적합한 라인을 찾는 것이 중요합니다.

Q2 매몰법으로 쌍꺼풀 성형을 했는데 현재 많이 풀려 라인이 희미한 상태입니다. 재수술도 매몰법으로 할 수 있나요? 쌍꺼풀 재수술의 경우 현재 쌍꺼풀 라인의 형태와 크기, 흉터의 여부와 조직 유착의 정도, 눈꺼풀의 처진 정도, 속눈썹의 방향, 몽고주름의 유무 등의 여러 가지 요소에 따라 결과에 차이가 있을 수 있습니다. 재수술은 매몰법으로도 가능하지만 먼저의 라인을 없애는 교정 시술이 필요할 수도 있고 새 라인을 잡는 데 한계가 있을 수 있습니다. 대부분의 경우에는 절개법을 이용합니다.

Q3 절개법으로 쌍꺼풀 수술을 했는데 절개한 라인이 심하게 부풀어 올랐습니다. 그냥 부기와는 다른 것처럼 보이는데 이유가 무엇인가요? 절개법으로 수술을 한 후 흉터 아래가 두툼하게 부어오르는 경우가 있는데 일명 소시지 눈이라 부릅니다. 주로 수술 시 출혈을 막기 위해 전기소작(전기로 혈관을 태워 응고시키는 것)을 지나치게 한 경우 피부 밑에 있는 노폐물을 제거하는 임파관까지 손상되어 생깁니다. 수술 시간을 최소화하고 수술 조작을 간편하게 하면 이런 가능성이 절대적으로 낮아집니다.

Q4 매몰법의 경우 수술 후 잘 풀린다고 하던데 괜찮을까요? 매몰법은 시간이 지나면 풀릴 수도 있지만 완전히 풀어지는 경우는 거의 없습니다. 절개법의 경우에도 라인이 풀어지는 경우가 있으며 단지 그 비율이 매몰법보다 적은 정도입니다. 매몰법으로 풀리기 쉬운 눈 모양의 경우에는 다른 수술 방법을 권하는데, 최근에는 매몰법과 절개법의 장점을 혼용한 '부분 절개법'을 선호하고 있습니다. 이 방법은 매몰법을 통해 쌍꺼풀 라인을 만들고 부분 절개를 통해 필요 없는 지방과 근육을 제거하는 방법으로, 하나의 실로 엇갈리는 루프를 만들어 주기 때문에 수술 후 쌍꺼풀이 거의 풀리지 않습니다.

Q5 요즘에는 쌍꺼풀 없이 큰 눈이 유행이라고 합니다. 쌍꺼풀 없이 눈만 커 보이게 하려면 어떻게 해야 하나요? 앞트임이나 뒤트임으로 눈을 커 보이게 하는 방법도 있지만, 보통은 매몰법으로 라인을 낮게 잡아 속쌍꺼풀을 만들어 주면 쌍꺼풀이 두드러지지 않으면서 눈을 커 보이게 교정할 수 있습니다. 남성들이 특히 선호하는 시술이기도 합니다.

Q6 눈이 작은 건 아닌데 뭔가 답답해 보입니다. 어떤 수술이 필요할까요? 눈이 크더라도 미간이 넓은 경우 눈이 실제보다 작아 보이거나 답답해 보일 수 있습니다. 이 경우 앞트임을 통해 몽고주름을 제거하고 눈의 안쪽 부분을 노출하면 눈이 커 보이는 효과를 얻을 수 있습니다.

Q7 눈 사이가 가까우면 앞트임을 할 수 없나요? 아닙니다. 앞트임 수술을 하고 나면 눈 사이 거리가 가까워지는 것으로 알려져 있는데 실상은 그렇지 않습니다. 개인의 상태에 따라 눈 사이를 좁혀 주면서 시술하거나 눈 사이 거리를 예전과 차이 없게 두면서 시술하거나 하는 식으로 조절할 수 있기 때문입니다.

Q8 앞트임이나 쌍꺼풀 수술 후 울면 어떻게 되나요? 눈을 심하게 비비거나 누르는 등의 수술 부위에 강한 압력을 가하는 행동만 삼가면 됩니다. 눈물을 흘리는 정도로는 수술 부위에 큰 영향을 주지 않기 때문입니다. 눈이 심하게 간지럽거나 건조해서 눈물이 많이 난다면 인공누액을 넣어 주면 도움이 됩니다.

Q9 눈꺼풀에 지방이 많아 늘 눈이 부어 있는 것처럼 보입니다. 쌍꺼풀 수술을 하지 않고 지방만 제거할 수도 있나요? 대부분 쌍꺼풀 수술을 하면서 눈꺼풀 지방을 제거하게 되는데 지방을 제거하는 것만도 가능합니다. 다만 눈꺼풀 바깥쪽을 5mm 정도 절개하므로 쌍꺼풀이 없을 경우 작게 흉터가 보일 수 있습니다.

Q10 눈이 완전하게 떠지지 않아 늘 졸려 보인다는 말을 많이 듣습니다. 이런 경우에는 어떻게 해야 하나요? 선천적 혹은 후천적 원인으로 인해 윗눈꺼풀이 아래로 처져서 눈을 완전히 뜨지 못하는 상태를 '안검하수'라고 합니다. 보통 눈꺼풀 안쪽이나 쌍꺼풀 라인을 절개해 눈꺼풀을 들어 올리는 근육인 상안검거근을 팽팽하게 당겨서 묶어 주는 방식으로 교정합니다. 정도가 심할 경우에는 늘어진 안검거근을 잘라 단축시키거나 눈꺼풀을 이마 근육에 연결시켜 고정합니다. 수술 직후 눈이 덜 감기게 될 수도 있는데 시간이 지나면 서서히 회복됩니다.

Q11 쌍꺼풀이 있는 것처럼 보이기 위해 미용 풀이나 테이프를 자주 사용해 왔습니다. 이제 쌍꺼풀 수술을 하려고 하는데 문제가 될 수도 있나요? 미용 풀이나 테이프를 장기간 사용하게 되면 눈꺼풀 피부에 각질이 일어나고 진피층이 두꺼워지거나 잔주름이 생기고 피부가 늘어질 수 있습니다. 하지만 이런 정도로 상태가 심각하지 않다면 수술은 충분히 가능하므로 일단은 안심해도 됩니다.

Q12 쌍꺼풀이 이미 있는데 모양이나 크기를 바꿀 수 있나요? 인폴드를 아웃폴드로 바꾸거나 앞트임, 뒤트임 등을 통해 눈매를 교정할 수 있습니다. 쌍꺼풀 폭을 바꾸는 것도 가능합니다.

Q13 다크서클이 너무 짙어 고민입니다. 수술로 해결할 수 있나요? 다크서클이 생기는 원인은 여러 가지가 있는데 눈밑 지방이 돌출되어 있거나 아래로 처진 경우, 이러한 지방을 제거하거나 재배치함으로써 또는 레스틸렌과 같은 필러를 주입해 교정해 줄 수 있습니다. 색소 침착으로 생긴 다크서클의 경우에는 외과적 수술이 아닌 에스테틱 시술로 치료가 가능하므로 정확한 원인을 파악하는 게 중요합니다.

Q14 눈밑 주름 제거 수술 후 눈이 뒤집어질 수 있다고 하던데 사실인가요? 눈밑 주름 제거 수술은 보통 주름의 90% 정도만 교정하는 것이 원칙입니다. 다시 말해 손으로 잡아 당겨 보아 원하는 정도보다 약간 덜 교정하는 것입니다. 이 원칙만 잘 지키면 눈이 뒤집어지는 문제는 발생하지 않습니다. 나이가 많을수록 추가적인 시술을 통해 눈꺼풀이 뒤집어지지 않게 힘을 보태 주는 것이 좋습니다.

Q15 켈로이드 체질인데 쌍꺼풀 수술을 해도 될까요? 주사 자국이나 상처, 수술 후 절개 부위가 다시 결합할 때 피부가 이상 증식하여 붉고 단단하게 부풀어 오르는 증상을 '켈로이드'라고 합니다. 주로 유전인 경우가 많은데 눈과 같은 안면부에는 그다지 영향을 주지 않는 경우가 많습니다. 현재로서는 켈로이드를

완화하는 주사제가 나와 있어 수술을 하게 되더라도 증상을 어느 정도 완화시킬 수 있으나 개인마다 달라 정확히 수술을 해도 된다, 아니다 답하기는 어렵습니다.

Q16 **코 수술을 하고 나면 얼굴이 작아져 보인다던데 맞나요?** 결론부터 말하면 맞습니다. 코가 높아지면서 그것과 대비되는 턱의 길이나 광대 넓이가 상대적으로 줄어들어 보이는 시각적인 효과를 가져다주기 때문입니다. 얼굴의 실제적인 크기가 줄어들지 않아도 얼굴이 입체적으로 되면 얼굴 크기가 작아지는 것처럼 느껴지는 현상과 같은 원리입니다.

Q17 **코를 높이고 나면 눈이 몰려 보일 수도 있다던데 맞나요?** 콧대를 높이는 융비술은 직접 혹은 간접적으로 눈의 모양에 영향을 주며 이때 가장 영향을 많이 주는 부위가 바로 눈의 앞부분입니다. 코를 많이 높이게 되면 눈의 앞부분이 당겨져 몰린 듯이 보일 수 있는데, 실제로 면적이 줄어드는 물리적인 현상이라기보다는 미간 부위의 콧대가 이전보다 상대적으로 좁아지면서 일어나는 착시현상에 기인하는 것으로 시간이 지나면 어느 정도 완화됩니다.

Q18 **코 수술 시 보형물로는 어떤 것이 좋은가요?** 실리콘이나 고어텍스는 비슷한 정도의 안정성을 가지고 있습니다. 다만 물리적 특성상 실리콘은 시간이 지남에 따라 약간 단단해지는 단점이 있고, 고어텍스는 다공성 소재라 부드러운 상태를 유지하므로 자연스럽지만 고가라는 단점이 있습니다. 최근에는 실리콘에 고어텍스를 씌운 실리텍스를 사용하기도 하는데, 피부가 얇고 흰 경우에 적당한 소재입니다. 보형물은 개인의 상태에 따라 적절하게 사용하는 것이 중요합니다.

Q19 **코끝만 성형하는 것도 가능한가요?** 콧대의 높이는 좋은데 코끝이 두툼하고 뭉뚝한 경우, 또는 콧방울이 좌우로 넓거나, 코끝이 들린 들창코, 코끝이 긴 화살코의 경우 모두 코끝 성형으로 교정이 가능합니다. 코끝 성형은 단독으로 많이 행해지는 수술이며, 보통의 경우 본인의 연골을 보형물로 사용하므로 비교적 안전하고 효과적인 수술입니다. 다만 코는 길이와 높이, 폭을 가지고 있는 3차원적인 구조물이므로 개인의 상황에 따라 입체적으로 접근하는 것이 중요합니다.

Q20 **주먹코인데 어떤 수술이 가능한가요?** 벌어져 있는 비익연골을 모아 주고 필요한 경우 보형물을 일부 삽입하여 교정합니다. 주먹코의 정도가 심한 경우에는 콧방울 축소를 병행하면 더 나은 결과를 기대할 수 있습니다.

Q21 **매부리코의 경우 수술로 해결이 가능한가요?** 콧등과 코끝 사이가 돌출되면 인상이 강해 보이거나 실제보다 나이 들어 보일 수 있습니다. 이런 경우 돌출된 부위를 제거하고 보형물을 사용하여 코의 높낮이를 조절하는 방식으로 교정하게 됩니다. 또한 대부분의 매부리코는 코끝이 아래로 처져 보이므로 코끝 성형까지 병행하는 경우가 많습니다.

Q22 **코 수술 시 생길 수 있는 부작용은 무엇인가요?** 코 수술에서 가장 문제가 되는 부작용은 수술 후 생

길 수 있는 염증입니다. 이는 면역력이 크게 떨어져 있는 상태에서 병원성이 강한 세균이 침입하였을 경우 발생합니다. 따라서 수술 후 충분한 수면을 취해야 하며 규칙적인 식사와 꾸준한 사후 관리가 중요합니다.

Q23 **비염이나 축농증의 경우에도 코 성형이 가능한가요?** 코 연골의 이상으로 유발된 비염이나 심한 축농증의 경우에는 이비인후과적인 수술이 필요할 수 있으므로 전문의와의 상담을 통해 신중하게 결정해야 합니다. 알레르기성 비염의 경우에는 수술에는 문제가 없으나 수술 후 콧물이 많이 나지 않도록 주의해야 합니다.

Q24 **콧방울 축소술의 경우 흉터가 심하게 남나요?** 콧방울이 좌우로 넓을 경우 둔탁한 인상을 주게 됩니다. 이 경우 콧방울 아래쪽 피부를 쐐기 모양으로 잘라 내어 축소하는 방법으로 교정하게 되는데, 절개선이 콧방울과 볼의 경계에 남게 되므로 눈에 잘 띄지 않습니다. 밑에서 자세히 올려다 볼 경우가 아니면 거의 찾을 수 없다고 보면 됩니다. 개인에 따라 다르지만 시간이 지나면 옅어져 더욱 눈에 띄지 않게 됩니다.

Q25 **코 수술 후 부기는 언제쯤 빠지게 되나요?** 부기는 개인차가 심해 예측이 불가능하지만 통상 약 2주 후 심한 부기는 사라지며 최종적인 모습은 약 1~2개월 후 확인이 가능합니다.

Q26 **수술한 코가 마음에 들지 않습니다. 바로 재수술이 가능할까요?** 보통 보형물이 자리를 잡는 시기는 수술 후 3~4주경이며 수술 후 휘어져 보이거나 비뚤어져 보이는 경우 이 기간에 몰딩을 통해 문제를 해결할 수 있습니다. 그러나 단순히 미적인 차원에서의 재수술이라면 코의 모양이 완전히 자리를 잡은 후 결정하는 것이 좋습니다. 코 재수술은 비교적 빈도가 높은 편이고 개인의 상태에 따라 여러 가지 문제가 있을 수 있으므로 신중히 결정해야 합니다.

Q27 **코 수술 후 안경은 언제쯤 쓸 수 있나요?** 보형물이 자리를 잡는 1~2개월까지는 가급적 안경을 쓰지 않는 것이 좋습니다. 보형물이 완전히 자리를 잡은 후에는 안경을 써도 무방하나 사고로 인해 심한 충격을 주지 않도록 주의해야 합니다.

Q28 **알로덤을 코에 사용하면 흡수된다는데 맞나요?** 알로덤만을 이용할 경우에는 높은 압력으로 인해 코끝의 높이가 낮아질 수 있습니다. 하지만 코 연골 조작 등을 통해 코끝의 높이를 충분히 확보한 상태에서 알로덤을 사용하거나 부분적인 보강을 위해 알로덤을 사용할 경우에는 압력을 덜 받으므로 처음의 볼륨을 대부분 유지합니다.

Q29 **코 수술하면 손가락으로 돼지코를 만드는 게 안 된다는데 진짜예요?** 콧등뿐 아니라 코끝까지 모두 실리콘을 사용하여 수술했을 경우 실리콘의 딱딱함 때문에 코끝이 잘 들리지 않을 수 있습니다.

Q30 **작은 얼굴을 만들려면 어떤 수술을 받는 것이 좋은가요?** 뼈가 원인인 경우에는 사각턱 및 광대뼈 축소술을 택하게 되며, 턱의 근육이 발달된 경우에는 보톡스 시술이 효과적입니다. 단순히 볼이 커서 얼굴이 커 보이는 경우에는 볼의 지방을 제거하는 방법이 있습니다.

Q31 사각턱입니다. 갸름하게 하려면 어떻게 해야 하나요? 사각턱 축소술은 여러 가지 방법이 있는데, 턱뼈가 큰 경우 입 안 절개를 통해 턱뼈를 잘라 내고 돌출면을 매끈하게 갈아 주어 마무리합니다. 턱뼈와 상관없이 저작근이 두꺼워 사각턱이 된 경우에는 보톡스 시술만으로도 교정이 가능할 수 있습니다. 최근에는 여러 가지 시술을 복합적으로 병행하는 방식도 고안되어 활용되고 있습니다.

Q32 사각턱의 원인이 뼈의 문제인지 근육의 문제인지 모르겠어요. 손쉽게 확인할 수 있는 방법은 어금니를 꽉 깨물었다 벌리기를 반복하면서 딱딱하게 변하는 부위가 두드러지는지 여부를 확인해 보는 것입니다. 딱딱하게 변하는 부위가 두드러질 경우 저작근이 두꺼워 사각턱이 된 경우로 판단하면 됩니다.

Q33 사각턱 수술 시 구강절개와 외피절개 중 어떤 것이 좋은가요? 가장 흔히 이용되는 방법은 구강절개입니다. 입 안 피부를 절개함으로써 바깥으로 흉터가 남지 않기 때문입니다. 하지만 구강절개의 경우 절개 길이가 짧기 때문에 수술 시야가 좁아질 수 있는 단점이 있습니다.

Q34 사각턱 수술의 부작용에는 어떤 것들이 있나요? 신경 손상, 턱 관절 손상, 수술 후 비대칭의 문제, 턱뼈 근처의 동정맥 손상으로 인한 합병증, 수술 중 출혈로 인해 혈종이 발생하는 경우, 수술 후 상처를 통한 감염 등의 부작용이 있을 수 있습니다. 따라서 안면 윤곽 수술은 숙련된 전문의와 충분한 상담을 통해 시술하는 것이 바람직합니다.

Q35 사각턱 수술 후 턱이 시릴 수도 있나요? 턱이 시린 것은 부작용일 수도 있지만 일반적으로 사각턱 수술 후 일시적으로 오는 '이상감각'인 경우가 대부분입니다. 수술 후 수주일 내에 회복이 되며 길게는 6개월 정도까지도 지속될 수 있지만 결국은 정상으로 돌아옵니다.

Q36 사각턱 수술 후 언제부터 갸름해지는 것을 느낄 수 있나요? 보통 수술 후 한 달 정도면 거울을 볼 때 얼굴 윤곽이 변화된 것을 느낄 수 있습니다. 하지만 3~6개월 정도 지나야 최종적인 효과를 확인할 수 있습니다.

Q37 주걱턱인 경우에는 어떻게 수술하나요? 치아는 정상인데 턱의 앞부분이 길고 돌출된 경우 턱뼈를 수평으로 잘라 뒤로 밀어 넣는 방법으로 교정합니다. 치아 교합이 비정상적인 경우에는 선 교정 후 수술의 방법을 사용하기도 합니다.

Q38 주걱턱의 경우 턱끝만 살짝 잘라 내는 정도로 가능한가요? 턱의 긴 정도가 심하지 않을 경우에는 가능합니다. 하지만 주걱턱의 정도가 심한 경우에는 턱끝만 잘라 내게 되면 턱끝 부위의 남는 피부가 주글주글하게 접히거나 뒤틀릴 수 있어 보통 수평으로 두 군데를 잘라 중간 부분을 제거하고 아래, 위의 뼈를 고정하는 방법을 사용합니다.

Q39 주걱턱 수술 시 턱뼈를 잘라 낼 경우 신경이 가까이 있어서 위험하다던데, 맞나요? 환자 개인의 신

경 분포 위치에 따라 잘라 낼 수 있는 정도가 달라집니다. 신경의 손상을 주지 않는 한도 내에서 필요한 양을 절제해야 합니다. 경험 많은 전문의와 충분한 상담을 통해 신중하게 결정하는 것이 중요합니다.

Q40 **턱이 짧은 무턱의 경우에는 어떻게 수술하나요?** 턱뼈 가운데 인공뼈를 끼워 길게 만드는 방법과 턱뼈를 잘라 아래쪽을 앞으로 빼내 턱을 길게 만든 뒤 고정하는 방법, 두 가지가 있습니다. 또는 턱끝에 메드포어나 고어텍스, 실리콘 등의 보형물을 넣어 교정할 수도 있습니다. 개인의 상태에 따라 적절한 방법을 선택하면 됩니다.

Q41 **턱 수술 시 근육 절제를 한다던데요, 괜찮은가요?** 사각턱 수술 시 근육을 절제하는 경우는 신중해야 합니다. 턱뼈를 절제하는 것만으로도 어느 정도 근육의 재배치 및 퇴화를 기대할 수 있고, 최근 보톡스가 보편화되면서 흉터가 남는 근육 절제술보다 보톡스 시술을 선택하는 경우가 늘고 있습니다. 또한 근육을 잘라 내더라도 남은 근육이 다시 커지는 '보상성 비대'가 일어날 수도 있기 때문입니다.

Q42 **턱 수술하면 발음이 이상해질 수 있나요?** 초기에는 부기로 인해 입의 움직임이 부자연스러울 수 있습니다. 이로 인해 발음이 다소 어눌해질 수 있지만 발음과 관계되는 근육이나 성대와는 상관이 없으므로 시간이 지나면 정상으로 돌아옵니다.

Q43 **얼굴이 비대칭인 것 같아요. 턱 수술하면 대칭 상태로 만들 수 있나요?** 수술로 완전한 대칭을 만들기는 어렵습니다. 정상적인 사람의 경우에도 완벽한 대칭은 아닙니다. 하지만 '정면에서 봤을 때 대칭에 가까운 정도' 또는 '현재 상태보다 대칭에 가까운 정도'를 목표로 수술할 수는 있습니다.

Q44 **돌출입 교정은 치아 교정과 수술 중 어떤 방법이 나은가요?** 개인의 상황에 따라 다르겠지만 가장 빠르고 정확한 방법을 택하라면 수술이 아닐까 생각합니다. 돌출입 수술은 경험 많은 전문의가 시술할 경우 다른 여타의 안면 윤곽 수술보다 안전한 수술입니다.

Q45 **이마에 보형물을 넣는 경우 시간이 지나면 경계가 두드러질 수 있나요?** 예, 어느 정도 경계 부위가 들뜨는 현상이 있을 수 있습니다. 하지만 최근에는 이마뼈의 굴곡도에 맞추어 삽입물을 제작함으로써 이러한 현상을 완화시키고 있습니다. 주의를 기울여 만졌을 경우 어느 정도 경계를 느낄 수 있지만 수술 사실을 모르는 사람이 우연히 만졌을 경우에는 알아낼 수 없을 정도입니다.

Q46 **이마 성형의 부작용에는 어떤 것들이 있을 수 있나요?** 3가지 부작용이 있을 수 있습니다. 우선, 수술 후 이마 윗부분의 감각이 떨어지거나 가끔씩 찌릿찌릿한 느낌이 들 수 있는데 시간이 지나면 사라질 수 있습니다. 두 번째로는 삽입물 주위로 물이 고이는 장액종이 생길 수 있습니다. 세 번째는 수술 직후 멍이 드는 경우가 있는데 위쪽 눈꺼풀이나 눈 주위로 퍼질 수도 있습니다. 수술 전 미리 상담을 통해 숙지하여 결정하는 게 좋습니다.

Q47 광대 수술을 하고 싶은데 위험할까봐 겁이 납니다. 어떤 부작용이 있을 수 있나요? 수술 후 볼이 처지거나 양쪽 광대뼈의 비대칭, 통증과 부기가 있을 수 있습니다. 볼이 처지는 경우는 필연적인 현상이 아닌, 수술로 인한 합병증 혹은 부작용이며, 비대칭의 경우에는 100% 완벽할 수는 없으므로 이 점을 감안해야 합니다. 통증은 사실상 거의 없으며 부기 역시 1주일 이내면 일상생활에 무리 없을 정도로 가라앉는 경우가 대부분입니다.

Q48 광대 수술 후 뼈가 흔들리는 경우가 있다던데, 맞나요? 광대 수술 후 고정을 아무리 잘했다 하더라도 부기가 빠지면서 약간은 움직일 수 있습니다. 그러나 이러한 현상은 시간이 지남에 따라 뼈가 자리를 잡게 되면 사라지게 됩니다. 수술 후 초기에 나타나는 약간의 흔들거림은 크게 걱정하지 않아도 됩니다.

Q49 사각턱과 광대 수술을 하면 얼굴이 많이 작아지나요? 사각턱의 경우에는 각진 부분이 바깥쪽으로 많이 돌출되어 있었을 때, 광대의 경우에는 앞, 옆으로 많이 돌출되어 있었을 때 큰 효과를 볼 수 있습니다.

Q50 턱살을 빼기 위해 지방 흡입을 할 때 신경이 손상될 수 있다고 하던데요. 안면 지방 흡입 중 가장 효과가 좋고 많이 하는 부위가 바로 턱입니다. 하지만 이 경우 지방 흡입으로는 신경 손상이 일어나지 않습니다. 지방을 흡입하는 부위는 피하지방층이며 이 부위에는 감각신경만 존재하기 때문입니다. 감각신경은 잘 손상되지 않고 손상된다 하더라도 재생이 되므로 큰 문제가 되지 않습니다.

Q51 나이가 어린데 안면 윤곽 수술을 받고 싶습니다. 가능한가요? 안면 윤곽 수술은 안면골의 성장이 어느 정도 끝나는 시점에서 받는 것이 좋습니다. 여자의 경우 만 18세 이상, 남자의 경우 만 20세 이상이며, 개인에 따라 차이가 있을 수 있으며 나이가 어릴 경우에는 좀더 신중할 필요가 있습니다.

Q52 유방 확대 후 언제부터 자연스러워지나요? 수술 후 1개월 동안은 부기 감소로 인해 시술 당시보다 크기가 줄며 수술 후 3개월~1년이 지나야 어느 정도 자리를 잡는다고 볼 수 있습니다. 시술 직후 일시적으로 자연스럽지 않게 보일 수 있지만 부기가 빠져야 결과를 제대로 확인할 수 있습니다. 어떤 수술이라도 정확한 효과가 나타나기까지는 약 6개월~1년의 시간이 소요됩니다.

Q53 유방 확대를 하게 되면 수술한 티가 많이 나나요? 전문가의 입장에서 볼 때는 경우에 따라 약간의 티는 날 수 있습니다. 특히 원래 유방 조직이 거의 없었던 사람의 경우에는 촉감이 단단하고 삽입물의 경계가 체위에 따라 약간은 드러나기도 합니다. 또한 누웠을 때 옆으로 넓어지거나 흘러내리는 모양으로 변하는 정도가 아무래도 적습니다.

Q54 유방 성형 후 흉터가 안 남는 방법이 있나요? 유방 성형은 겨드랑이 주름, 유방 밑주름, 유륜 부위, 배꼽 등의 절개를 통해 이루어지며 해당 부위에 어느 정도 흉터가 남을 수 있습니다. 가장 많이 사용되는 방법은 2cm 내외의 절개선을 겨드랑이 가장 깊숙한 부위의 주름에 일치시키는 것으로 흉터가 잘 눈에 띄지 않습니다. 최근에는 배꼽을 통한 내시경 시술이 단점을 보완하며 발전하고 있는 추세로, 이 경우 흉터가

거의 드러나지 않습니다.

Q55 **유방 확대 시 사용되는 보형물의 종류와 각각의 장단점이 궁금해요.** 실리콘 젤 백이 암이나 류머티즘을 유발할 수 있다는 사실이 알려지면서, 현재 국내에서는 주로 식염수 백과 더블 루멘 백을 사용하고 있습니다. 식염수 백은 오랫동안 사용되어 왔으며 안전성과 우수성이 어느 정도 입증된 보형물입니다. 더블 루멘 백은 식염수 백의 주머니 부분을 실리콘 젤로 만든 백을 말하는데 식염수 백에 비해 촉감이 우수하고 크기 조절이 가능하지만 가격이 3배 이상 비싸며 절개선이 좀더 길어야 합니다.

Q56 **유방 성형 후 삽입물이 샐 수도 있나요?** 삽입물 자체에 결함이 있어 새는 경우가 있을 수 있습니다. 수술 중에는 이러한 결함을 확인하기 어려우며, 삽입물이 부적절하게 채워진 경우에는 반복되는 마찰로 인해 파열될 수도 있습니다. 하지만 극히 드문 일이며 정상적인 삽입물의 경우 대부분 영구적입니다.

Q57 **유방 확대를 했는데 수술 후 가슴이 단단해져서 아파요, 부작용인가요?** 유방 성형 후 가장 문제가 되는 합병증은 삽입물의 경계가 단단해지는 '구형구축'입니다. 구형구축을 방지하기 위해서는 표면이 거친 삽입물을 사용하거나 삽입물을 되도록 가슴 근육 아래쪽에 삽입하며, 수술 후 일정 기간 마사지를 꾸준히 해주고 수술 시 삽입물 주위로 혈종이 발생하지 않도록 주의하는 것이 중요합니다.

Q58 **유방 성형 후 평소에는 괜찮다가 추우면 딱딱해져요. 혹시 구형구축인가요?** 추운 곳에 가면 피부가 줄어들어 열의 발산을 낮추려는 몸의 자연스러운 반응으로 볼 수도 있지만 증상이 심하다면 병원에 문의하는 것이 좋습니다.

Q59 **유방 성형 후 마사지하는 게 너무 아픈데 안 하면 어떻게 되나요?** 표면이 거친 보형물을 사용한 경우에는 마사지가 필요 없지만 표면이 매끄러운 보형물을 사용한 경우에는 보형물이 조직과 유착되지 않고 잘 움직일 수 있게 해야 구형구축 등의 부작용을 예방할 수 있습니다. 따라서 결과를 좋게 하려면 의료진의 지시에 따라 통증을 참고 꾸준히 마사지를 해주는 것이 좋습니다.

Q60 **유방 성형을 했는데 수술 부위가 가려워요. 긁어도 되나요?** 수술 후 반창고를 붙인 부위가 가렵거나 붕대가 벗겨지면 손대지 말고 의사가 먼저 점검할 수 있도록 병원에 문의하거나 내원을 하는 게 좋습니다. 수술 후 가장 큰 부작용은 주로 감염에 의해 발생하기 때문입니다.

Q61 **유방 확대를 하면 수유에 지장을 줄 수 있나요?** 아니오, 지장을 주지 않습니다. 유선 조직은 가슴 근육보다 위에 위치합니다. 가슴 근육 아래쪽에 삽입물을 넣는 방법은 유방 조직에 전혀 영향을 주지 않으며 근육 위쪽에 삽입하더라도 유선 조직보다는 아래에 위치하므로 아무런 영향을 주지 않습니다.

Q62 **처진 가슴의 경우 성형으로 교정이 가능한가요?** 선천적이거나 또는 수유 후 가슴이 처져 고민하는 경우가 의외로 많습니다. 처진 가슴의 경우에는 보형물을 넣어 교정할 수 있습니다. 유두가 너무 크거나 좌우가 비대칭일 경우에는 유두 교정을 병행하면 미관상 더 좋습니다.

Q63 **유방 축소로 인한 부작용으로는 어떤 것이 있나요?** 수술 시 충분히 지혈하지 않거나 환자의 출혈소인의 유무, 혈압의 상승으로 인해 혈종이 생길 수 있습니다. 또한 수술 시 유관을 통해 세균이 유입될 수 있고, 비대칭이나 절개선의 차이로 인한 흉터의 크기, 유두 조직의 일부 괴사 및 감각 저하 등이 나타날 수 있습니다.

Q64 **유방 성형 후 몸의 변화에 따라 문제가 생길 수도 있나요?** 출산 후 혹은 체중의 증가나 감소에 따른 가슴의 크기와 형태의 변화, 나이가 들면서 아래로 처지게 되는 등의 변화를 수술 받지 않은 가슴과 마찬가지로 겪을 수 있습니다. 하지만 이때 수술로 인해 가슴 조직 자체에 변형이 오지는 않습니다.

Q65 **함몰 유두입니다. 반드시 수술로 교정해야 하나요?** 함몰 유두는 방치하면 유두 안쪽에 찌꺼기가 끼게 되어 냄새가 나거나 유두염이 생길 수 있으며 유방암을 유발할 수도 있습니다. 특히 출산을 하게 될 경우 함몰의 정도가 더욱 심해져 수유를 할 수 없으므로 가능한 교정해야 합니다.

Q66 **함몰 유두 수술 후 수유가 가능한지요?** 아주 심한 경우를 제외하면 수술 후 수유에 지장이 없는 경우가 대부분입니다. 하지만 체질적으로 이미 수유가 불가능한 경우가 간혹 있습니다. 이런 경우에는 수술을 하면서 유선 조직을 잘 유지한다 하더라도 수유가 불가능할 수 있습니다.

Q67 **저는 남자인데도 가슴이 여자처럼 나와서 걱정입니다.** 남성의 가슴이 여성처럼 봉긋하게 솟아 있는 상태를 '여성형 유방증'이라 부릅니다. 이는 질병이라기보다는 호르몬의 불균형으로 인해 초래되는 증상인데, 해결 방법은 수술적 치료밖에 없으며, 지방 흡입과 함께 내시경을 이용해 유선 조직을 적출해 냄으로써 교정하게 됩니다. 청소년기의 경우에는 호르몬의 영향으로 인한 일시적인 현상일 수 있으므로 3~4년 정도 지켜보는 것이 좋습니다.

Q68 **지방 흡입은 주로 어느 부위에 하면 효과를 크게 볼 수 있나요?** 많은 여성들이 엉덩이와 허벅지가 만나는 경계부터 엉덩이 아래 뒤쪽 허벅지에 이르는 부위에 지방 흡입을 합니다. 흔히 '승마바지형 비만'이라 부르는 부위인데요. 지방 흡입을 통해 탁월한 효과를 얻을 수 있으며 시술 후 만족도도 높습니다.

Q69 **지방 흡입을 하게 되면 흉터가 많이 남나요?** 지방 흡입은 시술 부위의 지방층에 흡입관을 삽입하게 되는데, 이를 위해서는 절개가 필요합니다. 그러나 1cm 미만의 짧은 절개이기 때문에 눈에는 별로 띄지 않습니다. 시술 직후에는 상처 부위가 붉은 색을 띠기 때문에 잘 보이지만 시간이 지나면서 점차 색이 옅어지고 나중에는 거의 보이지 않게 됩니다.

Q70 **지방 흡입 후 요요현상이 나타날 수도 있나요?** 지방 흡입은 지방 세포의 수를 감소시키는 시술입니다. 지방 세포의 수는 사춘기 이후로는 수적인 변화가 거의 없기 때문에 지방 흡입 후 지방 세포가 다시 늘어나는 일은 발생하지 않습니다. 다만 남아 있는 지방 세포 내에 지방이 축적될 수 있으므로 가급적 운동과 다이어트를 병행하는 것이 좋습니다.

Q71 지방 흡입 시 통증은 어느 정도인가요? 지방 흡입은 주로 전신마취 또는 부분마취로 이루어지기 때문에 시술 시 통증이 거의 없습니다. 하지만 시술 후 시술 부위가 결리고 뻐근하며 당기는 느낌이 있을 수는 있습니다. 그러나 시술이 제대로 이루어졌다면 통증으로 인해 고생할 일은 없습니다.

Q72 지방 흡입 후 언제부터 일상생활이 가능한가요? 1,500~2,000cc 이상의 지방을 흡입한 경우에는 과도한 양의 지방이 줄었기 때문에 체액 이동이 심합니다. 따라서 가급적 수술 후 2~3일 정도 집에서 충분히 쉬어야 합니다. 보통은 수술 당일 하루 정도 입원하고 다음날 퇴원하며 집에서 2~3일 정도 충분한 휴식을 취한 후 정상적인 활동을 하게 됩니다.

Q73 지방 흡입 후 운동은 언제부터 가능한가요? 요가나 스트레칭 같은 가벼운 운동은 수술 후 2~3주 후부터 가능하고 골프나 수영 같은 격렬한 운동은 1개월 정도 후에 하는 것이 좋습니다. 걷기 정도는 수술 직후 어느 정도 가능합니다.

Q74 지방 흡입 후 압박복은 언제까지 입어야 하나요? 압박복은 부기를 크게 완화시켜 주기 때문에 처음 3~4일은 반드시 착용하는 것이 좋습니다. 하지만 손발이 부어서 착용이 어렵거나 압박복이 관절 부위에 스쳐 상처를 유발할 경우에는 일시적으로 착용하지 않기도 합니다. 아무런 불편 없이 견딜 만하다면 수술 후 3주 정도까지는 착용하는 게 좋습니다.

Q75 지방 흡입과 복부 성형은 어떻게 다른가요? 지방 흡입은 주로 부분적인 비만에 효과적이며 지방을 덮고 있는 피부가 아직 탄력을 유지하고 있는 경우에 더 효과적입니다. 복부 성형은 지방 흡입만으로 상태가 좋아질 수 없는 경우 늘어난 피부와 지방을 함께 절제하는 수술입니다. 제왕절개 수술의 경우와 비슷한 위치에 비슷한 크기로 흉터가 남게 되지만 팬티라인에 가려져 잘 보이지는 않습니다.

Q76 과체중이 아닌데 지방 흡입을 하는 경우도 있나요? 지방 흡입은 비만 치료의 한 방법이지만 체중 감소가 유일한 목적은 아닙니다. 주로 부분 비만에 효과적이며 더 나은 보디라인을 만들기 위한 체형 조각술로 이해하는 것이 좋습니다.

Q77 종아리 성형의 경우 그 효과는 어느 정도인가요? 종아리 성형은 효과를 빠른 시일 내에 확인할 수 있습니다. 하지만 평소 조깅과 같은 다리로 하는 운동을 열심히 하는 사람은 종아리 근육의 위축 효과가 반감될 수 있습니다.

Q78 쇄골을 수술하는 게 가능한가요? 돌출된 쇄골은 최근 들어 여성스러움을 강조하는 부위로 각광받고 있습니다. 쇄골뼈를 직접적으로 수술하는 것은 미용 성형에서는 이루어지지 않지만, 쇄골 주위의 지방을 흡입해 묻혀 있는 쇄골을 드러내는 방법으로 성형할 수 있습니다.

Q79 보조개 성형을 하면 웃지 않아도 보조개가 생긴다는데 정말인가요? 보조개 성형은 입 꼬리를 당겨 주는 근육의 일부와 뺨 피부 사이에 새로운 유착을 만드는 방식으로 이루어집니다. 수술 후 몇 개월 동안은 웃지 않아도 보조개가 생길 수 있습니다. 하지만 3~4개월 이후부터는 웃을 때만 자연스럽게 생기게 되니 걱정하지 않아도 됩니다.

Q80 주름은 왜 생기나요? 노화가 근본적인 원인이지만 그 밖의 세 가지 요인을 찾아볼 수 있습니다. 피부 표면의 잔주름처럼 피부 자체가 탄력을 잃어 생기는 경우, 장기적인 중력의 영향으로 인해 피부가 처지면서 생기는 경우, 피부의 반복되는 신축으로 인해 생기는 경우입니다. 주름은 약물과 거상술, 레이저 박피술, 보톡스와 필러 등의 다양한 방법으로 교정이 가능합니다.

Q81 코 옆의 팔자 주름은 어떻게 없애나요? 깊게 패인 팔자 주름의 경우에는 레스틸렌이나 아테콜, 펄레인 등의 필러를 주입하여 주름을 약화시키는 방법을 사용합니다. 시술은 간단하지만 시간이 지남에 따라 재흡수로 인해 효과가 사라질 수 있습니다. 필러의 종류에 따라 짧게는 1년, 길게는 3~5년마다 다시 주입해야 효과를 지속시킬 수 있습니다.

Q82 보톡스를 얼굴에 시술할 경우 표정에 변화가 생길 수 있나요? 대부분의 경우 시술 후 부기가 거의 없으며 즉시 일상생활로 복귀가 가능합니다. 개인에 따라 얼굴 근육이 어색하게 느껴질 수 있으나 이러한 현상은 대략 2주에서 1개월 정도 후 사라집니다.

Q83 보톡스 시술 후 씹는 기능에 지장을 줄 수도 있나요? 적절한 양을 지켜 주사하기만 하면 신체의 기능에 크게 영향을 주지 않습니다. 다만 일시적으로 씹는 힘이 약해지는 느낌이 있을 수는 있으나 시간이 지나면 사라지게 됩니다.

Q84 보톡스의 부작용으로는 어떤 것이 있나요? 현재까지 밝혀진 부작용은 첫째, 일시적으로 씹는 힘이 떨어지는 경우입니다. 하지만 수일에서 수주 이내로 회복됩니다. 둘째, 일시적으로 얼굴 표정이 변화할 수 있습니다. 이 또한 일시적인 증상으로 곧 회복됩니다. 혹 부작용이 생기더라도 보톡스 효과 자체가 일정 시간이 지나면 사라지기 때문에 일시적인 현상에 그치는 경우가 대부분입니다.

Q85 보톡스 효과는 개인에 따라 크게 차이가 있을 수 있나요? 보톡스를 저작근 퇴축에 사용할 경우 일반적으로 기존의 부피를 3분의 1가량 줄여 주는 효과를 냅니다. 하지만 저작근의 부피는 개인차가 심하고 보톡스에 대한 반응 정도 또한 차이를 보이므로 보톡스 효과 역시 개인차가 크다고 볼 수 있습니다.

Q86 보톡스 효과는 얼마나 지속되나요? 영구적이지는 않나요? 보톡스의 유효 기간은 길어야 6개월 정도이며 반복 시술을 통해 좀더 효과를 지속시킬 수는 있으나 아직까지는 영구적인 효과를 기대하기는 어렵습니다.

Q87 **보톡스 추가 시술은 언제쯤 해야 하나요?** 현재까지는 효과의 지속을 위한 보톡스 추가 시술에 대한 지침이 명확하게 확립되지 않은 상태입니다. 효과가 떨어지는 시기까지 기다렸다 시술해야 한다고도 하고 3개월 후 재시술을 하면 효과가 거의 영구적이라는 말도 있습니다. 하지만 아직까지는 임상 연구 기간이 짧아 어느 것도 확실하게 말하기 어렵습니다.

Q88 **보톡스는 모든 주름에 적용이 가능한가요?** 근육에 의해 유발되는 주름이라면 어떤 주름이든 적용이 가능합니다. 다만 기능상 마비시키면 안 되는 부위에는 시술을 금해야 하며, 근육과 상관없이 생기는 깊은 주름의 경우에는 보톡스로 별다른 효과를 볼 수 없습니다.

Q89 **보톡스로 얼굴 살을 뺄 수도 있나요?** 턱의 저작근에 작용시켜 갸름해진 얼굴을 보고 보톡스로 인해 얼굴 살이 빠졌다고 오해했나 봅니다. 보톡스는 근육에 작용하는 물질이므로 일반적인 살, 즉 피부와 지방층의 부피를 줄여 주지는 않습니다. 따라서 근육의 발달로 인해 얼굴이 커 보이거나 사각턱이 발달했을 경우에만 보톡스 효과를 기대할 수 있습니다.

Q90 **보톡스를 맞으면 광대뼈가 더 튀어나와 보이나요?** 얼굴 측면의 윤곽선은 턱과 광대뼈에 의해 결정되므로 보톡스 시술로 인해 턱 윤곽이 변화되면 착시현상에 의해 상대적으로 광대뼈가 돌출되어 보일 수 있습니다. 돌출된 광대로 인한 고민도 함께 갖고 있는 경우에는 시술 전에 이러한 점을 고려하여 결정하는 것이 좋습니다.

Q91 **최근 가장 선호되고 있는 필러는 무엇인가요?** 최근의 필러는 지속 기간을 늘이고 효과를 뚜렷하게 나타내는 방향으로 진화하고 있습니다. 레스틸렌, 레디어스, 매트리덱스가 꾸준하게 인기를 끌고 있는 필러인데, 이 중 레디어스는 인체 뼈 성분의 일종인 칼슘 하이드록실아파타이트 성분으로 이루어져 있어 인체 친화력이 높고 지속 기간이 비교적 길며 단단하여 콧대와 무턱 성형 등에 많이 사용되고 있습니다.

Q92 **최근 필러 시술을 가장 많이 하는 부위는요?** 최근에는 유방 확대를 위해 필러를 시술하는 경우가 늘고 있습니다. 보형물 삽입으로 이루어지는 기존 유방 확대의 경우에는 1주일 정도의 회복기가 필요하지만, 필러를 사용하게 되면 짧은 시간 안에 간편하게 가슴 볼륨을 원하는 만큼 키울 수 있다는 점에서 인기를 얻고 있습니다. 유방 확대 수술에 대한 두려움이 큰 경우에도 적합합니다.

Q93 **레스틸렌 주사로 코를 높이는 경우, 지속 기간은 얼마나 되나요?** 레스틸렌의 주된 구성 성분인 히알루론산은 대개 주입 후 1년~1년 반 사이에 체내에 흡수됩니다. 개인차가 있기는 하지만 평균적으로 9개월 정도 유지된다고 보면 됩니다.

Q94 **필러는 안전한가요?** 현재 시술에 이용되는 일반적인 필러 제품의 경우 어느 정도 안전성이 입증되었으므로 크게 염려하지 않아도 됩니다. 다만 불법 시술의 경우에는 검증되지 않은 제품을 사용할 수 있으므로 경계해야 합니다. 시술 전 히알루론산의 함유량과 수입 장소, 가격(너무 저가라면 한 번쯤 의심)에 대

해 충분히 따져 보는 것이 중요합니다.

Q95 **이지 리프트라는 시술을 많이 들어 봤는데, 정확히 뭔가요?** 이지 리프트는 작은 절개부를 통해 특수실을 넣어 여러 근육층과 피부 속 골막 조직을 연결해 고정시키고 꿰매는 방식으로 주름을 펴 주는 시술입니다. 주름과 처짐의 정도가 심하지 않다면 이지 리프트를 통해 간편하게 효과를 볼 수 있습니다.

Q96 **미세 지방 이식술은 여러 번 해야 효과를 볼 수 있다던데 정말인가요?** 과거에는 이식한 지방이 체내로 흡수되는 양이 많아 반복 시술이 불가피했지만, 최근에는 이러한 요인을 최소화하기 위해 순수한 지방 세포만을 정제하는 기술과 골고루 주입하는 기술이 발달하여 약 80% 이상의 생존율을 보이고 있어 한 번의 시술로도 충분한 효과를 볼 수 있습니다.

Q97 **이마랑 눈밑 애교살도 지방 이식으로 볼륨을 줄 수 있나요?** 이마와 애교살의 지방 주입은 가능하며, 개인 차이가 있으나 생착률이 60~70% 정도이므로 추후 추가시술이 필요할 수도 있습니다. 지방 주입 후 생착률을 높이기 위해서는 수술 부위에 자극을 주지 않는 것이 좋습니다.

Q98 **미세 지방 이식은 기존의 지방 이식과 어떻게 다른가요?** 기존의 지방 이식은 시간이 지남에 따라 체내로 과도하게 흡수되어 시술 효과가 사라진다는 것이 단점이었습니다. 미세 지방 이식은 순수한 지방 세포만을 분리해 이식함으로써 이러한 과도한 흡수를 방지할 수 있도록 개발된 최신의 시술법입니다.

Q99 **미세 지방 이식으로 효과를 볼 수 있는 부위는 어디인가요?** 미세 지방 이식은 불필요한 지방을 추출해 필요한 부위에 다시 주입하는 시술입니다. 빈약한 볼이나 팔자 주름을 비롯한 각종 주름, 이마, 콧등, 눈밑 애교살, 손등, 가슴, 엉덩이 등 다양한 부위에 시술할 수 있습니다. 필요한 부위에는 적당한 볼륨을, 불필요한 부위는 지방을 제거함으로써 체형 교정이 가능하지만 채취량에 한계가 있으므로 단순한 체중 감량이 목적이라면 지방 흡입 시술을 받는 게 좋습니다.

Special Advice 2

뷰티 에디터 100명이 추천한 스타일별 성형외과 가이드

피부과 시술부터 전신 성형까지 성형의 범위는 점점 넓어지고 병원 또한 늘어 가고 있는 추세. 현명한 병원 선택은 성공적인 성형의 첫걸음이자 완성이라고 해도 과언이 아닐 것이다. 『에꼴』 『엘르걸』 『싱글즈』 『노블레스』 『애비뉴엘』 등 여러 여성 패션지의 뷰티 에디터들이 추천하는 성형외과는 어디일까? 지금 떠오르는 뷰티 트렌드와 정보를 일선에서 접한다는 점에서 이들의 추천에 귀를 기울여 볼 만하다. 다음에 현직 뷰티 에디터 100명으로부터 추천받은 성형외과 25곳을 소개한다. 다소 예민한 사항임에도 충실히 인터뷰에 응해 준 뷰티 에디터들에게 감사를 전한다.

안전한 전신마취 시스템 원진 성형외과

성형은 달콤한 유혹이지만 아픔의 후유증 또한 무시할 수 없다. 원진 성형외과는 3명의 마취과 전문의를 상주시키고 전문 마취 장비를 보유하여 수술에 안전을 기하고 있다. 전신마취를 요하는 큰 수술을 계획하고 있다면 병원의 마취 시스템을 반드시 확인하는 것이 중요하다.

위치 서울시 서초구 서초동 파고다타워 15층(강남역 6번 출구) **문의** 02-3477-3300 www.parkwonjin.co.kr

얼굴뼈에 대한 모든 수술 페이스라인 성형외과

작고 갸름한 얼굴형은 아름다운 얼굴의 기본 조건. 얼굴뼈에 대한 거의 모든 수술이 이루어지는 페이스라인 성형외과는 팀워크를 통한 전문 시스템을 자랑한다. 전체적인 조화와 균형을 고려하는 복합적인 안면 윤곽 수술을 원한다면 페이스라인 성형외과를 방문해 볼 것.

위치 서울시 강남구 신사동 JC빌딩 3층(압구정역 3번 출구) **문의** 541-0082 www.face-line.co.kr

안면 윤곽 및 가슴 성형 전문 JK 성형외과

성형외과 클리닉 운영 및 부가 서비스에 관한 국제 규격 인증을 획득한 병원이란 소개글은 절대 과장 광고가 아니다. 안면 윤곽 분야로는 지난 10년 간 2만 건 이상의 최다 임상 경험을 보유하고 있으며, 가슴 성형 분야 역시 미국 대학병원과의 합동 연구를 통해 선진화된 수술 기법을 정착시켰다는 점이 이를 뒷받침한다.

위치 서울시 중구 명동2가 마샬빌딩 4층(명동역 6번 출구/로얄 호텔 맞은편) **문의** 02-777-7797 www.jkplastic.com

환자를 위한 안심 특약 그랜드 성형외과

그랜드 성형외과는 성형외과 마취를 전공으로 하는 마취과 전문의와 전신마취 클리닉을 운영하는 등 환자의 안전 관리를 최우선으로 하고 있다. 안면 윤곽, 코, 가슴 성형을 전문적으로 시행하며 수술 후 무통 관리 시스템을 운영하여 통증의 불편을 최소화시켜 준다.

위치 서울시 강남구 신사동 석빌딩(압구정역 4번 출구), 서초구 서초동 대동빌딩 13층(강남역 6번 출구)

문의 1588-5153 www.grandsurgery.com

노화 피부와 비만 관리 전문 비에스 클리닉

스무 살 이후 시작되는 노화로 걱정되는 건 메이크업으로도 가려지지 않는 주름. 칼을 대지 않고 안전하게 주름을 제거하는 매직 리프트 시술은 비에스 클리닉의 이원석 원장이 2002년 국내에 처음으로 도입한 기술이다. 이밖에 다이나믹 지방 파괴술이나 넓은 모공을 줄이고 콜라겐을 생성시켜 피부에 탄력을 주는 아토스 레이저 등 다양한 시술을 만나볼 수 있다.

위치 서울시 강남구 신사동 Bes빌딩(압구정역 2번 출구), 중구 충무로 신세계백화점 13층(회현역 7번 출구), 경기도 용인시 수지구 죽전동 신세계 백화점 주차빌딩 8층(오리역 죽전 사거리 방향)

문의 02-3446-9565(신사점)/02-310-1945(명동점)/031-695-1940(죽전점) www.besclinic.co.kr

환자 개인에게 알맞은 수술 기법을 고안 더 성형외과

더 성형외과는 매달 실시하는 스태프 교육과 환자 개개인의 특성을 고려한 개별적 수술 방법에 대한 연구 등의 독자적인 노하우와 방대한 임상 경험으로 얻어진 데이터 베이스를 구축하고 있어 신뢰가 가는 병원이다. 안면 윤곽 성형, 가슴 성형, 체형 성형, 주름 성형의 4개 전문 센터를 갖추고 있으며 빠르고 효과적인 회복을 위한 사후 관리 프로그램의 지원 또한 탄탄하다.

위치 서울시 강남구 신사동 구정빌딩 5층(압구정역 3번 출구) **문의** 02-3446-0055 www.theclinic.co.kr

스타 이미지 컨설팅 전문 드림 클리닉

점심시간을 이용한 간단한 쁘띠 성형의 효과를 체험하고 싶다면 드림 클리닉의 문을 두드려 보자. 일상생활에 지장을 주지 않으면서 간편하게 시술 받을 수 있는 미용 내과를 지향하는 드림 클리닉에서는 쁘띠 성형을 비롯 메디컬 스킨케어를 통해 효과를 극대화하고 있다. 원스톱으로 이어지는 미용 치료는 만족할 만한 결과를 안겨 줄 것이다.

위치 서울시 강남구 청담동 다이아나빌딩 6층(청담역 9번 출구) **문의** 02-544-1614 www.dreamclinic.co.kr

안전과 성실을 최우선으로 세민 성형외과

파트너십으로 이루어진 공동 소유 원장 체제의 성실성과 수술 공동 참여 시스템으로 이뤄지는 안정성. 세계적 석학 백세민 박사와 제자들이 공동 운영하고 있으며 인스턴트식의 프랜차이즈 병원이 아니어서 더욱 신뢰가 가는 병원이다. 검증된 의료 설비와 약제, 환자 모니터링 설비, 수술실 인력 등의 안전시설을 비롯 수술로 인해 발생할 수 있는 문제에 대한 책임과 신뢰를 소중히 여기고 있다.

위치 서울시 강남구 청담동 세민성형외과(갤러리아 명품관 맞은편) **문의** 02-543-2266 www.sm100.co.kr

VVIP를 위한 프리스티지 스킨 클리닉 쉬즈애비뉴 피부과

'레이저 케어 + 휴식 + 사교' 라는 복합 서비스에 초점을 맞춰 진료하고 있다. 또한 업그레이드 된 의료 서비스, 최첨단 레이저 장비, 출중한 인테리어로 환자들을 VVIP로 예우한다. 레이저 스킨케어를 주력 의료 서비스로 제공하며 정형화된 시술을 벗어나 개개인의 욕구에 적극 부합하는 개별화된 맞춤형 시술을 선보이고 있다.

위치 서울시 강남구 신사동 쉬즈애비뉴빌딩 3층(성수대교 남단 자생한방병원 건너편)

문의 02-3447-5124 www.shizavenue.com

유쾌하고 즐거운 상담 분위기 위드 성형외과

딱딱한 성형외과를 지양하고 친구처럼 다정한 분위기와 함께 재미있는 성형외과를 만들어 가는 모습에 '플라스틱 서저리' 라는 말이 무색해질 만큼 따뜻하고 편안한 느낌을 주는 병원. 여기에 감염 방지를 위한 전신마취 공간과 성형외과 마취 전문의를 두는 철저한 준비성, 시대에 발맞춰 가는 다양하고 합리적인 수술 방식의 도입으로 만전을 기한다. 프라이버시를 존중하기 위해 마련된 별도의 대기 공간이 있다니 편안한 마음으로 방문해 보자.

위치 서울시 강남구 신사동 윤성빌딩 3층(압구정역 3번 출구) **문의** 02-517-6100 www.withps.com

자연친화적 수술을 추구 라포레 성형외과

불어로 '숲' 이라는 의미를 지닌 라포레 성형외과는 눈 앞의 아름다움보다 시간이 흐른 뒤의 아름다움을 생각하는 자연친화적 수술을 추구하는 곳이다. 수면마취를 통한 무통 관리 시스템으로 후유증을 최소화하며 맞춤형 수술 후 관리 프로그램을 병행하여 빠른 회복을 돕고 있다.

위치 서울시 강남구 신사동 동양빌딩 5층(압구정역 3번 출구) **문의** 02-542-2770 www.clinicforet.com

다시 찾고 싶어지는 병원 리젠 성형외과

안면 윤곽 성형과 가슴 성형에 있어 부드럽고 섬세한 기술을 자랑하는 병원이다. 이론적인 성형 논리보다는 개개인의 얼굴에 맞는 조화로운 이목구비를 기준으로 하며 숙련된 의료진과 체계적인 수술 전후 관리 시스템, 최신의 의료 기술을 제공한다.

위치 서울시 강남구 신사동 JB미소빌딩 3층(압구정역 4번 출구), 경기도 고양시 일산동구 장항동 센트럴 프라자 5층(정발산역 1번 출구) **문의** 1577-8766 www.regen.co.kr

원스톱 토털 뷰티를 지향 초이스 클리닉

아름다운 이목구비를 더욱 돋보이게 하는 건 맑고 투명한 피부다. 초이스 클리닉은 자체 개발로 만든 피부과 화장품 라인을 비교적 저렴한 가격에 제공하며 비만 클리닉과 모발 클리닉, 영구 제모 센터, 종합 레이저 클리닉 등 원스톱 토털 뷰티 클리닉으로서의 면모를 갖추고 있다.

위치 서울시 강남구 논현동 삼주빌딩 5층(신사역 2번 출구) **문의** 080-977-3344 www.skinchois.co.kr

심부 피부 재생술 타임필 피부과

심부 피부 재생술이란 용어를 들어 본 적이 있는지. 타임필 피부과의 연구 결과를 통해 만들어진 새로운 피부 의학 용어다. 피부 고민을 보다 근본적이고 획기적인 방법으로 해결할 수 있는 피부 심층 부위에서의 재생술은 피부 치료의 정수라고 할 수 있다. 기미, 흉터, 주름 없는 얼굴, 깨끗한 피부의 밑바탕에 가볍게 수채화를 그리듯 화장하는 기분을 맛보고 싶다면 타임필 피부과를 방문해 보자.

위치 강남구 신사동 백신빌딩 1층(도산공원 사거리) **문의** 02-515-3151 www.itimepeel.com

눈 미백 시술 씨어앤파트너 안과

'눈 미백'이라는 다소 생소한 개념의 시술을 주로 하는 곳으로, 쉽게 충혈되는 눈을 가졌거나 노랗고 탁한 흰자위에 불만을 가졌던 사람이라면 주목해 볼 만하다. 안약으로 마취하여 5~10분 정도면 끝나는 눈 미백 시술은 씨어앤파트너에서만 만나 볼 수 있는 시술이다. 100% 예약제를 시행하고 있다.

위치 서울시 강남구 청담동 씨어앤파트너(학동 사거리) **문의** 02-511-0567 www.seereye.com

레이저 치료의 명가 S&U 피부과

IPL 치료법을 국내 최초로 도입하고 한국인의 피부에 맞는 최첨단 레이저 치료법을 개발하기 위해 임상 테스트를 실시하고 있는 병원. 명품 레이저 장비로 높은 치료 효과를 기대해 볼 수 있으며 피부 상태에 따른 정교한 맞춤형 치료가 가능하다.

위치 서울시 서초구 서초동 대준빌딩 8층(강남역 6번 출구) **문의** 02-3444-3939 www.snuclinic.co.kr

의사를 교육하는 병원 모델로 피부과

젊게 보이는 것 또한 경쟁력인 시대에 보톡스, 모발 이식, 지방 이식, 여드름 PDT 필링과 같은 의료 서비스는 잃어버린 자신감까지 되찾아 주는 고마운 시술이다. 모델로 피부과는 국내 최초로 보톡스 다한증 치료 시술을 도입했으며, 모델로 아카데미를 통해 의사들을 대상으로 하는 전문적인 교육 프로그램을 운영하고 있다. 지난 2004년에는 피부과 및 미용 성형 분야 최초로 고객만족 경영대상을 수상한 바 있다.

위치 서울시 강남구 청담동 진빌딩 3층(청담 사거리 구찌 매장 맞은편) **문의** 1588-5670 www.modelo.co.kr

줄기세포 지방 이식 **리더스 피부과**

안티에이징을 목적으로 병원을 찾는 사람들에게 리더스 피부과는 좀더 차별화된 방법을 제안한다. 줄기세포 지방 이식이 바로 그것. 지방 이식의 한계를 극복한 재생 세포 회춘술 또한 선보이고 있다. 자연스러운 얼굴 라인의 교정과 보디 라인의 수정까지, 일석이조의 폭넓은 시술 효과를 기대할 수 있다.

위치 서울시 강남구 도산대로 리더스 피부과(안세병원 사거리) **문의** 1588-7833 www.beautyleader.co.kr

코 성형 전문 **최재원 성형외과**

전문화된 코 성형을 원한다면 최재원 성형외과를 찾아보자. 자기 몸의 조직 일부나 인공 진피, 고어텍스와 같은 다양한 삽입물을 이용한 시술을 선보이며 수술 후 전체적인 조화를 고려할 수 있도록 충분한 상담을 제공한다. 수술 전 철저하고 세밀한 검사와 최신의 수술장비로 안전하고 만족스러운 시술을 추구한다.

위치 서울시 강남구 신사동 일경빌딩 3층(디자이너 클럽 맞은편) **문의** 02-515-7060 www.bodycenter.co.kr

비만과 지방 성형 전문 **영 클리닉**

국내에서는 거의 드물게 지방 성형만을 전문으로 하는 병원. 시술의 안전과 편의를 위하여 모든 시술을 국소마취로 진행하며 통증 없는 시술로 편안한 일상생활을 가능케 한다. 전문적인 비만 치료 장비로 진료를 받을 수 있으며 특히 워터젯 지방 흡입기는 기존의 지방 흡입 장비와 차별된 기기로 통증이 거의 없고 매끈한 흡입을 자랑한다.

위치 서울시 강남구 논현동 킨코스 미혜빌딩 7층(신사역 3번 출구) **문의** 02-543-0031 www.young-clinic.com

쁘띠 성형으로 보디라인을 가꾸고 싶다면 **린 클리닉**

쁘띠 성형이란 얼굴에만 해당되는 이야기가 아니다. 보디라인을 다듬는 쁘띠 성형을 원한다면 린 클리닉을 찾아보자. 울퉁불퉁한 피부를 매끈하게 다듬어 주는 트리폴라나 지방 감소와 피부 탄력 증가를 동시에 누릴 수 있는 다이나믹 복합 레이저 지방 파괴술 등은 일상생활에 지장을 주지 않고 건강한 보디 라인을 얻을 수 있는 시술이다. 린 클리닉만의 럭셔리 운동법도 제공한다.

위치 서울시 강남구 청담동 까사 아레떼빌딩 6층(청담 사거리 SK주유소 맞은편)

문의 02-3448-3003 www.lyhnclinic.com

자가지방 가슴 확대 전문 **로즈 클리닉**

자가지방 가슴 확대 시술을 전문으로 하는 병원. 자가지방 이식은 허벅지나 배, 엉덩이 등 필요 없는 지방을 채취하여 가슴에 이식한다는 점에서 지방 흡입의 일석이조 효과를 누릴 수 있다. 뿐만 아니라 촉감이나 모양이 자연스럽고 수술한 티가 거의 나지 않는다. 작은 가슴이 고민이지만 수술에 대한 두려움 때문에 망설이고 있다면 로즈 클리닉의 도움을 받아 보자.

위치 서울시 강남구 청담동 찬가빌딩 3층(청담 사거리 구찌 매장 맞은편) **문의** 02-542-9900 www.roseclinic.kr

과학적이고 체계적인 맞춤 진료 **아름다운 나라 피부과 성형외과**

아름다운 나라 피부과 성형외과는 국내 뿐 아니라 중국까지 진출해 있는 손꼽히는 규모의 병원이며 모발센터와 병원용 전문 화장품의 선두주자이기도 하다. 과학적인 진료와 환자가 주인인 병원으로 높이 평가받는 이곳은 복합적인 피부 질환을 치료하는 IPL 퀀텀과 칼을 대지 않는 주름 치료인 써마지 리프트를 국내에 초기 도입해 환자들의 피부 고민을 해결해 왔다.

위치 서울시 강남역 2번 출구 나가기 전 동화서적 3층, 5층(지하철역과 연결) **문의** 1588-1590 www.anacli.co.kr

아름다움과 변화를 위한 최상의 서비스 서울 코스메디 클리닉

체형 성형에는 여러 분야가 있지만 그 가운데서도 환자의 만족도가 비교적 높은 수술은 가슴 성형과 복부 성형이다. 서울 코스메디 클리닉은 체형 성형을 비롯 아직은 생소한 배꼽 성형 등을 선보이고 있는 병원이다. 뿐만 아니라 얼굴 성형과 피부과, 치과, 스파까지 함께 운영하고 있어 토털 뷰티 서비스를 제공받을 수 있다.

위치 서울시 강남구 논현동 서울 코스메디 클리닉(신사역 1번 출구) **문의** 02-3485-5555 www.seoulcosmedi.com

레이저 시술 전문 리벨로 클리닉

수많은 뷰티 지식과 민간요법들을 총동원해도 이렇다 할 해결점을 보이지 않는 것이 바로 피부. 정확한 피부 타입 진단과 노화의 정도에 따른 1:1 케어를 받을 수 있는 리벨로 클리닉은 각각의 레이저를 적절히 믹스해 개개인의 피부 트러블에 따른 맞춤 치료를 진행하고 있다.

위치 서울시 강남구 청담동 골든듀 3층(청담역 9번 출구) **문의** 02-3442-4454 www.rebelloclinic.com

성형 수술을 왜 해야만 하는지, 해야만 한다면
나에게 정말 필요한 성형 수술은 무엇인지에 대한 정확한 인식이 필요하다.
그런 다음 자신에게 적합한 수술을 해줄 수 있는 의사를 찾아야 한다.
그래야만 콤플렉스를 극복하고 진정한 나의 아름다움을 완성할 수 있는
'행복한 성형 수술'이 가능해진다.

뷰티 큐레이터, 피현정

Thanks to

도움을 주신 분들 * 가나다순

김수철 원장(더 성형외과)

김지혁 원장, 유원일 원장, 이성주 원장(위드 성형외과)

유상욱 원장(그랜드 성형외과)

유상희 원장(쉬즈애비뉴 피부과)

장두열 원장, 한미정 원장(드림 클리닉)

비에스 클리닉

린 클리닉

세민 성형외과

원진 성형외과

페이스라인 성형외과

JK 성형외과

앙케이트에 응해 주신 매체 및 잡지명 * 가나다순(매체 및 잡지사별 소속 1~2명의 뷰티 에디터들에게 1 : 1 질문)

네이버

노블레스

노블리안

더 갤러리아

럭셔리

레몬트리

레이디경향

루엘

마담휘가로

마리끌레르

바자

뷰티클럽

슈어

스타일H

신세계스타일

싱글즈

쎄씨

씬디더퍼키

앙앙

얼루어
에꼴
애비뉴엘
에스콰이어
엘르
엘르걸
여성동아
여성중앙
오뜨
인스타일
코스모폴리탄
헤렌

Information

참고문헌

1. 〈얼굴에 대한 미의식과 성형 수술에 대한 인식〉 엄현신, 경희대 의상학과 박사학위 논문
2. 『미인』 조용진, 해냄출판사, 2007년
3. 『미래생활사전』 페이스 팝콘 외, 을유문화사, 2003년

참고자료

1. 결혼 정보 회사 해피 설문조사,
〈결혼을 전제로 사귄 여성이 성형 미인임을 알았다면 어떻게 대응할지?〉
2. 아르바이트 천국 설문조사, 〈취업 성형에 대한 설문조사〉
3. 더 페이스샵 내추럴 뷰티 선발대회 2007, 〈당신이 생각하는 내추럴 뷰티(자연 미인)는?〉
4. 엔비클리닉 권한진 원장 YTN STAR 인터뷰, 〈최근 스타들이 많이 하고 있는 시술은?〉
5. 경희의료원 성형외과 박준 교수, 〈미용 성형 수술 사례 분석〉

시크릿 쇼핑

초판 1쇄 발행 2008년 4월 28일

지은이 피현정

펴낸이 강병선
편집인 김옥영
편집 오지연

디자인 All Design(02-776-9862)
일러스트 김로사, 임비(Yimbee)

마케팅 안정원, 석철호, 원종필, 이상혁, 서유경, 한민아
관리 박옥희, 지수현, 한숙경, 박숙진, 경성희, 한보미, 김정인
제작 안정숙, 차동현, 김정후
광고 최용화

임프린트 아우름
주소 413-756 경기도 파주시 교하읍 문발리 파주출판도시 513-8
전자우편 koysay@hanmail.net
전화번호 031-955-2658(마케팅), 031-955-2647(편집부)

ISBN 978-89-546-0565-6 03600
값 15,000원

※ 아우름은 (주)문학동네 출판그룹의 실용서 부문 임프린트입니다.
사람에게 꼭 필요한 정보를 손쉽게 알려주는 책을 펴내겠습니다.